ecco

Joyce Carol Oates

Wache halten

Roman

Aus dem amerikanischen Englisch
von Silvia Morawetz und Bettina Eschenhagen

Ecco

Die Originalausgabe erschien 2021 unter dem Titel *Breathe*
bei Ecco, New York.

www.eccoverlag.de

1. Auflage 2025

Deutsche Erstausgabe

Ecco Verlag in der Verlagsgruppe HarperCollins Deutschland GmbH
Valentinskamp 24 · 20354 Hamburg
info@harpercollins.de
Autorinnenfoto von Deena So Oteh
Gesetzt aus der Minion Pro
von GGP Media GmbH, Pößneck
Druck und Bindung von CPI books GmbH, Leck
Printed in Germany
ISBN 978-3-7530-0102-9

In memoriam Charlie Gross

Der Geist ist eine Welt für sich und kann sich den Himmel zur Hölle, die Hölle zum Himmel machen.

John Milton: Das verlorene Paradies

Wie überaus schwer, ein leeres Haus zu betreten.

Anonym

Teil I

Die Wache

1

Eine Stimme aus dem Fiebernebel

Eine Hand greift nach deiner. Eine warme trockene Hand greift nach deiner glatten feuchten Hand.

Wer immer da auf dich einredet – *Atme!*

Über dich gebeugt bittet – *Atme!*

Nicht Worte, sondern Tonschwingungen, die das Wasser kräuseln. Wellig sich kräuselndes Wasser, darin wie in einem Freudentaumel wimmelnder Sonnenstaub.

Trunkener Freudentaumel. Glühend heiße Haut, Fieber. Bei welcher Temperatur kochen Bakterien? Bei welcher Temperatur beginnt das Gehirn zu kochen?

Blinzel, wenn du hörst. Blinzel, wenn du lebst.

Blinzel, kneif die Augen zu, versuch zu erkennen, wer sich über dich beugt und dich anfleht: *Atme!* – das Gesicht liegt im Schatten.

Liebling, lieb dich so.

Hab deine Hand. Lass dich nicht allein.

2

Die Wache

Wichtig ist nur eines: Er darf nicht sterben.

Er muss *atmen*. Er darf nicht aufhören zu *atmen*.

Sauerstoff rinnt in langsamem, stetigem Strom durch einen durchsichtigen Plastikschlauch in seine Nasenlöcher.

Infusionen fließen in seine Adern, er war stark dehydriert.

Er ist weder völlig bei Bewusstsein noch völlig bewusstlos. Du nimmst an, dass er dich hört, sein Gesicht ist nicht unbewegt, der Ausdruck wechselt ständig, die Augen hinter den geschlossenen Lidern sind aufmerksam, lebhaft.

Du bist so aufmerksam und lebendig wie selten in deinem bisherigen Leben und willst unbedingt, dass dein Mann *atmet*.

Bittest verzweifelt. In kindlicher Hoffnung, gegen alle Vernunft. Redest auf deinen Mann ein: *Atme! Hör nicht auf!*

Flehst, wie du dir nie vorgestellt hättest, einmal am Bett eines sehr kranken Mannes zu flehen, klammerst dich an seine Hände, die (wie du in naiver Hoffnung begeistert feststellst, du wirst dich lange daran erinnern) genauso warm sind wie deine eigenen und (wie du glaubst) gerade noch spürbar reagieren – wenn du seine Finger drückst, reagiert er, wenngleich nur schwach, wie jemand, der mit den Gedanken woanders ist.

Verlass mich nicht! Bitte verlass mich nicht! Ich liebe dich so sehr, ich kann ohne dich nicht leben …

Eine Bitte, eine Drohung, ein Versprechen, ein Schwur – *kann ohne dich nicht leben.*

Klägliche Worte, vergebliche. Worte, so oft gesprochen im Laufe der menschlichen Geschichte und nie anders als vergeblich.

Nichts da! Der Schädelgott der Wüstenhochebene um Santa Tierra lacht höhnisch.

Die Angst vor dem Tod (deines Ehemanns) zermürbt dich, der Stolz hat dich verlassen, wie der Urin deines Ehemanns durch den Katheter in seinem Penisstummel tröpfelt.

Stolz, Würde, gesunder Menschenverstand, sie sind verschwunden. Wohin?

(In einen Plastikbeutel, diskret unter dem Bett befestigt.)

Bittest den sich quälenden Mann: *Atme!*

Wie es dazu gekommen ist und warum – dein Leben mit dem Leben dieses Mannes verbunden.

Warum er und warum du. In Liebe.

Man fragt sich schon – sind wir im tiefsten Innern, in unseren prägenden Erinnerungen Kinder, vereint in der Angst vor dem totalen Verlust?

Was du am meisten liebst, das verlierst du. Der Preis für deine Liebe ist der Verlust.

Wohin ein grausamer, launischer Gott deinen Mann (und dich) zum Sterben geführt hat.

Ein Fehler, in diese abgelegene Gegend zu kommen. Ein Abenteuer, hatte Gerard gesagt.

Nicht dass Santa Tierra, New Mexico, weniger als eine Autostunde von Albuquerque entfernt, wirklich abgelegen wäre. Ein kleineres und weniger gentrifiziertes Santa Fe.

Wochen und Tage verbringt ihr schon in der für euch neuen Landschaft. Sie vergehen quälend langsam, während die Minuten schnell verrinnen.

Zu schnell! Zu schnell! Ein Grundprinzip der Physik: Die Zeit beschleunigt sich, je näher der Aufschlagpunkt rückt.

Denn dein Ehemann, den du mit einer fieberhaften Verzweiflung liebst, die dich überrascht, atmet nicht mehr normal. Schon seit Wochen fällt ihm das Atmen schwer, und jetzt wurde ihm ein Atemschlauch angelegt, der reinen Sauerstoff in sein Gehirn leitet. Schon seit Wochen strengt das Atmen ihn erkennbar an, eine Strapaze, die sich in seinem Gesicht zeigt und die auch zu deiner geworden ist.

Denn du hilfst ihm zu *atmen*. Du bist überzeugt, dass du ihm zu *atmen* hilfst.

Es ist kein regelmäßiges Atmen, kein Atmen wie nach einem Taktmaß, ungezwungen und leicht, sondern ein keuchendes Luftholen, und zwischen den Atemzügen gibt es Pausen, Zäsuren, vergleichbar den Fehltritten in Träumen, wenn man schwankt, stolpert, eine Treppenstufe oder einen Bordstein hinunterfällt und mit einem Ruck aufwacht.

Diese Pausen beim Atmen deines Mannes, schrecklich anzuhören, beängstigend.

Ursprünglich lautete die Diagnose Lungenentzündung. Dann ein Blutgerinnsel am (linken) Lungenflügel. Dann (metastasierter) Krebs am (linken) Lungenflügel, bei einem Scan entdeckt.

Dann: noch mehr. Und jetzt noch mehr.

Ihr hattet beide davon gesprochen, einmal gemeinsam durchzugehen, was seit der Einlieferung ins Krankenhaus alles geschehen ist. Hattet davon gesprochen, es gäbe irgendwann einmal eine Zeit, in der ihr gemeinsam eine *Auszeit* nehmen und umso besser begreifen könntet, was da geschehen ist und geschieht.

So eine *Auszeit* hat es aber nicht gegeben.

Und langsam dämmert dir, dass es so eine *Auszeit* auch nicht geben wird.

Du kannst nur eines tun: nach der Hand deines Mannes greifen. Auf ihn einreden – *Atme!*

Wo diese kräftigen Finger doch einmal deine hielten, deine (kleinere) Hand mit seiner umschlossen. Genauso wie die Seele deines Mannes, großmütiger als deine, deine (verletzte, geschrumpfte) Seele umschloss und ihr Auftrieb gab.

Jetzt sprichst du Gerard Mut zu. Hoffst verzweifelt, dass du ihm Mut zusprichst. Du siehst allmählich ein, dass du keine wichtigere Aufgabe im Leben hast, als Gerard Mut zuzusprechen.

Drängst blind vorwärts in den rapide kleiner werdenden Raum eurer (gemeinsamen) Zukunft, als verkleinerte er sich nicht rapide, sondern wäre unbegrenzt.

Wie können wir das begreifen, ein *sich unendlich ausdehnendes Universum*?, hatte Gerard sich gefragt.

Im Grunde gar nicht.

Aus der Perspektive der Endlichkeit können wir die Unendlichkeit nicht begreifen.

Aus der Perspektive unseres (kleinen) Lebens können wir die Größe unseres Todes nicht begreifen.

Du spürst ihn schon, den Verlust, den Schmerz, der dir bevorsteht. Dass du diesen Mann verlieren wirst, den zu kennen du dich im Leben am meisten (und vergeblich) bemüht hast.

Elf Jahre älter als du. Ja, er ist väterlich gewesen, ein Beschützer. Jetzt aber musst du ihn beschützen.

In einer wilden Fantasie bittest du den Onkologen mit der starren Miene: *Nehmen Sie Knochenmark von mir, wenn das möglich ist, und übertragen es ihm – retten Sie ihn!*

Abstrus, jämmerlich. Du würdest nicht so ein verrücktes Zeug daherreden, wärest du *bei Verstand*.

Du spürst die Strapaze für das Herz deines Mannes. Sein starkes, beständiges, hoffnungsvolles Herz. Seinen Lebenswillen, den Willen, weiter da zu sein. Du musst ihn festhalten. Für die Dauer seines Lebens und darüber hinaus.

Verlegung ins Hospiz. Eine Wendung, mit der die Straße zu einer Sackgasse wird, auf die keiner von euch beiden gefasst war.

Ungläubig: *Das kann doch nicht sein!*

Und doch: *Geschieht das? So bald?*

Beschleunigte Näherung an den Aufschlagpunkt. Keine Zeit zu planen, was ihr hättet planen können – einen bedachteren Tod, einen gemeinsamen Tod. Denn du warst nicht vorbereitet. Warst wie gelähmt, dein Gehirn reagiert langsam. Du hinkst hinterher, taumelst. Wurdest hinausgeschoben auf die Bühne. Blinzelst, geblendet von grellem Licht. Du hast kein Drehbuch, keinen Text. Siehst kein Publikum. Du kannst nur um Änderungen im Drehbuch bitten. Um Gnade.

Ich bin hier, ich hab deine Hand, ich liebe dich – bitte gib nicht auf …

Hörst dich selbst stammeln und flehen. Mit leiser, versagender Stimme. Mit einer Stimme, zitternd vor Angst und zugleich Hoffnung: Du beteuerst deinem Mann, dass er geliebt wird, ja, er wird sehr wohl geliebt. Und weil er geliebt wird, ist er in Sicherheit, wird umsorgt, wird nicht leiden müssen. Wird keine Schmerzen mehr haben, wird vor Schmerzen bewahrt, die schlimmsten Schmerzen hat er hinter sich. Man hat ihn sediert, er treibt auf einem warmen, schimmernden Meer aus Dilaudid-Träumen, in sehr hoher Dosis, die täglich erhöht wird, und ist daher vor weiteren Beeinträchtigungen genauso geschützt wie vor grausamen Hoffnungen, denen du dich aus Unwissenheit, Naivität törichterweise hingegeben hast. Doch die Hoffnung ist nun verflogen, die Sicht ist frei.

Wie ein Zug, der an einer Bahnstation weit draußen auf dem Land abgefahren und hinter dem Horizont schon nicht mehr zu sehen ist – die Hoffnung ist verschwunden.

Und du sitzt nicht in dem Zug. Der Zug Hoffnung ist für dich abgefahren.

Während der Rest eures gemeinsamen Lebens rapide zu Ende geht.

Das könnten meine letzten Tage sein, sagte Gerard vor elf Tagen am Telefon, als er dich kurz nach Dr. N__s Morgenvisite um sieben Uhr anrief.

Unerwartete Worte, von deinem Mann in aller Ruhe ausgesprochen, einer Stimme aus dem Nichts, einer Stimme aus dem Nebel, vernichtende Worte, die du durch das Gesumm in deinen Ohren zuerst gar nicht gehört hast.

Innerlich aufgeschrien: *Nein. Nein. Nein. Nein!*

Es fehlte nicht viel, und das Handy wäre dir aus den eiskalten Fingern geglitten und auf der Arbeitsplatte gelandet.

(Ruft Gerard dich gerade zum letzten Mal auf dem Handy an? Du willst das nicht glauben: ja, vermutlich.)

Als du im Krankenhaus ankamst, hattest du dich von dem Schock des Gehörten erholt. Hattest Zeit, dir eigene Worte zurechtzulegen. Gegenargumente. Widerreden.

Hast darauf gepocht, dass Gerard sich irren müsse, er möchte doch bitte so etwas nicht sagen, solche verstörenden Dinge, es beunruhigt dich, so etwas zu hören, mit Sicherheit sind das nicht seine *letzten Tage*, Dr. N__ wirkte doch vor wenigen Tagen noch so hoffnungsvoll, sprach davon, die kleineren Tumore zu *zertrümmern und* eine *Immuntherapie* einzuleiten und damit die größeren Tumore zum Schrumpfen zu bringen – erinnerte er sich nicht? So schnell hätte Dr. N__ die Anordnungen bestimmt nicht geändert. Es führe also in die Irre, von *letzten Tagen* zu sprechen …

Dich bemüht, dass dein Gesicht nicht zerspringt wie Glas.

Ich bin hier. Ich habe deine Hand. Verstehst du denn nicht, dass ich dich nicht loslasse, ich liebe dich doch so sehr.

Du bist erzürnt, wirst verbittert sein, aber du darfst nicht in Verzweiflung versinken, gestattest dir (noch) nicht, daran zurückzudenken, wie eindringlich du den seltsam kurz angebundenen, teilnahmslosen Dr. N__ bitten musstest, einen Scan von Magen und Bauch bei deinem Mann anzuordnen (denn Gerard klagte seit Wochen über Schmerzen in diesem Teil seines Körpers, schon während seine Atembeschwerden so viel bedenklicher waren, sofort hätten behandelt werden müssen; die Schmerzen im Unterbauch tat der Onkologe als Verstopfung ab, woran der Patient ja tatsächlich litt, aber die Verstopfung war ein Symptom und nicht die Ursache seiner Schmerzen), und als der Scan endlich gemacht wird, ist die Geschwulst in der Harnröhre bereits zu groß für eine Operation.

Warum wartet Dr. N__ so lange, bis er den Scan anordnet? Warum nickt er zwar weise, hört dich offenbar aber nicht?

Doch (noch) nicht solche Gedanken. Denn es ist eine andere Zeit: Dein Mann ist (noch) am Leben.

Als er dich halb mitleidig, halb zärtlich anschaut, kommt dir plötzlich der Gedanke: *Ich kaufe Opernkarten für August!* Eine von Gerards Lieblingsopern, Glucks *Orpheus und Eurydike*, stand beim Opernfestival von Santa Tierra in der ersten Augustwoche auf dem Programm.

Jetzt war Anfang April, noch Monate hin bis August.

Was fängst du mit so einer *Tatsache* an? Stumpf und schwer wie ein Felsbrocken in deiner Hand.

Du gelobst, fest daran zu glauben, dass Gerard im August (noch) lebt. Gelobst, auf das zu vertrauen, worauf der Einzelne *in höchster Not* immer vertraut und wofür es keinen Namen gibt.

Kauf die Karten, zeig sie Gerard morgen! Damit er weiß, dass du darauf vertraust. (Es sei denn, er lacht traurig, schüttelt den Kopf. Sagt kein Wort.)

Und nun ist der elfte April. Der dreizehnte Tag von Gerards intensivmedizinischer Behandlung. Just diesen Morgen haben die Ärzte konferiert – der Onkologe, der Pulmologe, der Urologe, der Nephrologe. Der Gastroenterologe. Die Palliativmedizinerin, die Palliativschwester.

Eine (weitere/letzte) Biopsie ist angesetzt worden, bei der ein metastasierter Tumor in einer Niere deines Mannes genauer angesehen werden soll. Eine (letzte) immunologische Behandlung, mit der gegen den (sehr großen) Tumor in der Harnröhre vorgegangen werden soll.

Hoffnung ist das Ding mit Federn. Aber nein.

Hoffnung ist grausam. Streich Hoffnung aus deinen Gedanken!

Ist die Hoffnung gestrichen, vergeht die Zeit schneller, auch wenn die Stunden so quälend langsam verrinnen wie auf einer der Schwerkraft des Jupiter unterliegenden Uhr.

Du wirst deinen Mann noch fester halten, immer fester. In Santa Tierra bläst der Wind mit heftigen heißen Böen, die an den Fensterscheiben des Krankenhauszimmers rütteln, und damit diese Windböen euch nicht auseinanderreißen, hältst du (könnte man meinen) deinen Ehemann fest im Arm. Es drängt dich, ihn zu halten, seine Schultern, seinen Körper, drängt dich, ihn auf die Stirn zu küssen, die fiebrig und feucht ist, seine Wangen, die jetzt von feinen Linien durchzogen sind, seine (schönen) (graublauen) (halb geschlossenen) Augen. (Ob Gerard die Augen jemals wieder ganz öffnet? Und wenn er sie wieder öffnet, kann er dann sehen? *Dich* sehen?) Du beteuerst, dass du ihn nicht verlässt, dass du ihn liebst und nie aufhören wirst, ihn zu lieben, er wird nicht allein sein, du wirst ihn für immer in deinem Herzen tragen; du, die das feierliche Versprechen ernst nimmt, wahrhaftig zu sprechen/schreiben, klar, ohne leere Phrasen oder Ausflüchte, ohne Rückgriffe auf abstrakte Worthülsen wie *in deinem Herzen*, hast noch nie so gesprochen; du warst allerdings auch noch nie so verwirrt, noch nie auf so schwankendem Grund, musstest deinem um Atem ringenden Ehemann noch nie versichern, dass er nicht leiden wird, womit du (natürlich) sagen willst, dass die starken Opioide, die ihn über Wasser halten, die unbeschreiblichen Schmerzen abmildern, die unausweichlich sind, wenn der Opioid-Dämmer sich legt; sein Leiden ist also erträglich, oder zumindest ist es so zugesagt worden; es ist nicht falsch von dir zu behaupten, er sei »in Sicherheit« – und du möchtest ja glauben, das seist du ebenfalls (auch wenn du über einem Abgrund stehst: Wenn diese Tortur ihren Lauf genommen hat, musst du dich entscheiden, ob du den Schritt vorwärts in den Abgrund tun oder dich feige an dein reduziertes Restleben klammern wirst), obwohl du (selbstverständlich) nicht sediert und daher nicht in Sicherheit bist, denn dich hat man nicht betäubt gegen die verheerenden Qualen des Krebses, eines Krebses, der überall in deinem Körper Metastasen gebildet hat; deine Haut wimmelt von Reizen, deine sämtlichen Nerven; dir ist sogar, als wäre dir die äußere Schicht deiner Haut abgeschält worden und als spürtest du sogar an der zarten, blutgetönten Hautschicht darunter den leisesten Luftzug.

All das sagst du deinem geliebten Mann wieder und wieder, denn jede Minute wiederholt sich, jede Stunde, unaufhörlich, unbegreiflich, da alle endlichen Räume (wie dieses Krankenzimmer im siebten Stock des Krebszentrums von Santa Tierra) Unendliches enthalten.

Wieder und wieder und noch einmal bittest du deinen Ehemann mit hypnotischer Bestimmtheit: *Atme!* – denn du kannst dir die Welt nicht ohne ihn vorstellen, kannst dir keine Dimension des Seins vorstellen, die ihn nicht einschließt; kannst dir nicht vorstellen, dass dein Leben weitergeht, wenn dich quält, dass jeder Atemzug deines Mannes womöglich sein letzter ist, schon jetzt hat dein tapferer Mann länger stoisch durchgehalten als vom medizinischen Personal erwartet und heiser, angestrengt, krampfhaft weitergeatmet, wie ein Ringer, dem der Griff eines grausamen Gegners schon den Brustkorb zerquetscht, noch atmet, es noch schafft zu atmen, obwohl er bebt vor Anstrengung, es noch schafft zu atmen, obwohl er wimmert vor Anstrengung; falls das Wimmern nicht deines ist, das Beben nicht deines, wird er unaufhörliche Tage über Stunden atmen und wird atmen, wenn du ihn bittest: *Atme!* – und sein

Atem wird immer länger stocken, jedes Mal länger, du leidest Qualen, lebst in deinem eigenen Schmerz, hältst nach dem Luftholen selbst den Atem an und wartest, bis du deinen Mann atmen hörst, das keuchende Einatmen, den eingesaugten Atem, das Stocken in deiner Kehle, ein feuchtes *Klick!* – du würdest zu gern feilschen, wie ein Kind feilschen mag: *Lass ihn nicht aufhören, lass ihn nicht sterben – noch nicht*, auch wenn du nichts zum Tausch anzubieten hast. Du kannst deine Seele nicht einem x-beliebigen Gott oder Teufel zum Tausch anbieten, denn du hast keine Seele außer deinem stockenden Atem. Du kannst deine Seele nicht zum Tausch anbieten, denn hättest du eine, wäre sie inzwischen zerfetzt wie ein Lampion aus Pappmaché nach einem Sturm. Für deinen Ehemann ist es Zeit zu sterben, das medizinische Personal hat sich erstaunt gezeigt, dass er so lange durchhält, in diesem Schwebezustand zwischen Wachheit und Schlaf, Bewusstsein und Bewusstlosigkeit verharrt; vielleicht träumt er ja, träumt von einer verzweifelten Frau, die sich über sein Krankenbett beugt und ihn in den Armen halten will, das Gesicht nass von Tränen, hässlich und verzerrt von Tränen, nicht als seine Frau erkennbar, die gewillt ist, ihren Mann so fest in den Armen zu halten, dass nicht einmal der Tod ihn loseisen kann.

Ist das ein Traum? Das findet nicht statt, es muss ein Traum sein.

(Und wenn wir gemeinsam träumen? Können wir einer den anderen retten?)

Kein Boden unter den Füßen, sondern so etwas wie eine Eisschicht, darauf das Krankenbett, in dem dein Mann liegt, mit Infusionsschläuchen in den Venen ans Bett gefesselt, die Eisfläche glänzend, blendend, so stark die Augen blendend, dass du nicht deutlich siehst, nicht wagst, deutlich zu sehen, denn du versinkst in den Opioid-Traum, der unter den blutunterlaufenen Lidern deines Mannes schimmert. Das Schimmern von Träumen wie Spiegelungen in Eis. Im eiskalten Wasser darunter. Du kannst die Träume fast sehen. Sie jagen wie Fische im leuchtenden Wasser unter dem Eis hin und her. Du spürst sie an den hautlosen Armen – zappelnd, surrend, der warme Körper deines Ehemannes, der um sein Leben kämpft, während er schon unter das glitzernde Eis in den Tod und den Verfall gezogen wird, zu gestammelten Worten, Ächzern, heruntergezogen von dem launischen grausamen Gott der Wüstenhochebene *Ishtikini* – ein Name, so entsetzlich, dass man ihn nicht laut aussprechen kann. Der Pueblo-Gott des zahnlosen Lachens, der Gott der leeren Augenhöhlen, Schädelgott, Tiergott, Aasfressergott, im Begriff, die Körperorgane zu verschlingen, sobald kein Leben mehr in ihnen pulsiert: Herz, Gehirn, Lunge, Nieren, Leber, Magen, Gedärm.

Außer dir wird sich niemand daran erinnern: *Aber dieser Mann ist heroisch!* Kämpft darum zu atmen, hartnäckig weiterzuatmen, auch wenn seine Organe versagen. Langsames Begreifen des Abbaus, des Verlusts. Allmähliches Begreifen, dass der Patient mit jedem Tag, jeder Stunde schwächer geworden ist, keine Kraft aus den in seine Venen geleiteten Flüssigkeiten zieht, sondern von ihnen ausgezehrt wird, kein Appetit, nicht mehr fähig, durch den

Flur zu gehen wie anfangs noch, nicht einmal mit dem Gehgestell, zuletzt gerade noch fähig, in dem Rollstuhl zu sitzen, mit dem du ihn ein paar Runden durch den Krankenhausflur schiebst, von Tag zu Tag kraftloser, wie er ja auch verlorenes Gewicht nicht (wieder-)erlangt, sondern noch mehr Gewicht verliert, die Wangen eingesunken, die Augen randvoll mit Flüssigkeit, als du ihm die Hände gedrückt und beteuert hast, er sei ein wunderbarer Ehemann gewesen, und er sagte: *Wunderbar? – aber mit meinem Sterben enttäusche ich dich.*

Jähes verblüfftes Auflachen, das Lachen eines verängstigten Kindes: *Was redest du da? Du bist nicht tot, du bist hier bei mir. Wir sind beide am Leben …*

Ein Hustenanfall, dein Mann kann dir nicht antworten, zu schwach für Widerspruch, als du darauf bestehst: Er ist ein wunderbarer Ehemann, dein Leben mit ihm ist so glücklich, wie du es dir für dich nur hast vorstellen können, ist das einzige Leben, das du dir für dich vorstellen konntest, über dieses Leben hinaus möchtest du nicht mehr am Leben sein. Als er verstummt, versicherst du ihm noch einmal, er werde geliebt, er sei ein wunderbarer Ehemann und werde geliebt und sei, weil so geliebt, in Sicherheit, sei hier in Sicherheit, er werde nicht unnötig leiden, werde überhaupt nicht leiden, du weichst ihm nicht von der Seite. Während du in den endlosen strapaziösen Stunden, die noch kommen, deine Stimme stärker und schwächer werden hörst, schwächer und stärker, leiser und lauter, wieder leiser und noch einmal lauter, und du in den Sog des Sterbens deines Mannes gerätst, das dich unter das Eis ziehen will, sagst du konsequent weiter: *Atme! Liebling, bitte atme – bitte hör nicht auf.* Und die geplagte Lunge saugt Luft ein, reiner Sauerstoff fließt durch einen an der Nase befestigten dünnen Schlauch in seine Nasenlöcher. Deine Verwegenheit überrascht dich selbst, die gewaltige Kraft, derer du dich nicht für fähig gehalten hättest, wie ein Schwimmer, noch nie durch tiefes Wasser auf die Probe gestellt, überrascht ist, dass er sich oben halten kann und nicht ertrinkt. Du willst unbedingt, dass dein Ehemann nicht aufgibt, nicht stirbt und dich alleinlässt, nicht einen Augenblick zu früh. Auch wenn du mittlerweile so benommen bist vor Erschöpfung, dass dir die Augen zufallen, begreifst du kaum, was in dem Krankenzimmer vor sich geht, was für eine Tortur, was für ein Grauen, warum du den Mann inständig bittest: *Atme! Atme! – bitte …*, denn in dem kühlen, von Monitorgesumm erfüllten Raum gibt es in dieser endlosen *aus der Zeit gefallenen* Zwischenzeit nur die Gegenwart, in der du seit dem Morgengrauen schon so viele Stunden ohne Schlaf und ohne Essen ausharrst, den Mann umarmst, mit dem du dich tapfer fürs Leben verbunden hast, dich über seinen Körper in dem hohen Bett beugst, der Nacken, die Schultern, die Kehle tun dir weh von der Strapaze, diesem Mann unermüdlich zu versichern, dass du ihn liebst, dass er in Sicherheit ist, er wird keine Schmerzen haben, wird nicht allein sein, wie viele Tage vergangen sind, du weißt es nicht, wie viele Stunden und Wochen, während außerhalb des Krankenzimmers der glühend heiße Wind von New Mexico weiter durch die sonnenhellen Tage weht, Windböen tragen Glimmer heran, Grus, der in Nasen, Münder, Lungen eingeatmet wird, Windböen wie das wilde Lachen der Wüstengötter, und nach der Dämmerung legt sich der Wind, lässt nach, und die Nacht ist mit einem Mal kühl und New Mexico keine warme Gegend mehr, sondern die Wüstenhochebene, und dir wird klar, wie weit ihr gereist seid, wie viele Tausende Meilen (leichtsinnig) bis hierher von eurem bequemen Stadthaus in der Monroe Street in Cambridge, den Bücherwänden, den Bücherregalen in Schlafzimmern und Badezimmern, in schmalen Fluren, den Bücherstapeln im Keller, Büchern, nach wie vor in Kisten verpackt seit dem Umzug vor zwölf Jahren, als ihr mutig versprochen habt, gemeinsam durchs Leben zu gehen, gelacht habt vor Leichtsinn, vor Sehnsucht und Liebe. *Willst du diesen Mann nehmen? Ja, ja! Willst du diese Frau nehmen? Aber ja – ja …*

In guten und in schlechten Tagen. Bis dass der Tod uns scheidet.

Entsinnst dich mit Schrecken, wie glücklich du die Worte ausgesprochen hast. Als ließen sie sich so deuten: *bis dass der Tod uns scheidet*, ein Glück.

Feucht vor Schweiß, aber bibbernd und mit klammer Haut, beklommen vor Angst vor dem Kommenden. Im Film: unheilverkündende Musik. Im Krankenzimmer: nur das Geräusch des *Atmens.*

Anfangs, nach der Einlieferung ins Krankenhaus, sah Gerard noch scharf, war geistig noch klar.

Hustenanfälle, Bronchitis, Sedierung notwendig, weil er nicht schlafen konnte, nicht atmen konnte, ohne zu husten, geistig aber noch klar, noch nicht unzähligen Tests unterzogen, noch nicht angegriffen von den starken Opioiden, die seinen Geist trübten. Noch nicht in das angeschlossene Krebszentrum verlegt – ein schwerer Schlag für seine Stimmung, und für deine. Antibiotika, Blutverdünner, Oxycodon, Computertomografien, Biopsien, fMRI. Anfangs schien die Prognose nicht klar zu sein. Anfangs hatte es den Anschein, als wüchsen die zuerst entdeckten Krebsgeschwülste (in der Lunge, den Nieren) nur *langsam*. Sogar nach diesen ernüchternden Nachrichten und unter den neuen Umständen bestand Gerard noch darauf, arbeiten zu wollen, war wütend, so viel Zeit zu vergeuden, verfluchtes Pech, acht Monate am Institut, der erste bereits verstrichen, und er hatte kaum etwas vorzuweisen. Er wollte unbedingt arbeiten, lehnte Medikamente ab, die ihn benommen machten, jedenfalls so lange, wie er es aushielt, instruierte dich, was du ihm aus dem Büro im Institut mitbringen solltest, wie du ihm beim vierhundert Seiten langen redigierten Manuskript seines nächsten Buchs mit dem provokanten Titel *Das Unbehagen am menschlichen Verstand* helfen konntest; Gerard hatte die Angewohnheit, jede Frage eines Lektors sorgfältig und von Hand auf gelben, an den Rändern des Manuskripts befestigten Klebezetteln zu beantworten – ein Gerard-typisches Manuskript war mit solchen gelben, an Gebetsfähnchen erinnernden Zetteln gespickt.

Vielleicht kriege ich hier etwas geschafft, vielleicht ist meine Zeit außerhalb der Zeit nicht vollkommen vergeudet.

Er wollte glauben, sein Aufenthalt im Krebszentrum von Santa Tierra sei nichts Ernsteres als eine *Auszeit* zum

Zweck der Behandlung, eine Gelegenheit für konzentriertes Arbeiten.

Hoffnung ist der vergiftete Köder. *Menschen essen davon und sterben.*

Erst allmählich begreifen, dass Hoffnung eine falsche Fährte ist, Betrug. Hoffnung ist das, was du nicht in den Blutkreislauf eindringen lassen darfst. Hoffnung ist das, woran du nicht glauben darfst. Hoffnung bricht dir das Herz, denn sie vernebelt die sorgsam gewählten Worte des Onkologen: *Dr. McManus, ich habe ein Gespräch des Palliativarztes mit Ihnen und Ihrer Frau angesetzt*, doch keiner von euch hört es; ihr hört stattdessen *Computertomografie, Biopsie, Bestrahlung, die kleinen Tumore »zertrümmern«, Tumor in der Harnröhre mit Immuntherapie schrumpfen, Physiotherapie, eiweißreiche Ernährung.* Während der vielen Tests, die dein Mann über sich ergehen lassen muss, wird dir klar, was Geduld bedeutet. Denn die ist vonnöten, wenn der Patient (wieder) gesund werden will: wenn das Blutbild sich bessern und Lunge, Herz, Nieren, Magen, Harnröhre – gegen alle Wahrscheinlichkeit – wieder normal arbeiten sollen. Wenn ein fein gestimmter Organismus wie der Körper eines Patienten funktionieren und nicht entgleisen soll, weil Neuronen fehlerhaft feuern oder Rippen morsch sind und daher leicht brechen, weil sich Blutgerinnsel in Oberschenkel, Lunge, Nieren gebildet haben oder ein plötzlicher Hustenkrampf Tage der Besserung zunichtemacht, wie ein Trottel feines Kristall zerschlägt. Aber wenn der Appetit schwindet und vergeht, wenn der Patient, der immer gern gegessen hat, ärgerlich den Kopf schüttelt – *Nein, nicht das. Nein* –, wenn der Patient ungeduldig ist, »nicht er selbst« – was soll dann geschehen?

Was geschehen ist und nicht ungeschehen gemacht werden kann?

Dann verlangsamt sich die Zeit. Tage und Nächte vergehen unerbittlich, aber die Zeit hat sich verlangsamt. Jeder Tag, jede Nacht ist endlos. Jede Stunde. Es besteht die Möglichkeit – Ist das so? Oder bildet sich die Frau des leidenden Mannes das nur ein? – einer Blutstammzellentransplantation, wenn (rechtzeitig) ein passender Spender gefunden wird. (Wäre Michaela McManus als Spender geeignet? Du hast darum gebeten, getestet zu werden, warum hat Dr. N__ keine Lumbalpunktion angesetzt?) Die Knochenmarkspende ist einer der kompliziertesten medizinischen Eingriffe und zugleich einer der teuersten, nimmst du an. Das entscheidende Wort ist aber wohl *rechtzeitig*. Es muss ein Spender gefunden werden, das Prozedere muss de facto unverzüglich beginnen, warum dauert im Krebszentrum von Santa Tierra alles so lange?

Scharfkantige Wolken an einem Himmel, der in den Augen schmerzt, eine Schönheit, unbekannt im Osten, wo das Stadtbild drei Viertel des Himmels ausfüllt und die Luft durchsetzt ist mit Dunst. Verglichen mit dem Ufer des Charles River, wo du dir beim Joggen ein dünnes talgiges Sekret aus den Augen reibst und durch die Luft schwebende Giftstoffe aus Autoabgasen und Industriemüll in das zarte rosa Lungengewebe eingesaugt werden, ist es viel gesünder, in Santa Tierra, New Mexico, zu leben, in größerer Höhe, obwohl man hier (durchaus) schlecht schläft, weil Luft und Blut so dünn sind. Pochende Kopfschmerzen, denn du hast mehrere Nächte in Folge nie mehr als ein paar unruhige Minuten am Stück geschlafen, bist desorientiert, kurzatmig, weil die Wache bereits begonnen hat; ehe du begreifst, was hier geschieht, hat die entsetzliche Wache begonnen und eilt auf ihr (unausweichliches) Ende zu wie eine Lawine, die beim Abgang über den Berg immer mächtiger wird und Fahrt aufnimmt. Da eine Nacht ist wie die andere, erscheinen sie alle *unpersönlich*, wie ein *nicht beschriebenes Blatt*. Und wenn du einmal über Nacht im Haus gewesen bist, nicht *zu Hause* (du und dein Mann, ihr habt dieses unwohnliche Haus nie *Zuhause* genannt, nur *das Haus*), stolperst du den Berg hinab, gehst wie ein Schlafwandler den Weg zum Institutsgelände hinunter und durch das Institutsgelände zur ersten Straße und zur zweiten, um diese Stunde fast menschenleeren Straße und zuletzt zum Buena Vista Boulevard mit seinen hohen weißen Laternen, gehst jetzt eine halbe Meile in scharfem Tempo, verfällst in einen Laufschritt, als du dich dem Krankenhaus näherst, keuchst, sprichst das kläglichste aller Gebete: *Lieber Gott, mach, dass es ihm gut geht, mach, dass er lebt – einmal noch …* gibst dich dem müßigen Gebet an einen Gott hin, an den du nie geglaubt hast, gewillt, sämtliche Tricks anzuwenden, wie ein verzweifelter Spieler trotz katastrophaler Verluste weiter zahlreiche Wetten abschließt.

Du näherst dich dem beige verputzten Hochhaus, dem Krebszentrum, wo du in Zimmer 771 ungeduldig erwartet wirst. Denn Gerard hat dich an diesem Morgen mit Anrufen bombardiert: der erste schon um fünf Uhr sechzehn, der zweite um sechs Uhr zwanzig, der dritte um sechs Uhr siebenundvierzig, da bist du richtig wach und mit vor Furcht/Aufregung klappernden Zähnen auf den Beinen, machst dich für den Gang ins Krankenhaus fertig, ohne vorher zu duschen oder auch nur die Kleidung zu wechseln, die du gestern getragen und nicht ausgezogen hast, als du aufs Bett gesunken bist. Das ist in der Phase, als Gerard noch mit dem Handy telefonieren konnte, sich verwirrt beschwerte, über sich ärgerte, ungeduldig mit sich war, (noch) nicht einsah, dass seine Krankheitseinsicht, ganz gleich, wie es darum bestellt war, nicht den geringsten Einfluss auf die Erkrankung hat, dass seine Einsicht, wie löblich auch immer, wie klar und deutlich zum Ausdruck gebracht, nicht den geringsten Einfluss darauf hatte, ob er achtundvierzig Stunden später noch am Leben sein würde, in der Phase, als er sich sogar noch zu lachen traute, sich entschuldigte: *Es tut mir so leid, Michaela. Dass das passiert ist und uns die Zeit hier in – wo immer wir sind … New Mexico, in einer so schönen Gegend, Herrgott! – verpfuscht, ich in dem verdammten Krankenhaus …*

Und du ihm versicherst: *Aber du kommst bald raus. Dann …*

Aus endlosen Tagen wird eine rasch verflogene Woche, aus einer Woche werden mehrere, eines Tages staunst du beim Blick auf den Kalender, wie viel Zeit vergangen ist, und trotzdem hat Gerard sich (noch) nicht so weit erholt, dass er aus dem Krankenhaus wenigstens in eine Rehabilitationseinrichtung entlassen werden kann. Du hältst dich für eine willensstarke Schwimmerin, willst nicht untergehen, willst bis knapp über die Grenze deiner Leistungsfähigkeit hinaus schwimmen und den Kopf über Wasser halten, willst verhindern, dass du das von der Sonne erwärmte Wasser schluckst, wenn du nach Luft ringst, verhindern, dass du das von der Sonne erwärmte Wasser durch die Nase und in die Stirnhöhle einatmest, bist auf eine Art (beinahe) stolz auf dich, weil deine Ausdauer deine eigene Erwartung weit übertrifft.

Und doch: vom Ort des Geschehens fliehen, wenn Gerard zu einem Scan, zum Röntgen, zur Magnetresonanztomografie abgeholt wird. Den hohen Schatten des Krebszentrums verlassen und den Stoß reinen Adrenalins im Herzen spüren, in einen sehr schnellen Schritt verfallen, die Beine so flink wie die rasch pumpenden Beine eines Roboters. Dich antreiben, bis auch du nach Luft ringst, nach Sauerstoff, atemlos in dieser großen Höhe, wo die Luft rasierklingendünn ist, denn sonst kannst du nachts nicht schlafen: kannst nachts dein verwirrtes Gehirn nicht abschalten und findest keinen Schlaf: ein Gehirn, leuchtend wie Neonlicht, das dich nachts nicht schlafen lässt: ein Gehirn, das summt und knistert wie eine Insektenfalle, wie das Prasseln grellster Höllenfeuer, das dich nachts nicht schlafen lässt.

Dich verausgaben, bis du buchstäblich taumelst. Endlose Tage, die vor Morgengrauen beginnen und nach Mitternacht enden. Voll bekleidet auf dein Bett sacken, sogar zu müde, die rosa-grauen Laufschuhe mit den dunkelrosa

Schnürsenkeln, die du, ein ganzes Leben ist das jetzt her, mit Gerard in einem Sportgeschäft in Cambridge, Mass., ausgesucht hast, von den Füßen zu schleudern.

Umkippen, fallen. Hinab hinab *hinab*.

Und dann am Morgen ruckartig hochfahren. *Ist er –?* Doch nein, er liegt nicht neben dir.

Ist nicht im Bad und lässt das Wasser laufen. Summt nicht vor sich hin. Hustet nicht. Ist nicht da.

(Entsetzt) (in einem Trancezustand) keuchend den »malerischen« gewundenen Vista Drive hinunterrennen, dich auf der (einspurigen) Straße ganz links halten, da Fahrzeuge, die bergab unterwegs sind, dich passieren, um diese Stunde noch sehr wenige. Kaum ein Blick für die blühenden Pappeln, Kakteen. Glyzinien, Lavendel, Rosmarin, zu im Nordosten unvorstellbarer Höhe aufgechossen.

Dein erster voller Tag in Santa Tierra, den Vista Drive in die Stadt hinabgegangen mit Gerard, händchenhaltend wie ein junges Liebespaar. Dieser Aufenthalt, das wird wie Flitterwochen! – nach eurer Hochzeit hattet ihr im Grunde keine Flitterwochen gehabt.

Das Märchen, das ihr euch selbst erzählt. Das Märchen, das ihr euch erzählt, wieder und wieder.

Ein Märchen, das nichts und doch (offenbar) alles erklärt. Aus der anfangs diagnostizierten bakteriellen Lungenentzündung werden nach einer schwindelerregenden Abfolge von Tests ein Blutgerinnsel in der (infizierten) Lunge, ein Blutgerinnsel im rechten Oberschenkel, kleine Tumore an Nieren und Lunge und, nach unerklärlicher

Verzögerung, schließlich ein Tumor in der Harnröhre, mit vier mal vierzehn Zentimetern zu groß für eine chirurgische Entfernung. Vorgesehen sind Bestrahlung, Chemotherapie und Immuntherapie. Und was ist mit dem beim Patienten gemessenen hohen Kreatininwert, droht möglicherweise Nierenversagen? (Eine Computertomografie der Nieren erbringt ein fortgeschrittenes Nierenleiden, von dem die Ehefrau nichts wusste: Der Ehemann hatte Prostatasymptome offenbar jahrelang ausgeblendet.) Was ist mit Metastasen in Lymphknoten? Im Gehirn? Was mit geschwollenen Knöcheln, Handgelenken, dem rechten Arm? Die einzelnen Stunden und Tage ziehen sich zwar nervenaufreibend langsam hin, trotzdem geht alles aber sehr schnell, Gewichtsverlust, eingefallene Wangen, trübe Augen, Opioide und Delirium, ein Arzt nach dem anderen, ein Test nach dem anderen, ein Plastiktablett mit Essen nach dem anderen, ins Zimmer getragen und dem Patienten angeboten, eine kaum angerührte Mahlzeit nach der anderen, bis du zuletzt eines Morgens nach der Hand deines Mannes greifst und weinst: *Lass mich nicht allein! Lass mich nicht allein!* – bettelst wie ein Kind, hilflos schluchzt wie ein Kind, wie kann diese Frau, die völlig außer sich ist, *du* sein? – in Tränen aufgelöst, und noch mehr Tränen, ein nicht enden wollender Tränenstrom bei einer, die behauptete (sich rühmte), dass sie kaum weint, seit Jahrzehnten nicht geweint hat, nicht seit dem Tod ihrer Eltern, dem Tod einer geliebten Großmutter, dass sie keine Tränen mehr hat, und die nun ständig weint, wenn sie allein ist, irgendwo für sich, im Beisein des Patienten aber nicht weinen will, denn das würde ihn bloß ängstigen und demoralisieren.

Alles geschieht für den Patienten. Im Dienste des Patienten und Ehemanns. Du, die Ehefrau, gehst jeden Handel ein.

Flehst am Bett des Mannes: *Kannst du versuchen, etwas zu essen, Gerard? Bitte, versuch etwas zu essen. Die Suppe ist heute Tomatencreme, schmeckt sogar ganz gut, ich glaub, die könntest du mögen … nein? Der Joghurt ist Blaubeere, den isst du doch am liebsten, willst du mal probieren? Bitte?* Wie man auf ein widerspenstiges Kind einredet. Hebst einen weißen Plastiklöffel zum Mund deines Ehemannes, der ihn für einen Moment finster betrachtet und dann mit einer abschätzigen Geste, bei der es dir kalt den Rücken hinunterläuft, fortstößt.

Bitte, bitte, bitte, versuch doch etwas zu essen. Du hast fünfzehn Pfund abgenommen, du musst essen …

Hörst dich selbst: betteln.

Riskierst den Zorn deines Mannes: betteln.

Die Palliativmedizinerin hat behutsam mit dir, der Ehefrau des Patienten und Ehemannes, gesprochen. Die Palliativschwester hat behutsam mit dir gesprochen. Sie sind freundlich, taktvoll, sprechen leise und liebevoll. Die Stationsschwestern und Schwesternhelferinnen haben dich mit ihrem traurigen Lächeln und ihrer Zuvorkommenheit darauf eingestimmt, der Onkologe, Dr. N__, auf dessen Veranlassung Gerard McManus ins Krebszentrum von Santa Tierra aufgenommen worden ist, weicht dir geschickt aus, deinen geröteten Augen, deinem wunden Blick, was (du begreifst es mit der Zeit) nur eine andere Art und Weise ist, dich auf das Schlimmste vorzubereiten, denn dem eleganten Dr. N__, der unter dem weißen Jackett gern farbenfrohe Leinenhemden trägt, zuweilen sogar eine Fliege, ist der Verlust eines Patienten peinlich. Und der (mögliche, eventuelle) Verlust eines Patienten mit dem Ansehen eines Gerard McManus vom Institut für Spitzenforschung in Santa Tierra ist sehr peinlich und wird zum Anlass für kunstvolle Umschreibungen, unangenehme Scherze und Anspielungen, die sogar Gerard McManus schleierhaft sind, obwohl er trotzdem höflich lacht, wenn es ihm geboten scheint.

Du lachst nicht über Dr. N__s unangenehme Scherze. *Du* starrst Dr. N__ hungrig in das maskenhafte Gesicht und willst, dass die Augen in dieser Maske in Kontakt mit dir treten, was sie nur selten tun.

Und nun ist es später. Irgendwie ist es später geworden. Aus Tagen sind Wochen geworden, und deshalb ist es *später*. Ihr hattet zurückgehen, hattet zurückblicken wollen, du und Gerard, ihr beide, euch das Geschehene noch einmal vor Augen führen, die Abfolge der Ereignisse rekapitulieren, angefangen bei eurer Ankunft am Flughafen von Albuquerque: so viel in Erinnerung zu rufen, in chronologischer Ordnung im Gedächtnis zu bewahren! – mit dem quälend langsamen und zugleich schnellen Vergehen der Zeit wird es, nehmt ihr an, eine *Auszeit* geben, die es euch erlaubt, das Geschehene zu begreifen, und doch – auch wenn ihr auf eine Verschlechterung vorbereitet wart, wart ihr (wie sich zeigt) keineswegs auf die Verschlechterung vorbereitet, zu der es (tatsächlich) kam, zunächst nicht mal schnell, dann jedoch schon, und anscheinend auch unumkehrbar: Gewichtsverlust, Austrocknung, Nierenversagen, der Druck des (vier mal vierzehn Zentimeter großen) Harnröhrentumors auf den Magen, was zu Übelkeit führte, unvorstellbar, dass der Patient und Ehemann (bei dem es sich zufällig um Gerard handelt) bei der Belastung seiner Organe, Herz, Lunge, Nieren, Leber, noch viel länger durchhält; er hat seit Wochen keine Mahlzeit zu sich genommen; was sich zunächst wie Snobismus ausnahm, wie eine Geringschätzung des mittelmäßigen Krankenhausessens, auf die man auf verdrehte Weise (fast) stolz sein konnte, entpuppt sich als Symptom der Krankheit und nicht als erlesener Geschmack; jetzt kann er, auch wenn er sich bemüht, nicht essen, hat die ganze letzte Woche kaum etwas zu sich genommen; er würgt sogar, wenn er weiche Nahrung schlucken will, würgt sogar, wenn er Flüssigkeiten schlucken will; er ist sichtlich sehr erschöpft, Knöchel und Handgelenke sind stark geschwollen; der Urin staut sich in seiner (harten, geschwollenen) Blase, Ödeme dieser Art können als solche bereits tödlich sein, deshalb musst du dich natürlich auf das Ende vorbereiten, auf seine letzten Minuten; du musst dich vorbereiten, doch deine Gedanken entschweben in einem Dunst der Unwissenheit; du erinnerst dich an euer Kennenlernen bei einem Konzert von Murray Perahia in Cambridge, eine reine Zufallsbegegnung, ein gemeinsamer Bekannter, der in eurem späteren Leben keine Rolle mehr spielte, hat euch einander vorgestellt.

Auf den ersten Blick. Nun ja – fast.

Aber ja, ich glaub, wir wussten es beide.

Nach der Hand eines Fremden greifen! Denn so ist es Brauch.

Und jetzt, Jahre später, das katastrophale Ende. Ihm entgegengehen. Jetzt muss der Preis für so viel Glück bezahlt werden.

Zu groß für eine chirurgische Entfernung. Als du das hörtest, wusstest du es. Gerard wusste es.

Wieder nach der Hand des Mannes greifen. Derselben Hand. Was hätten Worte in dem Moment ausrichten können. Und dieses Mal fühlte sich die Hand, die Jahre zuvor so warm gewesen war, so kräftig und freundlich, kalt an, weniger empfänglich.

Wo aber geht die Liebe hin?, fragst du dich. Wenn der Körper des Mannes dir genommen ist.

Solche Gedanken kannst du nicht festhalten. Geht dir so ein Gedanke durch den Kopf, ist er im selben Moment schon wieder verschwunden.

ATME! ICH LIEBE DICH.

Jetzt für euch und allein. Endlich allein. Nicht durch hereinplatzendes medizinisches Personal unterbrochen werden. Keine Mahlzeiten mehr, Mahlzeiten sind eingestellt. Keine Überwachung der Vitalzeichen mehr, diese Routineabläufe ruhen. Du sagst dir, das ist so gewollt. Ist erwünscht. Ist das dir gegebene Versprechen: Du allein darfst deinen (sterbenden) Ehemann trösten, darfst ihm die rissigen Lippen mit Salbe einreiben, darfst ihm mit einer kühlen Kompresse die Stirn abwischen; deine leise gemurmelten Worte, (vielleicht) hört er sie; auch wenn er (vermutlich) nicht reagieren kann, hört er dich (vielleicht), wenn du ihm etwas zuflüsterst, ihn in die Arme schließt, ihm noch einmal zumurmelst, wie sehr du ihn liebst, was für ein wunderbarer Ehemann er gewesen ist, wie glücklich du in deiner Ehe gewesen bist; die Geschichte, die du erzählst, wieder und wieder, dass er dein Leben für immer verändert hat; sogar als das Atmen für ihn zur Tortur geworden ist und eine Tortur, es zu hören, das heisere, schwere Atmen, das erstickte Atmen, die qualvolle sekundenlange Pause zwischen den Atemzügen; und wenn du denkst: *Das ist das Ende, nichts mehr*, folgt ein weiterer keuchender Atemzug und noch einer und noch einer, vor Anstrengung zitternd, als würde ein riesiger Felsbrocken vom Eingang einer Höhle fortgeschoben und sie mit Sonne geflutet, um den in ihrem Dunkel eingeschlossenen Geist zu befreien. So oft hat dich in den vergangenen Tagen ein wildes Hochgefühl erfasst – *Nein. Er stirbt nicht, es geht nicht zu Ende. Es geht schon ewig so, es endet nicht. Ich lasse es nicht zu Ende gehen.* Und nach den fast zwanzig Tagen, die dein Mann nun schon im Krankenhaus liegt, glaubst du halb, dass diese Zwischenzeit, diese Qual nicht endet, es könnte leicht noch lange so weitergehen, und bis dahin ist es (durchaus) möglich, dass ein neues Verfahren zur Schrumpfung von Metastasen entwickelt und zugelassen wird; (durchaus) möglich, dass dieses vollkommen neue Verfahren im Krebszentrum von Santa Tierra übernommen wird, vielleicht gibt es eine *Arzneimittelstudie*, in die Gerard McManus aufgenommen werden kann, all das ist mitnichten weit hergeholt, nicht nötig, dafür an Wunder zu glauben, und *du glaubst ja nicht an Wunder* und glaubst es trotzdem. Denn du liebst ihn so sehr, es ist eine Qual für dich. Du solltest ihn loslassen, kannst ihn aber unmöglich loslassen, sondern flehst nur weiter: *Oh, Liebling, atme! Atme!* – bist gelähmt vor Angst, verzweifelst daran, diesen Mann zu verlieren, den du mehr liebst als dich selbst, willst ihn nicht überleben, hattest naiverweise sogar irgendwie vor, Schlaftabletten ins Krankenzimmer mitzunehmen, eine Handvoll Barbiturate aus deinem häuslichen Vorrat, es (irgendwie) fertigzubringen, die Tabletten zu nehmen und aufzuhören zu atmen, wenn dein Ehemann aufhört zu atmen, eine romantische Idee, der du dich in deiner Erschöpfung hingegeben hast, die jedoch (natürlich) nicht verwirklicht werden kann; hättest du mit deinem Ehemann in den Armen sterben wollen, hättest du eine Strategie ersinnen und rechtzeitig Vorkehrungen treffen müssen, hättest deinen Ehemann aus dem Krebszentrum holen und in eurer Bleibe ein Hospiz einrichten müssen, wo ihr die Ruhe für so eine (noble?) Tat gehabt hättet; doch du hattest (natürlich) keine Vorkehrungen getroffen, Tage und Wochen sind verstrichen, und jetzt ist es zu spät, denn du hast dich bloß zögerlich erkundigt, mehr hast du nicht unternommen, du warst so abgelenkt von der Qual deines Mannes, so gefesselt von seinem Leid und von deiner unabänderlichen Einsicht, dass du nicht mehr Einfluss darauf hast, was deinem Mann und dir widerfährt, als wärt ihr beide dürres Laub, umhergeweht vom glühend heißen Wüstenwind.

Atme! Hör. Nicht. Auf.

Wahnsinn! Du kannst nicht aufhören, deinen Mann anzuflehen, kannst ihn nicht aufgeben vor Angst, ihn zu verlieren, auch wenn er nach Luft schnappt wie ein Fisch an Land, der sich beim Ersticken krümmt. Die verstörte Frau, schluchzend, hilflos und gebrochen, ohne jede Scham, ohne Hemmungen, willst seinen Körper jetzt mit beiden Armen halten, drückst dein heißes feuchtes Gesicht in seine Nackenbeuge, flehst immer noch, er soll dich nicht alleinlassen, nicht verlassen, gelähmt vor Entsetzen vor dem, was sich hier vollzieht, dem Höhepunkt von Wochen, Tagen, Stunden, dem Höhepunkt des Lebens eines Mannes von achtundvierzig Jahren; dieser eine, dieser endlose Tag, der im Morgengrauen begann, schon zwölf, dreizehn und nun vierzehn Stunden andauert, während dir nach und nach klar wird, dass der Tod bereits im Raum ist, der Tod hat sich, von dir unbemerkt, in das Zimmer eingeschlichen, hockt in einer Ecke des Raums an der Zimmerdecke, ein sich verdunkelnder Schatten, ein Fleck, ein dunkler sternenförmiger Fleck, der sich ausbreitet wie eine Sonnenfinsternis, die dein Leben verfinstert.

Du weißt es, du begreifst. Und weißt es doch nicht und begreifst doch nicht. Du bist von Sinnen, bist hysterisch. Hast jeden Anstand verloren. Rufst: *Nein! Atme! Verlass mich nicht – nein!*, während dein erschöpfter Ehemann schon in deinen Armen stirbt, ein letzter rasselnder Atemzug und eine lange qualvolle zitternde Pause und ein letzter Stoßseufzer tiefster Ermüdung, der Todesseufzer, mit dem ein Mann sein Leben aushaucht.

Diesen Seufzer wirst du niemals vergessen. Diesen Seufzer wirst du praktisch jede Stunde jedes Tages deines restlichen Lebens hören.

Den Seufzer und die Stille, die ihm folgt wie die Stille nach einem Donnerschlag.

3

Post mortem

Mrs. McManus? – Sie können so lange bei Ihrem Mann bleiben, wie Sie möchten.

Wir warten draußen im Korridor.

4

Aus der Zeit gefallene Zeit

Tagsüber war die Zeit glühend heißer Winde. Nachts die steinkalter Windstille. Eine Zeit, die aus der Zeit ihres Zusammenlebens (als Ehepaar) *herausfiel*; ein achtmonatiger Stipendiatsaufenthalt von Gerard McManus am Institut für Spitzenforschung in Santa Tierra, New Mexico, wo sie niemanden kannten. Siebenundzwanzig Meilen nördlich von Albuquerque, wo sie niemanden kannten.

Ja, sie kannten niemanden in New Mexico, wo beide noch nie gelebt, das sie nicht einmal besucht hatten.

Eine für sie neue Gegend. Eine Wüstenhochebene, Heerscharen von wie gemeißelt wirkenden Wolken, dunkelviolette El-Greco-Himmel, die den Blick, eingeschüchtert vom Schönen, schmerzlich wie scharfer Stahl, unwillkürlich nach oben zogen.

Und die Luft auf eintausendsechshundert Metern über dem Meeresspiegel glasklar, weißstichig, spürbar dünner als die (schmutzige) Stadtluft, die sie aus Cambridge, Mass., fast auf Meereshöhe, gewohnt waren.

In dieser grellen Mondlandschaft konnten sie nie richtig frei durchatmen. Vor allem Gerard, der als Kind Asthma gehabt hatte und für Atemwegsinfektionen anfällig geblieben war.

Michaela, die in Cambridge frühmorgens für eine Stunde am Charles River laufen ging, machte zu schaffen, dass sie binnen Kurzem außer Atem war, wenn sie auf dem Wanderweg in einem Canyon in Santa Tierra joggte oder Berge zu schnell erstieg. Nachts durch das panikartige Gefühl, keine Luft zu kriegen, aus dem Schlaf gerissen, als habe sie auf Nase und Mund ein Kissen liegen oder eine Geisterhand oder ein in Äther getauchtes Tuch … Zuerst nicht wusste, wo sie war, was für ein Haus das sein konnte, so sparsam möbliert und mit grellweißen Wänden, senkrechten Glaspaneelen, einem Mond, so grellweiß, als leuchte Radioaktivität durch die Schlafzimmerwand – in Wirklichkeit aber ein Fenster in einem Winkel zu ihrem Bett, wo, sie hätte es schwören können, keines sein konnte.

Doch dies war ein neues Haus. In einer neuen Landschaft. Farben, rein und matt wie Stein, auf denen natürliches Licht blenden konnte. Und diese Szenerie, stark davon abstechend, geschmückt mit exotischen Kakteen, Glyzinien mit Ranken, dick wie Abgottschlangen, mit Malven, Wüstenbeifuß, Lavendel und Rosmarin, in einer in Massachusetts unvorstellbaren Größe.

Ein noch unbelebtes Haus. Ein Haus, das sie noch zu *ihrem* machen mussten.

Innen überraschend wenig Farbe. Denn es war ein privates Wohnhaus, errichtet im nüchternen Stil von Frank Lloyd Wright, der das 1951 entstandene Institutsgebäude selbst entworfen hatte.

Die Atmosphäre im Hausinnern war die eines Museums für minimalistische Objekte. Grimmige Kriegermasken der Native Americans auf dem Kaminsims und an den Wänden; große klobige Kerzen, die aussahen, als würden sie beim Brennen giftige Rauchwolken ausstoßen, so grob war ihre Oberfläche; primitive geschnitzte Tierfiguren, von Gila-Krustenechsen bis zu dickbäuchigen Gottheiten oder Dämonen, die man irrtümlich für Buddhas halten konnte, wenn man nicht genau hinsah. Eine Dämongöttin mit Hängebrüsten und schreiendem Mund, spitzen gebogenen Klauen als Fingern und einer, wie es schien (weder Michaela noch Gerard waren an einer zu genauen Inspektion interessiert), ungeschlachten Vagina, die zwischen den gespreizten Beinen klaffte. Eine männliche Figur mit unverhältnismäßig großem Schädel, von dem dickes schwarzes (menschliches?) Haar in Strähnen bis zu den Schultern herabhing, aufgerissenem Mund, aufgetriebenem Bauch und einem dünnen steifen Penis, der sich aufwärts bog wie eine Schlange – der Aasfressergott Ishtikini, wie Michaela erfuhr, dessen Appetit unstillbar war.

Im großen Schlafzimmer saß ein gedrungenes, froschartiges Wesen mit Glubschaugen, als Nase dienenden vertikalen Öffnungsschlitzen und einer höckrigen Haut, die wie aus verkalktem Schlamm gefertigt schien – eine Schnitzerei aus Hartholz und um einiges größer als ein Ochsenfrosch. Am seltsamsten war ein lebensgroßer Hirschkopf aus einem Geflecht zahlloser Lederstreifen, zusammengehalten von Heftklammern, die kleinen Samenkörnern ähnelten; seine Augen waren verschiedenfarbige Murmeln, und sein fünfundzwanzig Zentimeter langes Geweih war das echte Geweih eines Hirschs, bei dem eine Sprosse angeknackst war und schief abstand.

»Oh, Gott. Was ist *das*?«, rief Michaela verärgert aus.

Sie entwickelte eine starke Abneigung gegen diese Artefakte oder was immer sie waren und verstaute sie (heimlich) in Schränken und Schubladen in der Hoffnung, Gerard würde sie nicht vermissen; falls doch, würde sie sagen, diese hässlichen Gegenstände seien keine *Kunst*, sie bezweifle, dass sie überhaupt authentisch indigen waren.

Besonders missfiel ihr die (obszöne) weibliche Figur. Die konnte nur von einem männlichen Künstler geschaffen worden sein und war so grässlich, dass Michaela sie nicht bloß in einen Schrank verbannte, sondern zusätzlich ein Tuch darüberbreitete.

Authentische indigene Kunst würden sie schon gern besitzen wollen, keine Frage. Vor ihrer Anreise hatte sich Gerard über Werke angesehener regionaler Künstler der Navajos und Taos Pueblo informiert, von denen er welche erwerben und in ihr Haus in der Monroe Street in Cambridge mitnehmen wollte. Es gab wunderschöne Schnitzereien, vor allem von Tieren, handgewebte Läufer und Wandbehänge, Quilts, die »Geschichten erzählten«.

Ja!, hatte Michaela zugestimmt. Der Haushalt, in den sie vor zwölf Jahren als Gerards Frau gekommen war, konnte eine Auffrischung vertragen.

Ihr Herz war erfüllt von der Hoffnung, diese *Auszeit* wären die Flitterwochen, für die ihnen immer die Zeit gefehlt hatte.

GEH WEG! VERSCHWINDE!

Du bist hier nicht erwünscht.

Michaela sah sie förmlich vor sich, die Figur, die auf ihrer Brust hockte – bucklig, verkrüppelt, das wilde derbe Haar bis zu den Schultern, die Augen funkelnd (und trotzdem) blind. Als hätte das menschenähnliche Geschöpf sie im Dunkeln an ihrem Geruch aufgespürt.

In Panik aufwachen. Gelähmt unter dem Gewicht des Viechs.

Dann gelang es ihr, die Angst abzuschütteln wie ein an ihrem Gesicht klebendes weiches Spinnennetz. Wollte Gerard nicht stören, denn mit dem rationalen Teil ihres Denkens verstand sie, dass sie geträumt hatte.

… hier nicht erwünscht.

… hier in Gefahr.

Die Stimme war deutlich vernehmbar. Distelartiges Rascheln im Ohr, menschlichem Geflüster nicht unähnlich.

Setzte sich vorsichtig im Bett auf. Während sich ihr fast rasender Herzschlag langsam normalisierte.

Mit einem anderen Menschen in einem Bett zu schlafen ist eine Aufgabe, eine Verpflichtung: Du darfst dich nicht in die Träume des anderen einmischen.

Vor allem darfst du den anderen nicht mit deinen (unbegründeten) Ängsten erschrecken.

Das neue Haus, das neue Bett, nicht sonderlich bequem und, ein Novum, die dünne Luft, das war es, ja, ein Unbehagen, nicht mehr. Darf nicht mehr erwarten, in dem (vertrauten) Bett, Schlafzimmer, Haus in Cambridge aufzuwachen, wo die Möbel ihnen so vertraut waren, dass sie praktisch darüber hinwegsahen, wo die Wände vom Boden bis zur Decke mit Büchern gefüllt waren, einen Kokon bildeten, und wo die äußere Landschaft so gut wie gar nicht auf die innere einwirkte: Wenn überhaupt, hatte man in dem Haus in der Monroe Street nur begrenzt Aussicht auf Stadtlandschaften mit Laubbäumen, auf das Nachbarhaus, einen Streifen bewölkten Himmels.

Gerard schlief reglos neben ihr, den Rücken zu ihr gekehrt. Michaela hätte ihn gern sacht berührt, die Schulter gestreichelt, den Arm, die Seite, die Flanke, hätte gern die Lippen auf die glatte kühle Haut seines Rückens gedrückt und mit den Fingerspitzen den Archipel der Sommersprossen und Leberflecken nachgezogen wie Braille, eine Geheimschrift, die nur sie, die Ehefrau, entziffern konnte.

Doch Gerard wollte, wie sie wusste, jetzt nicht berührt werden.

Nach der Scheidung hatte er mehrere Jahre allein gelebt. Nach anfänglicher tiefer Einsamkeit fühlte er sich nach und nach befreit – menschliche Beziehungen sind so kompliziert, so schwer zu ergründen. Wie eine Fremdsprache, wenn man zu alt ist, sie mühelos zu lernen.

Alleinsein war ein natürlicher Zustand für Gerard, Intimität war für ihn weniger anziehend.

Michaela hatte nach dem Ende einer Beziehung ebenfalls jahrelang allein gelebt. Doch allein zu leben, allein zu schlafen, sich selbst als letztlich allein zu sehen war kein wünschenswerter Dauerzustand. Ein Leben ohne Intimität oder wenigstens die Möglichkeit der Intimität ertrug sie nicht, und so lag sie sehr still (wie eine Braut) (eine jungfräuliche Braut) und wartete ab, ob Gerard sich zu ihr umdrehen, leise mit ihr sprechen würde. Ob er sie vielleicht in die Arme nahm, wie er es manchmal unerwartet, mit zärtlichem leisem Lachen, tat.

Hey, Liebes. Lieb dich.

Oder: Bist du wach? Küss mich!

Doch er drehte sich nicht zu ihr um und nahm sie in die Arme. Nannte sie nicht Liebes und verlangte spielerisch, dass sie ihn küsste.

Und deswegen nachts sehr einsam! Neben einem Ehemann, der schlafen und von seiner Frau nicht ausgerechnet in einem Moment geweckt werden wollte, von dem es (wie es schien) in ihrem gemeinsamen Leben noch unendlich viele geben würde.

Küssen konnte man immer noch.

5

Undenkbar

Du weißt, dass ich dich liebe.
… dich nicht alleinlassen werde.
Mein Versprechen, als wir geheiratet haben.

Denn wenn ich dich alleinlasse, ist das der Tod.
Dein Tod und auch meiner.
Und deshalb dürfen wir nicht zulassen, dass sie uns trennen – nicht einen Herzschlag lang.

DAS WEISST DU – ODER?

6

Ein seltener Parasit

Zweiundzwanzig Tage nach ihrem Umzug von Cambridge, Mass., nach Santa Tierra, New Mexico, wurde Gerard krank.

Wollte es der dünnen Höhenluft von New Mexico zuschreiben. Unerbittlich sengend heiße Winde, die fast den ganzen Tag über wehten, die Nebenhöhlen ausdörrten und in den Mündern einen feinen Staubfilm hinterließen, verschlimmerten seine Symptome: den rauen, trockenen Husten, den ihn durchrüttelnden, (meist aber) schleimlosen Husten, den mit stechenden Brustschmerzen einhergehenden Husten.

Bloß das Asthma, behauptete Gerard. Gegen das er (bereits) jeden Morgen Medikamente nahm.

Michaela widersprach: Dieser raue, trockene Husten klang nicht wie Gerards Asthmahusten, sie war sich sicher … Sie würde einen Arzt für ihn auftreiben, wenn er wollte.

»Sei nicht albern, Michaela. Es ist nichts.«

Nichts! Mit Sicherheit war es *nicht nichts*, wie Gerard frühmorgens im Bad hustete, häufig bei surrendem Ventilator, der das beunruhigende Stakkato, das wie der Rückstoß eines Revolvers klang, übertönen sollte.

Noch einmal: Sie würde einen Arzt in Santa Tierra auftreiben, wenn er es wollte.

Tja, er *wollte es nicht*.

Irgendwann räumte Gerard doch ein, dass sein Husten nicht gut »klang«: Er wollte die Asthmadosis verdoppeln.

Seit ihrem Kennenlernen hatte Gerard alle Sorge Michaelas um sein Wohl abgewehrt. Körperliche Nähe schloss nicht automatisch auch anderweitige Nähe ein. Und da Michaela nicht zu denen gehörte, die sich in die Privatsphäre anderer einmischten, gab es bei Gerard eine Grenze, die sie nicht zu überschreiten wagte.

Entschuldige: Das ist privat.

Tut mir leid: Das ist privat.

Wozu willst du das wissen? Das ist privat.

Lächerlich! Doch Michaela wurde verdeutlicht, dass Gerard bei diesem Thema keinen Spaß verstand.

Die Mauer, an die man beim anderen stößt. Letztlich.

An dieser Mauer endet die Intimität. Die Mauer, die trennt.

Die Mauer der Unvernunft, der Uneinsichtigkeit. Eine Mauer, über die man zwar lachen kann, die (jedoch) bestehen bleibt, unnachgiebig.

Michaela konnte es nicht nachvollziehen: Ihr (herzlicher, vernünftiger) Ehemann genoss es zwar sehr, wenn sie über vieles in seinem Leben, seine frühe Kindheit eingeschlossen, mehr wissen wollte, sträubte sich aber gegen eine bestimmte Art der Zuwendung, die an Schwäche, Gebrechlichkeit, Altern denken ließ. An Neugier, Schnüffelei. In Michaelas Beisein unbekleidet zu sein war Gerard überhaupt nicht peinlich – er brauste aber verärgert auf, wenn sie etwas an ihm entdeckte, das als gesundheitliches Thema, als medizinisches Problem angesehen werden konnte. Denn Gerard war nicht der Ehemann, der mütterliche Fürsorglichkeit bei einer Ehefrau schätzte. Nach stillschweigender Übereinkunft war *er* in dieser Ehe der dominante Part.

Tagelang war Michaela genötigt, sich den neuen rauen, bellenden Husten ihres Mannes, der ihr in den Ohren wehtat, kommentarlos anzuhören. Als ob ihm etwas in die Brust gekrochen wäre und ihn erwürgte – *die menschenähnliche Gestalt, die auf ihrer Brust hockte.*

Von der Wärme seines Bluts angelockt, das war's. Einer der plumpen Dämonen, die in dem gemieteten Haus wohnten …

Geht weg! Fort von hier! Ihr seid hier nicht erwünscht.

Euch wird etwas Schreckliches geschehen, wenn ihr hierbleibt.

Doch wohin konnten sie gehen? Sie waren eben erst in Santa Tierra angekommen. Ihr Haus in Cambridge war bis Ende August vermietet. Gerard hätte niemals eingewilligt, die Stelle bei dem renommierten Forschungsinstitut aufzugeben, das seinen Stipendiaten mehr bezahlte als das Institut für Spitzenforschung in Princeton.

Untergrabe den Stolz eines Mannes, und du riskierst eine Schwächung seiner Eitelkeit. Und ein Mann *ist* seine Eitelkeit.

Morgens hatte Gerard es eilig, ins Institut zu kommen, wohin er seinen Computer, Bücherkisten, Papiere und Unterlagen aus Cambridge hatte schicken lassen. Es war berührend für Michaela, wie begeistert ihr Mann von seiner Arbeit war, als wäre er kein angesehener Wissenschaftshistoriker, sondern einer seiner eigenen Postdocs. (Sie hatte für das Frühjahrssemester auch eine Hochschulstelle ergattert, jedoch weniger prestigeträchtig, sie gab einmal pro Woche für eine bescheidene Vergütung in einem Gebäude der Universität von New Mexico einen Memoir-Kurs, hatte dort kein eigenes Büro und hätte auch keines gebraucht.)

Ein zwanzigminütiger Fußmarsch vom Haus am Berghang zum Institutscampus führte auf einem Plattenweg hinunter zu einem quadratischen Gebäudekomplex von überragender Schönheit und Seltsamkeit, errichtet aus verbrannt anmutendem Wüstengestein, unbehandeltem Holz, Gussbeton und hohen vertikalen Glaspaneelen in der Tradition Frank Lloyd Wrights. Gerards Büro in einem neueren Gebäude ging auf einen Hof hinaus, der an einen Zen-Garten erinnerte mit seinen glänzenden schwarzen Steinen, Zwergkakteen und farblosen wächsernen Blumen, die künstlich aussahen – und doch lebende Gewächse waren, wie Michaela feststellte, als sie sich bückte, ein Blütenblatt zwischen den Fingern zerdrückte und es, beschädigt, sofort zu Boden fiel.

Wie seltsam! – Sie wich zurück, als hätte sie unbeabsichtigt ein Lebewesen getötet.

In dieser Zeit der tagsüber sengend heißen Winde, die

nachts unaufhörlich mit einem hohen Pfeifton wehten, der sich in den Windungen und Waben des Gehirns festsetzte wie ein seltener Parasit.

7

Der Mann, der nie träumt

Er hat behauptet, er träume nie. Vielleicht, hast du eingewendet, erinnerst du dich bloß nicht an deine Träume.

Er bleibt dabei: Das ist vergleichbar mit Amnesie. Wenn man sich an ein Ereignis nicht erinnert, ist es nicht geschehen.

Was sich den Gehirnzellen nicht eingeschrieben hat, »existiert« nicht – ist im Grunde nicht geschehen.

Du protestierst: Aber natürlich ist es geschehen! Wenn man Schmerz fühlt, hat man Schmerz gefühlt …

Nein. Wenn es keinen Eintrag des Schmerzes im Gehirn gibt, ist es – einem – nicht geschehen.

Es mag ja »geschehen« sein – einem Wesen mit sinnlicher Wahrnehmung. Aber wenn das Gehirn es nicht aufgezeichnet hat und man keine Erinnerung daran hat, ist es einem nicht geschehen.

8

Aufschub

Und dann dämmert es dir: Es ist (noch) nicht geschehen.

Was immer geschehen wird, das dein Leben auseinanderreißt, nicht fein säuberlich, wie man ein Stück Papier an einer gefalteten Kante zerreißt, sondern brutal, wie man ein Bein oder einen Arm aus einem lebendigen Körper herausreißt, ist (noch) nicht geschehen.

Gott sei Dank! Noch liegt dein Ehemann mehr oder weniger genauso in seinem Krankenhausbett im siebten Stock des Krebszentrums von Santa Tierra, wie du ihn am Abend zuvor verlassen hast.

Rasch erkennst du: der Begonientopf aus dem Institut auf dem Fensterbrett; der Strauß Nelken, den du Gerard mitgebracht hast, in einer Plastikvase verwelkend; der Weidenkorb mit Obst, den du für Gerard gekauft hast, nahezu unberührt; eine Sammlung von mehreren Ausgaben der *New York Times* und wissenschaftlichen Zeitschriften wie *Science, Nature* und dem *Journal of Neuroscience*; auf dem Nachttisch ein Stapel von Gerards Büchern, Notizbüchern und Sonderdrucken sowie sein Laptop und das Handy.

Nichts hat sich in den Nachtstunden, die du nicht da warst, verändert – ein Glück!

Und doch bleibst du einen Moment in der Tür zu Zimmer 771 stehen und betrachtest die Gestalt in dem Bett. *Ist das dein Mann, oder ist es ein Fremder?*

Ein älterer Mann, fast fünfzig, gegen Kissen in seinem Bett gestützt, um ihn ausgebreitet ein Durcheinander von Notizen, ausgedruckten Seiten und wissenschaftlichen Zeitschriften, die er aber nicht durchsieht. Mit schlaffem Bauch, apathisch, in einem Krankenhaushemd. Blaue Flecken an beiden Armen, in einem ein Infusionsschlauch.

Das Gesicht von erschreckender Blässe, vor allem um die Augen; abstehendes ergrauendes Haar, weiße Kinnstoppeln, ein leerer/melancholischer Ausdruck in den Augen, bis sein Blick auf dich fällt und er dich erkennt. »Ah, Michaela. Mein Liebes.«

Mein Liebes. Du hörst diese Worte, und dein Herz ist erfüllt von Freude.

Lebt noch! Mein Mann lebt noch.

9

Warten

Natürlich möchtest du seine Familie herbitten. Seine (erwachsenen) Kinder. Er jedoch sagt gleich *Nein.*

»Noch nicht.«

»Aber – wann?«

»Eben jetzt noch nicht.«

Er ist kein Schwarzmaler. (Der bist *du.*)

Gerard McManus sucht nicht die Aufmerksamkeit und mischt sich nicht gern in das Leben anderer ein. Zögert, sich bei seinen (erwachsenen) Kindern zu melden, aus Angst (spürst du), dass sie es nicht eilig haben werden, zu ihm ins weit entfernte New Mexico aufzubrechen, es sei denn, ihnen wird vermittelt (nicht von ihm: von dir, der Schwarzmalerin), dass die Lage ernst ist.

»Wir können noch warten. Wenn es blinder Alarm ist, wollen wir sie nicht hier haben.«

»Warten – wie lange denn?«

»Sag ich dir schon noch. *Warte.*«

Genauso hatte er anfangs auch kein Krankenhaushemd tragen wollen. Auf seinen eigenen Kleidern bestanden:

einem kurzärmligen blauen Hemd aus einem Stoff, der nicht mal knitterte, wenn man darin schlief, einer oft gewaschenen Jeans und weißen Baumwollsocken. Und, wenn er auf dem Stuhl saß oder im Korridor auf und ab ging und den Infusionswagen hinter sich herzog, Sandalen.

Fünf Tage, eine Woche lang hatte er durchgehalten. Tapfer. Dickköpfig. Bis es schließlich angebracht war, die eigenen Kleider dranzugeben und in die Krankenhauskleidung zu wechseln. Der Patient war mittlerweile zu krank, um sich Gedanken über sein Äußeres zu machen.

Trotzdem hättest du es nicht vermutet: Dein Mann sollte nie mehr seine eigenen Sachen tragen.

Hättest es nicht vermutet: Dein Mann sollte dich nie mehr mit dem Handy anrufen.

Hättest es nicht vermutet: Dein Mann sollte seine (erwachsenen) Kinder nicht mehr wiedersehen.

10

Spinoza

Wie von Gerard erbeten, hast du ihm seine über und über mit Anmerkungen versehene Taschenbuchausgabe von Spinozas *Ethik* ins Krankenhaus mitgebracht. Er arbeite schließlich gegen die Uhr, sagt er launig.

Diese Bemerkung, du hast sie im Ohr, du lächelst, wenn du sie hörst, zuckst nicht zusammen, wenn du sie hörst, denn Gerard hat seit seiner Einlieferung ins Krankenhaus mehrmals auf die *Uhr* angespielt.

Das redigierte/durchgesehene Manuskript von *Das Unbehagen am menschlichen Verstand* soll eigentlich bis Ende des Monats wieder bei der Harvard University Press sein.

Gerard arbeitet mit Unterbrechungen seit Wochen daran, ist aber wegen der »Umstände«, wie er die Ungelegenheit seines Aufenthalts im Krankenhaus nennt, erheblich in Verzug geraten.

Ihm ist sehr wichtig, Textpassagen aus der *Ethik* mit Zitaten abzugleichen, von denen es in *Das Unbehagen am menschlichen Verstand* wimmelt. Du sollst ihm bei der Durchsicht des umfangreichen Manuskripts helfen, sollst nach gelben Klebezetteln mit Verweisen zu dem Philosophen suchen.

Du willst Gerard zuhören, der über Spinoza spricht und ziemlich gewagte Bezüge zur kognitiven Neurowissenschaft herstellt, bist diesen Vormittag aber zerstreut und nimmst wenig vom Gesagten auf. Es ist die Stimme oder doch fast die Stimme von Gerard McManus' öffentlicher Person, die die Zuhörer mit verblüffenden und originellen Einsichten blendet, du erinnerst dich hinterher aber nur noch an ein Gewirr unsinniger Silben, mit dem du absolut nichts anfangen kannst.

»*Alle (körperliche) Substanz ist notwendig unendlich. Alle (un)körperliche Substanz ist notwendig endlich.*«

In deinem Kopf nur Rauschen. *Unendlich, endlich!*

Wichtig ist doch nur der nächste Laborbericht. Wie hoch ist die Leukozytenzahl des Patienten, wie hoch ist die Sauerstoffaufnahme des Patienten, wie hoch der gemessene Kreatininwert?

Wie steht es mit der »Tumorprogression«?

Als du Gerard das erste Mal öffentlich sprechen hörtest, erzählte er einem Interviewer auf der Bühne, die Lektüre von Spinozas *Ethik* im Alter von achtzehn, als Erstsemester an der Universität, habe sein Leben für immer verändert. »Jedes Molekül meines Seins.«

Wie die spätere Lektüre Schopenhauers, Nietzsches, Wittgensteins sein Leben weiter verändert habe. »Mich zu dem gemacht hat, der ich heute bin.«

Wie prahlerisch herausgestellte Demut, so war es dir vorgekommen. Und dennoch aufrichtig.

Jetzt aber möchtest du zornig widersprechen: *Nein. Das ist nicht wahr. Deine Eltern, die dich liebten, haben dich zu dem gemacht, was du bist. Diejenigen, die zärtlich zu dir waren, als du wehrlos warst, und dich beschützten, es von dir unbemerkt taten, und diejenigen, die dich jetzt lieben und dich jetzt beschützen – sie haben dich zu dem gemacht, was du bist. Nicht Männer, die du nicht kanntest, die dich nie kannten. Und nicht Bücher.*

11

Schlangennest

Nicht schlafen können in dem feuchten zerwühlten Bettzeug und, als du dann doch einmal einnickst, dich in einem Nest sich windender Schlangen wiederfinden, wovon du voller Angst aufwachst – *Oh! Oh, Gott.*

Du wirfst dich aus dem Bett, schlägst mit einem Knie auf dem Hartholzboden auf – *Gott hilf mir …*

Entsetzliche Angst vor dem Schlafen.

Entsetzliche Angst davor, die ganze Nacht schlaflos zu liegen.

12

Die Wache II

Aber es gibt keinen Anfang.
Und es gibt kein Ende.

Lauf! Du musst rennen. Bergab/bergauf. Zum/vom Krebszentrum von Santa Tierra am Buena Vista Boulevard in Santa Tierra, New Mexico.

Ein Gewirr von Schlangen verfolgt dich. Ein Knäuel sich windender Schlangen, ihre klamme Haut auf deinen Armen, Beinen, dem nackten Bauch.

... geträumt, ich liege in einem Nest voller Schlangen, schreiend und voller Angst davon aufgewacht, was glaubst du, was könnte das bedeuten? Wohl dass ich vor etwas Angst habe.

Dir angewöhnt, kleine Anekdoten parat zu haben, mit denen du Gerard unterhalten willst, wenn er dazu aufgelegt ist, unterhalten zu werden.

Wie du schon dein Leben lang, länger, als deine Erinnerung zurückreicht, vor anderen kleine Anekdoten – »Geschichten« – zum Besten gegeben hast. Deine Stimme tendiert bei solchen Gelegenheiten zum Hellen und Dünnen;

du möchtest deinen Zuhörern oder wem auch immer vermitteln, dass du dich nicht übermäßig ernst nimmst.

Wofür hält sie sich?

Sie meint, sie hätte ein Recht zu leben!

Ab und zu brauchst du einen Rat von deinem Ehemann oder sein Mitgefühl. Als Ratgeber ist er sehr gut, bei Mitleid aber auf der Hut, als hätte er (aus seiner Erfahrung als Vater?) gelernt, dass promptes und bedingungsloses Mitgefühl kontraproduktiv sein kann und Schwäche bei anderen fördert.

Deshalb achtest du darauf, vor deinem Ehemannn nicht wehleidig zu wirken, denn mit Wehleidigkeit hat Gerard keine Geduld, weder bei anderen noch bei sich selbst.

Seit er nun aber krank und von seiner Sterblichkeit in Anspruch genommen ist, hast du niemanden mehr, dem du amüsante Anekdoten erzählen kannst.

Niemanden, bei dem du so sein kannst, wie du bist. Niemanden, der Notiz von *dir* nimmt.

Wenn niemand da ist, der die Geschichte unserer Existenz hört, existieren wir dann überhaupt?

Was für ein angeberisches Gerede, aus einem Gefühl der Leere entstanden, obwohl niemand es hören, niemand bewundern kann.

Wenn niemand da ist, der uns bewundert, existieren wir dann?

Und die logische Folge: *Wenn niemand da ist, der uns liebt, verdienen wir dann zu existieren?*

Von solchen Gedanken gequält. Von solchen Gedanken angegriffen wie von einer Blutvergiftung.

Lauf! Du musst rennen!
Hör nicht auf zu rennen.

Frühmorgens ging sie mit schnellen Schritten bergab zum Krebszentrum, und spätabends ging sie (weniger schnell) vom Krebszentrum wieder hinauf zum Haus.

Gut, erschöpft zu sein! Gut.

Sie spürt, wie ihre Lunge sich füllt/leert. Die Lungenbläschen. Eine rasierklingendünne Luft, die ihr Gehirn nur karg mit Sauerstoff versorgt.

Wenn sie nicht am Krankenbett ihres Mannes sitzt, nagt an ihr die Angst, ihm könne während ihrer Abwesenheit etwas Schreckliches geschehen.

Doch einmal pro Woche, am Donnerstagnachmittag, gibt Michaela in einer Außenstelle der Universität von New Mexico in einem Vorort von Albuquerque, dreißig Meilen entfernt, einen dreistündigen Memoir-Kurs.

Für sie ein großes Wagnis. In eine andere Dimension gleiten – ein anderes Ich verkörpern.

Nicht das verzweifelte Ich, die verzweifelte Frau, die mit Armen und Beinen rudert, damit sie nicht untergeht.

Es ist ihr gelungen, seit Gerards Einlieferung ins Krankenhaus keine Stunde zu versäumen, und sie erwähnt den Kurs ihm gegenüber kaum einmal, denn er hat vielleicht vergessen, dass sie außerhalb seines Krankenzimmers noch anderweitig beschäftigt ist.

Sie möchte nicht daran denken, dass Gerard mit fortschreitender Vergesslichkeit vergessen haben könnte, wer genau Michaela in seinem Leben ist.

Eine zweite Frau ist eben nur – die zweite.

Die erste Frau ist die Mutter der Kinder. In der tiefsten Region des Gehirns des Ehemanns muss sich die erste Frau/Mutter unauslöschlich eingeprägt haben.

Über all das möchte Michaela nicht nachdenken. Vor allem nicht, wenn sie benommen vor ständiger Angst mit dem ihr nicht vertrauten gemieteten Auto auf der verstopften Autobahn unterwegs ist und hofft, in einer so schwierigen Zeit keinen Unfall zu haben.

Aber mein Ehemann ist schwer krank, liegt im Krankenhaus.

Ich darf nicht sterben und ihn alleinlassen! – Er wüsste nicht, wo ich bin.

Mit verbissenem Stolz will Michaela den Kurs unbedingt zu Ende führen und die Studenten nicht enttäuschen. Sie will sich nicht in Ausreden flüchten, will keinen der Beteiligten über den Zustand ihres Mannes in Kenntnis setzen. Nicht den Direktor des Schreibkurses, der sie eingestellt hat; nicht die fünfzehn Studenten, zumeist älter, die sich dafür eingeschrieben haben. Denn der Workshop ist ihr ans Herz gewachsen, ist ein Rettungsboot, das sie in trügerischer, aufgewühlter See über Wasser hält.

Schrecklich, mehr als fünf Stunden so weit von Gerard entfernt zu sein. Sie hat den Krankenschwestern eingeschärft, sie im Notfall auf dem Handy anzurufen.

Während des dreistündigen Unterrichts schaltet Michaela das Handy nicht aus. Sie ist öfter abgelenkt, weil sie meint, es vibriere, bitte um Aufmerksamkeit, was sich, wenn sie heimlich nachschaut, aber jedes Mal als Irrtum erweist.

Doch auch wenn sie nicht in Albuquerque ist, sitzt sie nicht rund um die Uhr an Gerards Krankenbett. Die Nächte verbringt sie allein in dem Haus am Berghang. Gerard fällt gegen elf Uhr abends, wenn er die Medikamente für die Nacht bekommen hat, in einen unruhigen Opioid-Schlaf, dann fordern die Schwestern Michaela auf, nach Hause zu gehen und sich ebenfalls schlafen zu legen.

Ihr Immunsystem bricht zusammen, wenn Sie nicht schlafen. Dann werden Sie auch krank und sind weder Ihrem Mann noch sonst wem eine Hilfe, Mrs. McManus.

Mrs. McManus! Schon der Name klingt wie eine Zurechtweisung.

Eine Zeit heißer böiger Winde über Tag und steinerner Kälte in der Nacht wie im Innern eines Mausoleums.

Am frühen Morgen ist der Himmel übergossen mit einem Rot, dunkel schimmernd wie ein allerfeinster Bluterguss, der von Osten her nach und nach verblasst. In den meisten Nächten steht der Mond so prominent am Himmel, dass Michaela den Weg bergauf zu dem (leeren, unbeleuchteten) Haus gehen kann, ohne dass sie Gerards kleine Taschenlampe anzuknipsen braucht.

Das institutseigene Haus mit den Glaswänden steht auf einem steilen Hang und kragt über eine flache Schlucht hinaus. Dort leben Geschöpfe der Nacht, deren Augen und Zähne im Mondschein schimmern. Nächtliche Insekten erzeugen mit ihrem Pochen und Pulsieren einen irrsinnigen Lärm.

Tagsüber erhascht Michaela gelegentlich einen Blick auf

bunt gefiederte Vögel inmitten des Laubs in der Schlucht, angeblich domestizierte Papageien, die der Gefangenschaft entkommen und verwildert sind. Wenn sie die Ohren spitzt, hört sie ihr aufgeregtes Kreischen.

Nachts ist sie sehr müde und schaut selten zur Schlucht. Die Lampen im Haus werfen Spiegelungen eines grausig weißen Gesichts, das kaum Ähnlichkeit mit ihrem hat, an die deckenhohen Fenster.

Und am Morgen kehrt sie zurück ins Krebszentrum. Beeilung!

Ob sie geschlafen hat oder nicht. *Scheiß auf Schlaf, wer braucht Schlaf* – eine barsche Stimme dicht neben ihrem Ohr.

Setz dich in Bewegung, Mädchen. Runter den Berg.

Bist du in Gang gekommen, trägt der Schwung dich weiter. Das Gesetz der Schwerkraft, Trägheit.

Die Lunge, die sich mit Luft füllt/leert/füllt. Das Grundprinzip des Lebens: *Atmen.*

Mittlerweile fürchtet/hasst sie den ständigen Wüstenwind. Schmeckt Grus auf den Lippen. Wind reißt ihr den Atem weg. Flüchtet sich ins klimatisierte Krankenhaus.

H'lo, Ma'am – die (morgens) an der Anmeldung sitzende Frau nickt lächelnd, besteht aber darauf, dass Michaela sich ins Besucherbuch einträgt, wie sie es seit Gerards Einlieferung ins Krebszentrum von Santa Tierra jeden Morgen tut.

Michaela McManus 771 Onkologie (Dr.) Gerard McManus

Als würde das *(Dr.)* etwas ändern. Trotzdem muss sie es versuchen.

Ihn am Leben erhalten. Am Leben! Meinen Ehemann.

Es ist wunderbar zu sehen, wie in Zimmer 771 lautlos Sauerstoff durch einen durchsichtigen Plastikschlauch in die Nasenlöcher des Ehemanns fließt.

Wunderbar zu sehen, dass der Ehemann *lebt* und *atmet.*

»Gerard! Hallo.«

Greift nach der Hand des Ehemannes, der auch nach ihrer greift, aber verzögert. Nicht wahrhaben wollen, dass Gerards Reflexe sich in den letzten Tagen verlangsamt haben, sogar sein Blick wird langsamer klar. Sein Ton hat einen Beiklang von Vorwurf: Als er fragt, warum sie *zu spät* kommt.

Erklären wollen: Sie kommt nicht zu spät.

Wo ist sie gewesen?, fragt Gerard. Freunde besucht?

Keine Freunde hier. Nicht einen.

Gerard ist betrübt, dass er neuerdings nicht mehr gut lesen kann. Die Buchstaben verschwimmen ihm vor den Augen. Die gottverdammten Medikamente schwächen seine Sehkraft und machen ihn benommen, ob Michaela ihm bitte vorlesen würde. Die klein gedruckten Artikel in *Science, Nature*, dem *American Journal of Neuroscience & Cognitive Psychology*. Die Titelseite der *New York Times.*

Michaela ist es nicht gewohnt, laut vorzulesen, es strengt sie überraschend an. Ihre Kehle ist wie ausgedörrt, heiser. Hinzu kommt die Kraft, die es sie kostet, nicht zu weinen. Ihre Stimme klingt unnatürlich ernst, »echt«; ein Zweifel kommt auf (sie registriert ihn so sachlich wie das Gesumm einer unsichtbaren Mücke), ob es wirklich *ihre Stimme* ist, die aus ihrem Mund ertönt. In kurzen Lesepausen krümmt und windet sich Gerard vor Schmerzen (?), bedeutet ihr aber, nicht aufzuhören – er hört zu und möchte nicht, dass sie mit dem Vorlesen jetzt schon aufhört.

Manchmal merkt sie, dass er vor Erschöpfung eingeschlafen ist, sein Mund ist erschlafft, Speichel glänzt in den Winkeln der rissigen Lippen. Mit einem Papiertuch tupft sie den Speichel behutsam ab und küsst Gerard auf den Mund. (Küsst ihren schlafenden Ehemann auf die Gefahr hin, ihn aufzuwecken, fürchtet es.)

In solchen Momenten klingt sein Atem heiser, schrecklich anzuhören. Und wenn zwischen den Atemzügen eine längere Pause eintritt, schlägt ihr Herz gleich schneller –

Atme! Atme …

Manchmal ist ihr so bang, dass sie Gerard eine Wortfolge vorliest, die ihr wie eine Fremdsprache vorkommt, völlig unverständlich, und er, keineswegs eingeschlummert, sondern hellwach, verärgert sagt: »Michaela! Du liest zu schnell, ich kann dir nicht folgen. Bitte noch mal.«

»Von Anfang an?«

»Ja! Von Anfang an.«

Aber es gibt keinen Anfang.

Und es gibt kein Ende.

13

Notfall

»Entschuldigung. Ich muss mit Ihnen sprechen, Frau Professor.«

Das klingt betrüblich: Ihr wird flau.

In der Tat, eine junge Frau, düstere Miene, fahle stumpfe Haut, feuchte, vorwurfsvolle Augen, ein schwacher, aber unverkennbarer Geruch nach ungewaschenen Achselhöhlen und Unterwäsche. Das Haar in sich beißenden Neonfarben – einst fröhliche, jetzt glanzlose Streifen in Blau, Magenta, Silber, Kupfer –, kurz geschnitten, zipfelig und ungekämmt. Die Kleider sind unförmig und geschlechtslos, sehen aus, als hätte sie darin geschlafen. Ihr *Frau Professor* hatte eine ironische Schärfe.

Seit dem Ende des Workshops um achtzehn Uhr wartet Letitia Tanik mit bemühter Geduld, dass die anderen Studenten einer nach dem anderen den Seminarraum verlassen. Zu Michaelas Verärgerung war sie mit einer gemurmelten Entschuldigung – *Tut mir leid!* – zwanzig Minuten zu spät zum Unterricht erschienen. Und dann die ganze Zeit nicht bei der Sache gewesen, oftmals seufzend und verstohlen einen Blick auf das Handy in ihrem Schoß werfend, in dem kindlichen Glauben, dass Michaela es nicht bemerkt.

Doch Michaela lächelt Letitia, die erkennbar unter Zwang handelt, weiter wohlwollend zu.

»Natürlich, Letitia. Mein Büro ist im vierten Stock …«

»Können wir nicht einfach hierbleiben, Frau Professor? Ich muss in ein paar Minuten gehen.«

In Letitias Ton schwingt ein Vorwurf mit. Michaela spürt den Stachel eines Tadels, begreift aber, dass die ungepflegte junge Frau in Schwierigkeiten ist und nicht grob sein wollte.

Es ist auch nicht spöttisch oder ironisch gemeint, wenn sie ihre Lehrkraft mit *Frau Professor* anredet, möchte Michaela annehmen.

Damit sie nicht gestört werden, schließt sie die Tür zum Seminarraum. Fordert Letitia auf, sich mit ihr an den Tisch zu setzen. »Worum geht es, Letitia?«, fragt sie und wählt einen Lehrerton zwischen freundlicher Fürsorglichkeit und wachem Gespür für die Wahrung von Grenzen.

Michaela hatte in dem Semester als jemand auftreten wollen, der sie nicht ist: nicht eine verheiratete Frau, deren Mann im Sterben liegt, nicht permanent fahrig, nicht ängstlich, nicht überfordert, als würden Wände immer näher auf sie zurücken, nicht wie jemand, der auf schwankendem Grund steht.

Sondern als jemand, der wirklich an einer Universität unterrichtet: eine Person mit (freundlicher, liebenswürdiger) Autorität.

Es war wie Luftholen durch einen Strohhalm. Eine Strapaze. Der Strohhalm ist zwar gebogen und abgeknickt, und es strengt sehr an, aber man bekommt Luft.

Atme! Nicht aufhören.

Von den fünfzehn Studenten im Memoir-Workshop ist Letitia Tanik die schwierigste, rätselhafteste. Zu Beginn des Semesters hatte sie sich lautstark, zuweilen streitlustig zu Wort gemeldet und manches Mal förmlich gebebt vor Begeisterung und Elan. Sie hatte zwei von Details strotzende Prosatexte über das Leben einer Familie in einem eng verwobenen immigrantischen Viertel in Las Cruces im Süden des Staates abgegeben, Prosatexte, die von ihren Kommilitonen und von Michaela mit viel Lob und einigen wenigen kritischen Kommentaren aufgenommen worden waren, dann aber zweimal im Unterricht gefehlt und auch keine Hausaufgaben erledigt. Hatte sich nichtssagend entschuldigt: *Tut mir leid, dass ich nicht zum Kurs kommen konnte. Ich hatte Grippe.*

Die Veränderung in Letita Tanik, Michaela ist schockiert! Hatte sie früher auf ihre äußere Erscheinung geachtet – weit mehr als die meisten anderen jungen Frauen aus der Gruppe –, einen gewissen Punk-Glamour ausgestrahlt und mit lila Lippenstift und lila Nagellack, tiefschwarzem Eyeliner, glitzernden Augenbrauen- und Nasenpiercings auf elfenbeinweiß gepuderter Haut in gespenstischer Weise (denkt Michaela) die verstorbene Amy Winehouse heraufbeschworen, ist das Gesicht jetzt teigig, reizlos und angegriffen. Dachte man bei dem gestreiften Haar früher an das Gefieder eines exotischen Vogels, wächst es jetzt stumpf braun heraus. Mit dem lila Lippenstift ist auch der Punk-

Schmuck verschwunden – das verspielt glitzernde Talmi. Ohne Make-up wirken Letitias Augen wie eingesunken und wimpernlos, ohne Glanz. Formlose Kleider haben die farbenfrohen abgelöst. Als wollte sie ihren Körper bestrafen, hat die junge Frau für sich selbst als körperliches Wesen offenbar nichts mehr übrig.

Ihre Stimme ist ein hauchiges leises Murmeln, das andere nötigt, nahe an sie heranzutreten, um sie zu hören, während der steife Körper signalisiert: *Bleib fern! Halte Abstand.*

Michaela hat die Signale empfangen. Sie hat ohnehin nicht vor, der missmutigen jungen Frau näher zu kommen.

Erlebt nun aber eine Überraschung: Letitia möchte sie nur um einen Gefallen bitten, um die Note »Unvollständig« für den Kurs.

Sie ist mit den Hausaufgaben zu weit im Rückstand, um noch aufzuholen, sagt Letitia. Sie möchte, dass ihr Schreiben etwas taugt, und das tut es im Moment eben nicht.

Sie entschuldigt sich, es ist ihr nicht gut gegangen. Sie hat auch andere Seminare versäumt. Wegen – *persönlicher Probleme.*

Michaela versteht: *Persönliche Probleme heißt: keine Fragen.*

Sie sagt Letitia, es tue ihr leid, das zu hören – sie hatte sich Sorgen gemacht, ob irgendetwas nicht stimmte. Nachdem sie zweimal nicht zum Seminar erschienen war. Und zuletzt keine Arbeiten mehr abgegeben hatte.

Sie achtet darauf, dass es nicht anklagend klingt. Und nicht so, als urteile sie über sie.

Genauer nachzufragen scheut sie sich aus Angst, ihr Mitgefühl könnte als Einmischung, als übermäßige Neugier fehlgedeutet werden. Das schickt sich nicht für eine Dozentin, die wesentlich älter ist als ihre Studentin.

Michaela versichert Letitia, sie habe nichts dagegen, ihr ein »Unvollständig« für den Workshop zu erteilen. Doch das Semester ende erst in drei Wochen, möglicherweise hole Letitia den Rückstand bis dahin noch auf …

»Ma'am! Sie hören mir anscheinend nicht zu. Ich sagte, dass ich nicht schreiben kann, nicht so, wie ich es gewohnt war. Als laste mir etwas auf der Seele und drücke mich nieder – es macht mich einfach sehr *müde.*«

Ma'am klingt in Michaelas Ohr wie *Frau Professor*, wie eine Zurückweisung.

Zu ihr hingezogen, von ihr zurückgewiesen. Das ist keine Absicht, glaubt Michaela, die junge Frau fordert Mitgefühl heraus und wehrt es gleichzeitig ab.

Genauso wie Todkranke ersehnen, dass wir sie retten, und uns zurückweisen, weil wir es nicht können.

»Haben Sie einen Arzt aufgesucht, Letitia? Wenn Sie sich nicht wohlfühlen …«

Letitia lacht höhnisch. Als hätte Michaela versehentlich etwas sehr Komisches gesagt.

Von den fünfzehn Studenten im Workshop, fällt Michaela ein, hat nur Letitia sie nicht, wie von ihr vorgeschlagen, mit Vornamen angesprochen; ja, sie hat Michaela gar nicht angesprochen, weder mit Vor- noch mit Nachnamen.

»Oh, *Mist.*«

Ein Geschnatter ertönt, wie von einem Papagei – in Letitias Schultertasche aus gewebtem Hanf läutet das Handy.

Mit finsterer Miene kramt die junge Frau in der Tasche herum, findet das Handy und spricht gereizt in einer Sprache, die Michaela im ersten Moment für Spanisch hält.

Will nicht lauschen. Will nicht den Anschein erwecken, als lausche sie.

Es spielt zwar keine Rolle, aber Letitia spricht nicht Spanisch. Und selbst wenn, hätte Michaela mit ihrer begrenzten Kenntnis der Sprache vermutlich nicht viel verstanden, denn die junge Frau spricht schnell und mit leiser, ungeduldiger Stimme.

Wie aufgebracht sie ist! Sie wütet gegen sich selbst, wie jemand, der sich das eigene Gesicht zerkratzt.

Michaela überlegt: Unverschämt ist die Bitte um ein Unvollständig als Note für den Kurs nicht. Das Augenmerk sollte auf der Arbeit der Studenten liegen, nicht darauf, sie zu maßregeln, wenn sie keine Texte eingereicht haben. Und sie ist der anglistischen Fakultät der Universität von New Mexico nur für ein Semester zugeteilt, hat nur eine befristete Anstellung und wird nach Semesterschluss hier wahrscheinlich nie wieder unterrichten. (Falls sie das Semester überhaupt zu Ende führt.) Im Grunde gibt sie bei Kursen in Kreativem Schreiben ungern Noten; sie gibt in der Regel ein Sehr gut oder Gut, es sei denn, ein Student erledigt nicht einmal das Minimum des aufgegebenen Pensums.

Sie hatte die Bewerber für den Kurs ausgesiebt und fünfzehn von über vierzig ausgewählt; alle Workshop Teilnehmer, meint sie, haben ihr Talent schon dadurch unter Beweis gestellt, dass sie angenommen wurden. Mit zwei, drei anderen gehörte Letitia Tanik zu den stärksten Bewerbern.

Michaela hat auch kein Interesse daran, unzufriedene Studenten wie Letitia zu bestrafen, die hinter die anderen zurückgefallen sind wie Schwimmer, die sich in einem aufgewühlten Meer abkämpfen.

Als Letitia das Telefongespräch abbricht, rechnet Michaela damit, dass sie gleich aufspringt und geht. Aber die junge Frau rührt sich nicht vom Fleck, sondern beugt sich auf den Ellbogen nach vorn und lässt den Kopf auf die Hände sinken. Seufzt tief; etwas ist ungesagt geblieben.

Ob sie erwartet, dass Michaela nachfragt, auch wenn sie ihr zu verstehen gegeben hat, dass sie kein Eindringen in ihre Privatsphäre möchte?

Michaela wird klar, dass Letitia Tanik wohl doch jünger ist, als sie anfangs dachte, nicht älter als zwanzig vielleicht. Ohne das Make-up sieht sie schutzlos aus, gefährdet. Ihre Haut ist am Haaransatz fleckig, die Lider sind entzündet. Seit dem kurzen Telefongespräch atmet sie hektisch, ruckelt hin und her, riecht nach wilder animalischer Wut.

»Wissen Sie, Ma'am, was mir passiert ist, vor drei Wochen, drei Wochen und zwei Tagen, ich bin – ich bin vergewaltigt worden – ich bin vergewaltigt worden von einem *Freund* …«

Michaela vernimmt es entgeistert. *Vergewaltigt, Freund.* So dicht nebeneinander, unvereinbare Wörter.

»… in dem Haus, in dem ich wohne, nicht auf dem Campus, da wohnen hauptsächlich höhere Semester, er macht einen Master in Chemieingenieurwesen … Frau Professor, Sie müssen mir versprechen, dass Sie das niemandem sagen.«

Michaela nickt, ohne nachzudenken. Natürlich.

Der »Freund«, der sie vergewaltigt hat, erklärt Letitia, war nicht ihr Freund, hat aber so getan, als wolle er das sein, hat sie oft in ihrem Zimmer besucht, sie auf der Straße begleitet, sich ein paarmal mit ihr auf ein paar Drinks verabredet, nicht bloß sie beide, sondern zusammen mit anderen, ausländischen Studenten wie er, alle im Ingenieurwesen – »Als wollten die, die von sonstwo hierherkommen, als wollten die hier alle bloß eins werden: *Ingenieur.*« Sie haben viel gelacht an dem Abend, sich Videos auf YouTube angesehen, mal in ihrem Zimmer, mal in seinem, und zuletzt sind sie bei ihm gelandet, und das Nächste, was sie wusste, war, sie ist nackt in seinem Bett wach geworden, und ihr war schlecht, sie hat sich übergeben, und ihr »Freund« hat sie angewidert in ihr Zimmer zurückgeschickt, sie kann nicht bei ihm bleiben, er muss ein bisschen schlafen, sein Unterricht fängt zeitig an …

Letitia beginnt zu weinen. Zornige Schluchzer. Reibt sich die Augen. Sagt, sie hat es niemandem erzählt, wollte nicht, dass es jemand erfährt, aber sie braucht eben ein Unvollständig in Michaelas Kurs, sie *stirbt einfach*, wenn sie den Kurs nicht schafft oder wenn Michaela sie meldet …

Und der Freund, dem sie vertraut hat, will ihr weismachen, es wäre *einvernehmlich* gewesen.

Gib nicht mir die Schuld, sagt er. *Wenn jemand schuld ist, dann wir beide, also auch du.*

»Und sieht mich an wie … als wär ich eine Schlampe und eine Lügnerin, und er *hasst* mich.«

Kurz darauf: »Redet erst ständig von meinem ›Look‹, der ist ›cool‹, gefällt ihm, *er* hat kurze Haare und kann Heavy Metal nicht ausstehen …«

Letitia ist zornig, verbittert, Michaela lässt sie reden. Möchte gern die Hand auf den Arm der jungen Frau legen, sie trösten – aber nein.

Die Geste könnte missverstanden werden. Fehlinterpretiert. Mitgefühl, fälschlicherweise als Herablassung aufgefasst.

Michaela überlegt: Wie lauten die Richtlinien der Universität? Sie hatte der Broschüre, die sie in ihrem Postfach gefunden hatte, keine große Aufmerksamkeit geschenkt in der Annahme, Regularien zum Umgang mit sexuellem Missbrauch würden in ihrer Beziehung zu den Studenten, die sie nur einmal pro Woche sieht, keine große Rolle spielen müssen, zumal sie zum größten Teil schon älter sind und nur nebenher studieren.

Misslich ist, dass Michaela Letitia schon versprochen hat, den Vorfall nicht zu melden, ohne recht zu wissen, was sie tut.

Sie fragt, ob der »Freund« sie verletzt hat, und Letitia sagt steif, sie glaubt, ja, als sie zuletzt nachgesehen hat. Aber nur aus Versehen, hatte er gesagt, sie waren beide betrunken. Der Teufel soll ihn holen, behauptet der einfach, sagt es sogar zweimal – *ein ver nehm lich.*

»Sie haben niemandem etwas gesagt?«

»Ich sagte: *nein.*«

Sie kann es niemandem sagen, sagt Letitia erregt. Das würde es nur noch schlimmer machen.

Vor allem darf ihre Familie nicht erfahren, was passiert ist. *Darf es nicht wissen.*

Sie würden sich sehr für sie schämen, sagt sie. Wären gedemütigt. In ihrem Viertel kann man das Wort *Vergewaltigung* nicht einmal in den Mund nehmen – niemals. Eine verheiratete Frau würde das Wort *Vergewaltigung* nicht einmal ihrem Mann gegenüber aussprechen – vor allem ihm gegenüber nicht.

Alle würden erfahren, was ihr passiert ist, ihre Familie würde immer wieder davon eingeholt werden. Die Eltern, die Großeltern. *Alle* ihre Großeltern. Das würden sie *ihr* nie verzeihen!

Ihre Schwestern – die würden es sie nicht vergessen lassen. Sie würden sie zwar bedauern, es sie aber nicht – niemals – vergessen lassen. »So sind sie nun mal.«

Ihre Eltern hatten nicht gewollt, dass sie an die Universität in Albuquerque geht, sondern ans kommunale College in Las Cruces. Sie wäre also selbst schuld, sie ist hierhergekommen. Sie hatten gewollt, dass sie in einem Studentenwohnheim wohnt, nicht in einem Haus außerhalb des Campus – wo die Vergewaltigung stattfand – und zusammen mit Älteren, sie würden also ihr die Schuld geben. Niemand in ihrer Familie würde je glauben, dass sie für das, was ihr passiert war, nichts konnte – weil sie getrunken hatte, betrunken war. Weggetreten. Dass sie überhaupt getrunken hatte, würde sie total abstoßen. Sie hatten keine Ahnung, dass Letitia manchmal trank – nicht viel, aber manchmal.

Nicht mehr als alle anderen. Im Grunde nicht mal so viel wie die. Sie wäre also selbst schuld an dem, was ihr passiert war, würden sie glauben, sie wären so entrüstet, dass einige nicht mal mit ihr sprechen würden, das weiß sie. In deren Augen ist allein sie daran schuld, niemand sonst. Der sogenannte Freund, der sie betrunken gemacht, vergewaltigt hat oder was immer er getan hat, als sie betrunken und weggetreten nackt in seinem stinkenden Bett lag, die blauen Flecken, die sie an den Armen hat, am Bauch, an den Hüften, den Oberschenkeln, die verblassen erst jetzt langsam, nachdem es schon eine Weile her ist, die Beule an einer Seite ihres Kopfs, als hätte er ihn (vielleicht) gegen die Wand hinter dem Bett geschlagen. Gott weiß, was der alles mit ihr angestellt hat, und ihm fällt nichts anderes ein, als dass sie genauso daran schuld ist wie er.

Und tut noch so, als wäre zwischen ihnen gar nichts weiter gewesen. Nichts Besonderes. Sagt Hallo zu ihr, wenn er sie sieht, im Haus, winkt ihr zu, wenn andere dabei sind, als wären sie irgendwie – immer noch – Freunde …

Verbittert sagt sie: »Er ist kein Weißer, falls Sie sich das fragen.«

Michaela hat keine Ahnung, was das heißen soll. Warum Letitia in anklagendem Ton mit ihr spricht.

»Er hat dieselbe Religion wie ich. *Das* würde meine Familie wirklich krank machen.«

Aber wieso?, überlegt Michaela. Würde die Familie von einem der Ihren ein besseres Benehmen erwarten als von einem jungen Weißen? Ist Letitia denn nicht *Weiß*? Ist »Tanik« denn kein osteuropäischer Name?

Ganz gleich, wie Letitias Nachname lautet, ihre Mutter könnte ganz anders heißen. Vielleicht ist Letitia ein Mischlingskind. Michaela wird allmählich bange, als stiege sie in ein Wasser, ohne zu wissen, wohin sie tritt und wie tief es ist.

Sie besinnt sich auf den gesunden Menschenverstand: gibt Letita den Rat, einen Arzt aufzusuchen. Auch wenn der Übergriff schon drei Wochen zurückliegt. Auch wenn sie die Vergewaltigung nicht anzeigen will. Michaela bringt sie zur Krankenstation, wenn sie nicht allein gehen will. Sie bleibt bei ihr und fährt sie anschließend zu ihrer Unterkunft.

Von ihrem spontanen Angebot ist sie selbst überrascht. Und Letitia ist anscheinend gerührt. Zögert kurz. Schüttelt dann heftig den Kopf: *Nein.*

Nein nein nein nein nein.

Eine andere bewohnbare Welt. *Unser Schreiben.*

Und wenn du ein Memoir schreibst, ist dein reales Leben im Schreiben eingeschlossen wie ein Embryo im Mutterleib.

Michaela hat nur zwei Memoirs über ihre Kindheit und Jugend im ausgehenden zwanzigsten Jahrhundert in einem amerikanischen Vorort im Mittleren Westen verfasst, beide hochgelobt. Ihre Prosa ist impressionistisch, im Stil von Virginia Woolf: Seelenzustände, die wie Wüstensand immer neue, fesselnde Formen annehmen, unvorhersehbar.

In einer Epoche, in der die Identität des Einzelnen zum Kristallisationspunkt von Angst geworden ist und dysfunktionale Familien offenbar allgegenwärtig sind, hat Michaela vor allem die kleinen Rituale des häuslichen Alltags im Mittleren Westen in den Blick genommen, die »heilenden Kräfte« der mit Verwandten und Nachbarn geteilten Freuden, eine Lebensweise, die langsam in Vergessenheit geriet, als sie mit Anfang dreißig erstmals publizierte.

Im Ton sind ihre Memoirs respektvoll, sogar ehrerbietig. Sie hat kein Verlangen nach scharfer Satire, nicht den Wunsch, mit dem objektiven Auge einer Kamera zu »sehen«. War es Gloucester, in *König Lear? Ich seh es fühlend.*

Seit Gerards Erkrankung kann sie nichts mehr schreiben und verspürt auch nicht den Drang dazu. Alles um sie herum ist zu sehr mit *Gefühl* befrachtet.

Zu viel Leid, Hilflosigkeit. Allenthalben. Nachrichten im Fernsehen kann sie sich nicht ansehen, die Schlagzeilen in der Zeitung nicht überfliegen. Fotografien, mittig oben auf der Titelseite der *New York Times* – nein.

So viel beiläufiger, kommerzialisierter Tod. In Zeitungen, die früher niemals Fotos von Verstümmelten, Leidenden, Sterbenden, Toten veröffentlicht hätten, sind diese Gräuel, dieser Schmerz jetzt allgegenwärtig.

Wie betäubt geht sie durch die Krankenhausflure. Versagt es sich, im Vorübergehen einen Blick in Krankenzimmer zu werfen.

Michaela hält ihre Studenten dazu an, ein Tagebuch zu führen, wenn sie nicht schreiben können. Denn Tagebuchführen ist, als die persönlichste, die aufrichtigste Form des Schreibens.

Ihr selbst ist das allerdings nicht möglich. Denn was ist

Schreiben anderes als ein Mittel, sich vom Wesentlichen abzulenken: dem Leben, dem Tod.

Sprich: dem vom Tod bedrohten Leben.

Sprich: dem von einem konkreten Tod bedrohten einen konkreten Leben.

So ein *Schreiben* ist Hochstapelei, ist Selbsttäuschung: Der Mensch, der die *Schriftstellerin* ist, weiß nicht das Geringste über sich, ehe sie nicht unter Beschuss gerät, und wenn sie unter Beschuss gerät, kann sie nicht *schreiben*.

Wie Letitia Tanik. Zu abgelenkt, zu unglücklich.

Irgendwann, nimmt Michaela an, *wenn all das vorbei und Gerard wieder zu Hause ist*, schreibt sie vielleicht ein anderes Memoir, nachdem sie nun panische Angst erlebt hat, Angst vor der Auflösung …

Doch sie kann sich das Ende nicht vorstellen, weiß ja kaum noch, wie ihr Leben war, bevor die Katastrophe ihren Anfang nahm, so sehr ist sie auf die Krankenhauswache fixiert wie jemand, der eine Wand nicht sieht, weil er sich zu fest daran drückt, dass er nicht weiß, wie auch nur beginnen.

»Gott sei Dank habe ich meine Studenten …«

Obwohl »*meine* Studenten« naiv gedacht ist – eher: Einzelwesen, deren Wege den Michaelas in dieser prekären Zeit kreuzen.

Dankbar für die Gelegenheit, uneigennützig zu sein. Das *Ich* auszublenden.

Der Lehrer kommt den Wünschen anderer nach. Wie bei einer Zen-Meditation muss sie sich ausleeren und zulassen, von anderen gefüllt zu werden, deren Bedürfnisse größer sind als ihre eigenen.

Der Seminarraum ist zu einer Oase geworden, einer Zuflucht. Solange das *Ich* des Lehrers Distanz wahrt.

Keiner ihrer Studenten, das erfüllt sie mit (einem kläglichen) Stolz, ahnt auch nur, dass Michaelas Ehemann im Krankenhaus liegt, dass er schwer krank ist. Und so soll es auch bleiben.

Wo ist meine Frau? Warum hat meine Frau mich alleingelassen?

Jetzt, wo ich gestorben bin, liebt niemand sie mehr.

Michaela könnte weinen, so unfair und vernichtend sind diese Worte.

Gerard ist nicht gestorben! Sie lässt ihn nicht allein, sie will bloß zwischendurch Kontakt zu anderen haben. Will atmen, eine Luft, die keine Krankenhausluft ist, nicht unnatürlich kalt und wiederaufbereitet.

Wie ein Fieber ist der Wunsch über sie gekommen: *nützlich* sein.

Als könnte sie, wenn sie sich anderen als *nützlich* erweist, einem unsichtbaren Wesen mit ihrer Güte und ihrer Tugend imponieren und würde dafür mit Gerards Genesung belohnt.

So einfach, eine kindliche Logik. Und doch glaubt Michaela ein bisschen daran.

Nach wie vor hat sie Momente der Schwäche, der Verzweiflung. Sogar an den Donnerstagnachmittagen in Albuquerque, wo niemand von Gerards Kampf weiß. Bestürmt von verheerenden Gedanken wie wimmelnden Bakterien, die ihr Fleisch verzehren.

Du machst dir etwas vor. Beziehst Trost aus einer (falschen) Identität, die du auf Fremde verteilst.

Als würdest du diesen Fremden etwas bedeuten oder sie dir.

Als wäre irgendetwas von Belang, außer dass dein Ehemann stirbt und du ihn nicht retten kannst.

Seit Beginn des Semesters, als Gerards Husten einsetzte, verliert Michaela Gewicht. Ihre Kleider hängen locker an ihr herab. (Nicht unähnlich denen von Letitia Tanik.) Die kreppartige weiche Haut unter ihren Augen ist bläulich rot. Aus Trotz hat sie sich zu heftig auf die Arbeit mit ihren Studenten gestürzt, die dreistündigen Workshops sind aufgeladen, kraftraubend. Als hinge ihr Leben davon ab.

Beim Sprechen versagt ihr die Stimme, ihre Kehle fühlt sich kratzig an. Manchmal hält sie inne, als habe sie beim Vortragen die Orientierung verloren wie ein Blinder. Sie tastet, eine neue, ihr gar nicht bewusste Angewohnheit, (in ihrer Handtasche) nach dem Handy, als habe sie es unhörbar läuten, vibrieren hören – doch wenn ihre Finger es aufspüren, ist es still, leblos.

Wie oft haben Michaela und Gerard einander in ihrer Ehe angerufen! Wie oft hat Michaela glücklich gelächelt in der Erwartung, Gerards Stimme im Ohr zu haben – Hallo, Michaela? Wo bist du gerade, Liebling? – (eine Frage, die er ausnahmslos immer stellt). Jetzt aber ruft er sie nicht mehr an, und wenn sie ihn anruft, schaltet sich sofort der Anrufbeantworter ein.

Manchmal geht sein Handy in den Laken des Krankenhausbetts verschütt oder fällt auf den Boden, wenn sie es jedoch auf dem Nachttisch am Bett deponiert, wo er es im Blick behalten kann, geht er nicht mehr oft ran.

Du wirst ohne mich leben müssen, Michaela.
Da du mich alleingelassen hast, ist das deine Entscheidung.

* * *

Unter Tränen besteht Letitia darauf, *nein*, sie will keinen Arzt aufsuchen. Hat nicht vor, zum Arzt zu gehen. Oder es jemandem von der Universität oder der Polizei von Albuquerque mitzuteilen.

Ihr Mund ist bitter, die Mundwinkel herabgezogen. Es fehlt nicht viel, und sie schreit Michaela an: *Nein nein nein. Lassen Sie mich in Ruhe.*

Michaela bleibt dabei. Wenn schon nicht zum Arzt, sollte Letitia wenigstens zu einem Therapeuten gehen. An der Universität gibt es ein Krisenzentrum für Vergewaltigungsopfer, Michaela hat Aushänge gesehen. Man bekommt psychologische Beratung.

Ein Fachmann würde Letitia vermutlich raten, Begegnungen mit ihrem Vergewaltiger zu vermeiden, gibt Michaela zu bedenken. Idealerweise sollte sie aus dem Haus ausziehen, in dem sie beide wohnen.

Letitia protestiert: Warum soll *sie* ausziehen, *er* sollte ausziehen müssen.

Michaela will es erklären: Wenn keine Anschuldigung gegen den Vergewaltiger erhoben wird, ist er nicht gezwungen, irgendetwas zu tun, sondern kann weiter tun, als wäre nichts vorgefallen. Es ist wichtig, dass Letitia ihm aus dem Weg geht, nicht mit ihm spricht und nicht zulässt, dass er mit ihr spricht, keine Telefonate, keine Mails oder

Textnachrichten. Sollte sie sich doch dazu durchringen, Anzeige zu erstatten, könnte ein Verteidiger solche Kontakte gegen sie verwenden und argumentieren, sie könne unmöglich von dem Mann vergewaltigt worden sein, wenn sie nach der (mutmaßlichen) Vergewaltigung weiter freundschaftlichen Umgang mit ihm pflegt.

Erregt sagt Letitia, die Vergewaltigung sei nicht »mutmaßlich«. Sie hat stattgefunden!

Sie habe auch mit dem, der ihr das angetan hat, danach keinen »freundschaftlichen Umgang gepflegt«. Nein!

Michaela erklärt geduldig: »Mutmaßlich« ist ein juristischer Begriff. Er wird so lange in diesem Sinne verwendet, bis es zu einem Gerichtsverfahren kommt und ein Urteil gefällt wird, und wenn der Vergewaltiger dann der Vergewaltigung für schuldig befunden wird, ist sie nicht mehr »mutmaßlich«.

»Blödsinn!«, schreit Letitia empört. »*Er* weiß es, und *ich* weiß es. Er sollte einen Lügendetektortest machen, dann zeigt sich, wer hier lügt.«

Die Bitterkeit, mit der sie das sagt, ist erhellend. Ihr Hass auf den Vergewaltiger ist mit anderen, zwiespältigeren Gefühlen vermischt.

»Herrgott noch mal, warum *sterbe* ich nicht einfach.«

Vorsichtig wird die Tür zum Seminarraum geöffnet, Studenten kommen zum nächsten Kurs. Letitia stößt in höchster Not einen Schrei aus, reißt ihre Tasche an sich und rennt hinaus. Michaela folgt ihr aus Fürsorglichkeit für die junge Frau, deren Gesicht von Tränen schimmert und deren Augen finster funkeln.

Möchte sie, dass andere es sehen? Ihre Scham, ihre Demütigung?

Sie geht Letitia durch den Korridor zum Ausgang nach. Ließe sie nur ungern ziehen und spürt, dass sie sich nur ungern von ihr trennt.

Völlig neu für Michaela, dass sie einer verstörten Studentin aus einem Unterrichtsraum nachgeht und ihr gut zureden will. *Obacht!*, würde Gerard ihr raten.

Unter diesen Umständen kann sie Letitia nicht alleinlassen. Ein Vergewaltigungsopfer könnte sich selbst verletzen, etwas Unwiderrufliches tun.

Letitias Zorn ist ein Bollwerk gegen einen totalen Zusammenbruch, glaubt Michaela. Es ist ihre moralische Pflicht, der jungen Frau zu helfen, auch wenn diese Hilfe ablehnt.

Sie hätte nicht so schnell zusagen sollen, die Vergewaltigung nicht zu melden. Doch sie geht davon aus, dass sie Letitia überzeugen kann, es sich noch einmal anders zu überlegen.

»Letitia? Soll ich Sie nicht doch in eine Notfalleinrichtung bringen? Wir müssen ja nicht zur Krankenstation auf dem Campus gehen. Das wäre doch eine sehr gute Idee.«

Letitia bleibt unschlüssig stehen. Hört zu, als Michaela ihr erklärt, was eine Notfalleinrichtung ist: keine Notaufnahme, keine Klinik und kein Krankenhaus, nichts, was mit der Universität oder der Polizei von Albuquerque zu tun hat. »Wenn Sie sich wegen der Kosten Sorgen machen, die kann ich übernehmen. Ich habe eine von der Fakultät abgedeckte Krankenversicherung. Ich kann das einrichten.«

Michaela hat natürlich nichts, was man als *von der Fakultät abgedeckte Krankenversicherung* bezeichnen könnte. Als Gerards Ehefrau schließt die Krankenversicherung, die er in Harvard hat, sie mit ein, doch das gilt nicht für die Universität von New Mexico.

Nach minutenlangem Hin und Her willigt Letitia widerstrebend ein, in eine Notfalleinrichtung gebracht zu werden. Aber nur, wenn Michaela ihr verspricht, nicht mit ihr in den Untersuchungsraum zu kommen und nach der Untersuchung nicht mit dem Arzt oder der Schwester zu sprechen. Und ihr keine Fragen zu stellen.

Auf diese unsinnige Forderung geht Michaela ein. Wider besseres Wissen, aber was bleibt ihr übrig? Sie kann nur hoffen, Letitia nach der Untersuchung zur Einsicht zu bringen.

Denkt: *Wenn eine Vergewaltigung stattgefunden hat, ist ein Verbrechen verübt worden. Ein Verbrechen muss den Behörden angezeigt werden.*

Seltsam, eine Fremde neben Michaela im Auto! Gerard würde Augen machen, könnte er sie sehen.

Michaela kommt eine Notfalleinrichtung in den Sinn, die ihr oft aufgefallen ist, gut eine Meile vom Campus entfernt am Lomas Boulevard. Dorthin fährt sie mit Letitia, die gereizt auf dem Beifahrersitz neben ihr herumzappelt wie ein Kind.

Im Warteraum spricht Michaela mit der Frau am Empfang, während Letitia sich mit missmutig herabhängenden Schultern auf einen Stuhl in der Ecke setzt. Das stachelige

Neonhaar wirkt in dieser Umgebung besonders unpassend. Letitia zieht Blicke auf sich.

Michaela reicht der Frau ihre Kreditkarte und staunt über ihren Leichtsinn. Was wird Gerard sagen, wenn er am Monatsende die Kreditkartenabrechnung überfliegt und auf diese unerklärliche Ausgabe stößt: Nothilfe, Albuquerque.

Eine Wartezeit von vierzig Minuten beginnt, bis Letitia bei einem Arzt drankommt.

Michaela greift nach der Hand der jungen Frau, die schlaff ist, feucht. Gerards Hand ausgenommen, hat sie schon seit geraumer Zeit nicht mehr ihre Hand um die eines anderen geschlossen.

Versichert der verängstigten Letitia, das wird wieder.

Das wird wieder. Das wird wieder. Keine Ahnung, was diese abgedroschene Phrase bedeuten soll.

Zunächst sitzt Letitia steif neben ihr, wie in Schockstarre. Wappnet sich jedes Mal, wenn ein Patientenname aufgerufen wird, es ist aber nicht ihrer. Schon bald wird sie wieder unruhig und gereizt. Zieht die Hand unter Michaelas Hand hervor. Scrollt durch ihr Handy. Checkt ihre Mails. Seufzt unwillig und verdrossen. Als hätte Michaela sie zu einem Zweck hergebracht, der nichts mit ihr, sondern einzig und allein mit Michaela zu tun hat.

In einem Ausbruch von Unmut verkündet Letitia schließlich, sie habe ihre Meinung geändert. Sie möchte nicht untersucht werden – nicht jetzt jedenfalls. Sie muss woandershin.

Michaela protestiert: Sie hat eine halbe Stunde gewartet, warum nicht noch ein paar Minuten länger?

Es ist zu Letitias Bestem, sich untersuchen zu lassen. Sie könnte eine Verletzung erlitten haben, von der sie selbst nichts weiß … Was, wenn sie sich mit irgendwas angesteckt hat?

»Ich sagte: *Ich muss gehen.*«

Letitias Stimme schwillt an. Andere im Warteraum sehen betrübt zu ihr und Michaela her, die ihr gut zuredet.

(Welche Verbindung besteht zwischen dem aufgeregten Mädchen mit den regenbogenfarbenen Haarsträhnen und der besorgten älteren Frau? Blutsverwandt sind sie nicht, das ist offensichtlich.)

Letitia springt auf, verlässt den Warteraum. Tief beschämt bleibt Michaela nichts anderes übrig, als mit der Frau am Empfang zu sprechen und den Termin streichen zu lassen. (Und zu hoffen, dass die Kreditkartenabbuchung im System gelöscht wird.) Sie ist bestürzt über Letitia, hat genug von ihr, so schwierig, diese jungen Menschen, dieser junge Mensch, es ist, als steuere man einen Sechsachser-Lastwagen auf einer Autobahn mit starkem Gefälle bergab, kaum imstande, das Lenkrad festzuhalten, Gefahr in jeder Kurve.

Michaela folgt Letitia ins Freie und auf den Parkplatz, halb hoffend, dass sie verschwunden ist, doch als sie sich ihrem Auto nähert, sitzt die junge Frau, natürlich, nicht überraschend, schmollend auf dem Beifahrersitz.

Das Gesicht glüht vor hellem Zorn und Selbstgerechtigkeit. Ein scharfer Geruch dringt unter ihren Achseln hervor.

Denn schuld ist Michaela, sie muss schuld sein.

Mit bebender Stimme verkündet Letitia, dass sie heimgefahren werden muss, dahin, wo sie wohnt. Jetzt.

»Ich hab keine Zeit für so was. Das macht alles nur noch schlimmer, ich wollte es Ihnen sagen, aber Sie haben nicht zugehört.«

Michaela denkt: *Sie hat Angst. Ich muss ihre Angst respektieren.*

Sie denkt: *Ich bin die Erwachsene, ich bin verantwortlich.*

»Wie Sie wollen, Letitia. Natürlich.«

Glaubt aber immer noch, dass Letitia es einsehen wird, morgen vielleicht. Heute Abend wird sie die vergangene Stunde rekapitulieren, noch einmal Michaelas ruhige Stimme hören.

Michaela chauffiert die junge Frau zur Universität zurück, muss sich anstrengen, um die gemurmelte Wegbeschreibung zu verstehen. Wie ärgerlich! – Sie zahlt es ihr dadurch heim, dass sie kaum zu verstehen ist.

Sehr müde, benommen. Nach dem dreistündigen Workshop. Und davor eine Stunde Autobahn im Pendelverkehr Richtung Albuquerque. *So müde, ich bin so müde. Wann werde ich Zeit zum Sterben haben.*

Als Michaela vor dem schmuddeligen sandfarben verputzten Haus in der La Union Street anhält, kommt es ihr vor, als hätten sie und Letitia Tanik Stunden miteinander verbracht. Sie haben miteinander viel erlebt.

Die Unterkunft ist ein ehemaliges Privathaus, kompaktflach und unansehnlich, in Studentenzimmer aufgeteilt wie andere Häuser in der Straße. Es hat drei Geschosse und in den beiden oberen Stockwerken schmale Balkone: Im ersten Stock ist Wäsche zum Trocknen aufgehängt, im zweiten lehnt eine männliche Gestalt mit nacktem Oberkörper am Geländer, raucht und trinkt aus einer Dose. In der schwindenden Nachmittagssonne schimmert das Haar dunkel wie lackiert. Ob das der Mann ist, für den Letitia so viel Abscheu empfindet?

Letitia stößt Michaela am Arm. »Nein! Nicht hier halten! Fahren Sie bis zur Kreuzung.«

Und fügt kleinlaut hinzu: »Bitte.«

An der Kreuzung, mehrere Häuser entfernt, bremst Michaela und hält an. Falls der junge Mann auf dem Balkon ihr Auto bemerkt hat, überlegt sie, hat er es jedenfalls nicht erkannt.

Letitia bleibt noch eine kurze Weile zusammengekrümmt neben ihr sitzen und japst. Sie sind wie ein Hornissenschwarm, die chaotisch umherfliegenden Gedanken der jungen Frau.

Mit einem Mal streckt sie die Arme aus, beugt sich zu ihr herüber und will sie umarmen, drückt verlegen ihr feuchtes Gesicht an Michaelas Hals.

So eine intime Geste, so unvermittelt – Michaela ist fassungslos.

Dann murmelt Letitia etwas, was wie *Okay, Frau Professor – danke!* klingt. Lässt sie los, schlägt die Autotür hinter sich zu und ist verschwunden.

Von einer Sekunde zur nächsten.

Im Rückspiegel sieht Michaela der jungen Frau nach, die überraschend munter zu dem schmuddeligen sandfarbenen Haus rennt. Also doch nicht schwer getroffen, Michaela hat sich täuschen lassen.

Sie verfolgt im Rückspiegel, wie die rasch kleiner werdende Gestalt die Stufe zum Eingang hinaufspringt, die Haustür aufstößt und im Haus verschwindet.

Michaela reißt sich aus ihrer Erstarrung, weiß für einen Moment nicht, wo sie ist und warum.

Ein ihr unbekanntes Viertel, Kinder spielen auf der Straße. An beiden Straßenseiten parken Autos. Sie muss besonders vorsichtig fahren, während sich die Schreie der Kinder zu einem Johlen steigern. Sie empfindet eine vernichtende Einsamkeit, denkt mit Grauen an das, was vor ihr liegt.

Okay, Frau Professor – danke! Michaela schüttelt verwundert den Kopf, sie hatte nicht damit gerechnet, dass Letitia sich bedankt oder sie umarmt.

Auch das *Frau Professor* war wohl nicht ironisch gemeint.

Michaela hat das Karree umrundet, fällt ihr auf. Ist wieder in der La Union, nähert sich wieder dem sandfarbenen Gebäude.

Fährt langsamer, um besser zu sehen. Beim Blick nach oben erkennt sie überrascht oder auch nicht überrascht die Gestalt einer jungen Frau auf dem Balkon im zweiten Stock, die auf den jungen Mann mit dem nackten Oberkörper zugeht.

Michaela schaut. Fühlt den Stich des Betrugs, einen Stich, der sie ins Herz trifft.

Jedoch: Aus der Entfernung und aus dem Blickwinkel ist Michaela, die mit zusammengekniffenen Augen durch die

Windschutzscheibe des gemieteten Autos schaut, die nicht ganz sauber ist und auf der feiner Staub und Pollen Schlieren gebildet haben, sich nicht hundertprozentig sicher, ob es Letitia Tanik ist oder jemand, der ihr ähnelt: Die grelle Spätnachmittagssonne blendet, Gesicht und Haar der jungen Frau sind verschwommen.

So unauffällig wie möglich davonfahren. Jetzt ist es an dir zu verschwinden.

Nun erkennt sie die Gegend wieder. Der Lomas Boulevard in Richtung Auffahrt zur Interstate 25. Der Rückweg nach Santa Tierra.

Aber sie ist spät dran! – Sie kommt zu spät zurück.

Im Verkehrsgewühl ausgebremst. Dieses Hinabsinken, dieses Untergehen, es ist Michaelas Strafe. Sie ist gefangen auf dem Grund des Ozeans, dicke wogende Ranken umschlingen sie, halten sie fest, ersticken sie.

Alles, was sie für Stunden von sich ferngehalten hat, stürzt jetzt auf sie ein wie schwarzes Spülicht, sie kommt nicht dagegen an.

Als ich starb, warst du nicht mal in der Nähe.

Wo du warst, werde ich nie erfahren.

Und jetzt – bist du die Alleingelassene.

14

Aufschub II

Doch nein. Es ist (noch) nicht geschehen.

Was immer es ist, das geschehen wird, unausweichlich und unumkehrbar, und dein Pappmachéleben in zwei Hälften reißen wird, ist (offensichtlich) (noch) nicht geschehen.

Was für eine Erleichterung! Du weinst vor Dankbarkeit und Erschöpfung. Der Tag ist schon völlig ins Dunkel geglitten, es geht auf acht Uhr abends zu. Du bist ganz schwach vor Hunger. Doch die Tür zu Zimmer 771 öffnet sich zu deinem größten Glück.

Denn dein Mann ist in deiner (klandestinen) Abwesenheit nicht gestorben. Ist nicht ins Koma gefallen. Hat nicht *aufgehört zu atmen.*

Gerard liegt praktisch mehr oder weniger so, wie du ihn acht Stunden zuvor verlassen hast. In seinem Krankenbett im siebten Stock des Krebszentrums von Santa Tierra. Den Tropf mit der Kochsalzlösung im blau verfärbten rechten Arm, den mit dem Oxycodon im blau verfärbten linken. (Noch) nicht Oxycodon per Nasensonde.

Zerwühlte Bettwäsche, die die Nachtschwester wechseln wird. Vermutlich zwischen die Falten gerutscht Gerards

Handy, das du extra auf den fahrbaren Nachttisch gelegt hast, damit es nicht zwischen die Bettwäsche gerät.

Über das Bett verstreut einzelne Seiten aus der *New York Times*, aus denen du Gerard am Vormittag mit angestrengter Schuldmädchenstimme vorgelesen hast, um ihm eine Freude zu machen.

Nicht so schnell, Michaela! Fang noch mal an.

Von vorn?

Ja! Von vorn.

15

Ein geheimer Vorrat

So müde! Hämmernde Kopfschmerzen. Ein Schraubstock ist um ihren Kopf gespannt und drückt ihr den Schädel zusammen.

Es ist das Unerträgliche. Das Unsägliche. Fester, noch fester. Und *müde.*

Müdigkeit führt nicht zu Schlaf. Nur zu *Erschöpfung.*

Schlaftabletten kann sie nicht riskieren. Eine Abhängigkeit kann sie nicht riskieren. Nicht in dieser kritischen Zeit, sie muss wach und aufmerksam sein. Sie ist *die Ehefrau.*

Sie würde sofort abhängig werden, Michaela weiß es. Aus früherer Erfahrung. Kurze, intensive und traumlose Schlafphasen. Das Aufwachen so mühsam, als läge man unter zerbrochenen Betonplatten. So schwer! Man möchte sie mit gebrochenen Flügeln statt Armen abwerfen.

Die verdammten Tabletten schenken einem nur vier Stunden Schlaf. Am nächsten Morgen ein Geschmack im Mund, so sauer wie eingetrockneter Urin.

Gerard hieß Schlaftabletten nicht gut, ausgenommen in äußersten Notlagen wie der, in der er jetzt (gefangen) ist:

Barbiturate, Opioide und Morphine, die in permanent erhöhter Dosis den quälenden Schmerz in Schach halten.

Michaela aber hat (heimlich) solche Medikamente gehortet. Nicht erst seit Gerards Hospitalisierung, sondern schon vorher. Ein (geheimer) Vorrat in einer Handtasche, die sie aus Cambridge nach Santa Tierra, New Mexico, mitgenommen hat, und von dem Gerard nichts erfahren wird.

Gefragt *warum*, würde Michaela protestieren: *Ich habe keine Ahnung.*

Schon bald wird dem Patienten in Zimmer 771 erlaubt, den Zufluss des schmerzdämpfenden Hydromorphons (Morphin) selbst zu regulieren. Obwohl die für den Patienten verfügbare Morphinmenge nicht unbegrenzt ist, sondern genau überwacht wird.

Hat Dr. McManus eine Patientenverfügung, Mrs. McManus? Bitte bringen Sie doch eine Fotokopie dieses Dokuments mit, wenn Sie das nächste Mal ins Krankenhaus kommen, ja?

16

Eine Theorie prä-post-mortem

Naegleria fowleri ist durch ihre Nasengänge eingedrungen, bis ins Gehirn.

Hat sich tief im Mark ihrer Knochen eingenistet.

Ist auf den winzigen Wellen des sie warm durchströmenden Bluts geschwommen.

Süßwasser, von der Sonne erwärmt, darin aufgelöster Schmutz, von Mikroben wimmelnd.

Ein Abenteuer!, hatten sie gedacht. Im von der Sonne erwärmten Bergsee in den Berkshires schwimmen, übers Wochenende in das Landhaus von Freunden aus Boston eingeladen.

Gerard war länger im Wasser geblieben als Michaela. Folglich war er auch stärker infiziert als sie. So die Theorie.

Eventuell ist Michaela auch gar nicht infiziert worden oder, falls doch, nicht mit hirnfressenden *Naegleria fowleri*, sondern mit einer anderen Mikrobe. (Das ist die andere Theorie, unbewiesen.)

(Doch bevor nicht eine Autopsie oder Autopsien stattgefunden haben, lässt sich gar nichts beweisen.)

Ihre Gastgeber, zehn Jahre älter als Michaela oder noch mehr, langjährige Freunde von Gerard, sagten zur Entschuldigung, sie schwämmen wegen des vielen Tangs am Ufer dort nur noch selten, obwohl der See bestimmt nach wie vor sehr schön sei. Sie entschuldigten sich auch, dass sie kaum noch im Wald wanderten, zu viele Zecken, Borreliose, Freunde hatten sich damit angesteckt, aber wenn man aufpasste, wie es Gerard und Michaela bestimmt taten, bestand keine große Gefahr.

Und: *Wir sind nicht mehr so jung! Wir können mit Gerard nicht mithalten.*

Michaela wird noch lange daran denken, wie Gerard aus dem See auftauchte: Wasser rann ihm die nackte Brust, die Arme und Beine hinab, drückte dunkle Haare an seine Haut wie einen Pelz.

Sie wird noch lange daran denken, wie sie im See standen, um die Taille plätscherndes Wasser, und sich küssten. Gerard war zärtlich gewesen, verspielt. Die Haut um seine Augen ungewohnt blass und seine Augen ungewohnt nackt ohne die Brille.

Du weißt, dass ich dich liebe. Meine liebe Frau.

Ich hoffe, du weißt es.

Eine Seltenheit, dass Gerard solche Worte sprach. Denn in der Sprache der Intimität war er schüchtern. Ein hervorragender Redner, ein scharfsinniger Disputant, vor großem Publikum viel sicherer als in kleinem Kreis, brachte er im Beisein seiner Frau jedoch oft kein Wort heraus. Gefühle überkamen ihn unvermittelt, übermannten ihn. Gefühle, die er nicht benennen konnte, existierten (irgendwie) nicht.

Oder konnten nicht eingestanden werden. Michaela lachte vor Freude über den Mann, den muskelbepackten Körper, die Fleischfalten in seiner Mitte, die Schwere seines Leibs trotz fester, schmaler Beine und Fesseln.

Schwach vor Liebe zu ihrem Mann. Oh – sie betete ihn an.

Es gefiel ihr allerdings nicht, dass Gerard, wenn sie zusammen in dem See in den Berkshires schwammen, häufig vorausschwamm, ohne auf sie zu achten. Wie er es auch manchmal tat, wenn sie zusammen wanderten. Sogar beim gemeinsamen Gehen, es sei denn, die schlaue Michaela bekam es hin, dass sie Händchen hielten. Als zöge etwas in der Zukunft an ihm, er konnte nicht widerstehen. Vergaß nicht *sie* (wie sie meinte), sondern die Anwesenheit eines anderen. So etwas wie eine Trance überkam den Mann, als werde er von der Schwerkraft der eigenen Gedanken (an eine Zukunft? Aber was für eine? War Michaela darin eingeschlossen?) fortgezogen in dem stillen, von der Sonne erwärmten Wasser des Sees in den Berkshires mit den blitzenden Lichtpünktchen und voller wimmelndem Leben.

17

Die einsame Ehefrau

Doch in der Nacht, wie einsam! Michaela streckte ihre Hand aus, wollte die ihres Mannes berühren oder das Handgelenk, die Seite, die Flanke – nur leicht, wollte ihn nicht aufwecken.

Nur damit ich weiß, dass du da bist.

Denn wenn du da bist, bin ich auch da.

Nicht richtig wach, aber plötzlich erschrocken. Verzagt, unsicher. Oh, wo war er – ihr Ehemann?

Blindlings tastete sie im Bett nach ihm. In der Nacht. Panisch, weil sie nicht wusste, wo Gerard war.

Hatte sie Gerard McManus (noch) nicht kennengelernt, konnte das sein? Und all ihr Glück lag noch vor ihnen wie Land, das sich, aus einem kleinen Flugzeug betrachtet, von der Sonne beschienen, bis zum Horizont erstreckt?

Dennoch erinnerte sie sich an den Mann, in der Zukunft, in der er ihr *Ehemann* werden sollte.

In dem bloßen Wort steckt für sie eine so schreckliche Macht, so viel Geheimnis: Ehemann.

In Gesundheit und Krankheit. Bis dass der Tod euch scheidet.

Woher kommt es, dass Michaela jetzt so schwach ist! Als jüngere Frau war sie viel stärker gewesen. Als jüngere Frau, zukunftsvergessen, hatte sie Selbstvertrauen ausgestrahlt, Selbstgenügsamkeit. Nun aber hat es den Anschein, als würden ihre Knochen zu Wasser. Ihr Selbstgefühl schmilzt wie Eis im Spätwinter.

Blitzende Eiswasserbächlein auf einem steilen Schindeldach. Schimmern, fließen in Schnörkeln herab wie Schlangen.

Michaela war jemand, der nicht heiraten wollte. Sich damit brüstete, keine Kinder zu wollen. Keine Kinder zur Verlängerung ihres Ichs zu brauchen. Ein falsches Verständnis von Unsterblichkeit.

Doch jetzt ist sie unkomplett ohne den Mann. Verkrüppelt ohne den Ehemann, verunstaltet.

Liebe ist der bittere Geschmack. Liebe ist das Verschlingende. *Du hast mir die Hälfte meiner Seele genommen. Jetzt bin ich nur noch ein halber Mensch.*

Tritt aus der Dusche in das dampfige Bad. Wacklig auf den Beinen, hüllt sich wie zum Trost in ein großes Handtuch. Sieht in einer Ecke des gefliesten Bodens, fast opak vor Dunst, eine, wie es scheint, Gestalt, klein, dunkel, zwergenhaft – Michaela bleibt wie angewurzelt stehen, schaut. Ist die – lebendig? Ist das von draußen ins Haus gekrochen?

Überall trifft man in dieser Landschaft auf Eidechsen, Schlangen, große Käfer mit glänzenden Rücken. Spinnen, Skorpione? – Getier, dessen Gift tödlich ist.

Das Ding, sieht sie, ist leblos, ist aus geschnitztem und bemaltem Holz: der Aasfressergott Ishtikini mit dem klaffenden Mund und der Wampe, zuweilen auch Schädelgott genannt.

Und dieses Ding ist über die Maßen hässlich! Aber warum ist es *hier*?

Sie könne mit der »exotischen« Kunst der amerikanischen Ureinwohner nichts anfangen, hatte Gerard sie geneckt, fällt ihr ein. Er hatte sie ausgelacht, aber nichts dagegen eingewendet, dass sie die *Kunstobjekte* außer Sichtweite schaffte. Bei der Erinnerung daran steigen ihr Tränen in die Augen.

Ohne Gerard wird niemand sie mehr necken. Niemand mehr mit ihr schimpfen, nicht mal zum Spaß. Niemand sie mehr zum Widerspruch herausfordern und über ihre Widerworte lachen.

Gebannt vor Entsetzen steht Michaela, in das Handtuch gewickelt, in der warmen Luft und bibbert, als es ihr klar wird. *Allein. Du wirst allein sein.* Sie starrt auf die missgestaltete Figur auf den Fliesen. Hat keine Ahnung, wie das Ding dahin geraten ist und warum sein Anblick sie dermaßen verstört.

Dann dämmert es ihr: Der gefräßige Aasfressergott will Gerard holen. Doch er ist blind, sein Verständnis ist begrenzt, er sucht Gerard am falschen Ort.

»Hässlich! Böse!« Michaela will das Ebenbild von Ishtikini sofort zu dem Schrank unter dem Waschbecken tragen, in dem sie es (sie ist sich sicher) vor Wochen versteckt hat.

Gerard würde über sie lachen! Wäre er hier im Haus, würde Michaela ihm sogar zutrauen, dass er das hässliche Ding in die Badezimmerecke gestellt hätte, um ihr einen Streich zu spielen.

Nicht dass er zu denen gehört, die anderen Streiche spielen. Er bestimmt nicht und bestimmt nicht so einen derben Streich.

Aber, spekuliert Michaela wild, *wenn* Gerard zu Hause wäre und *wenn* er (vielleicht unter dem Einfluss der Medikamente, der Steroide oder gar Opioide) etwas für ihn Untypisches täte, *könnte* er Michaela einen Streich gespielt haben.

Die vernünftigere Erklärung: Eine im Institut angestellte Putzfrau ist in Michaelas Abwesenheit zum Haus geschickt worden und hat es ohne ihr Wissen gereinigt, und aus irgendeinem Grund hat diese Frau die Ishtikini-Figur aus dem Versteck unter dem Waschbecken herausgeholt …

Spuren von Hausputz sieht Michaela allerdings nicht, und sie wird auch nicht nachschauen, ob sie welche findet. Schließlich ist damit logisch erklärt, weswegen der Ishtikini im Badezimmer steht, und wäre Gerard hier, würde er wahrscheinlich zustimmen.

Sie weiß sogar, dass er das tun würde und mit welchen Worten.

Ockhams Rasiermesser: Wesenheiten dürfen nicht über das Notwendige hinaus vermehrt werden. Die einfachste Erklärung ist (wahrscheinlich) die richtige.

Sie wird Gerard von der Ishtikini-Figur erzählen, nimmt sie sich vor.

Vielleicht aber auch nicht. Nein. (*Warum* sollte sie ihm etwas erzählen, was ihn verwirren und aufregen könnte?)

Um ihn zu zerstreuen? Ihn daran zu erinnern, dass sie, seine Frau, die hässlichen *Kunstobjekte* ablehnte, die ihn erheiterten und dazu animierten, sie liebevoll auszulachen?

Um ihn an die kostbare Innigkeit ihrer Ehe zu erinnern, die nun in Vergessenheit zu geraten droht?

Michaela wird erst im Krankenhaus entscheiden, ob sie Gerard davon erzählt oder nicht. Es wird sehr von ihm selbst abhängen: ob er bei klarem Verstand ist oder verwirrt.

Bevor sie das Haus verlässt, schaut Michaela nach den anderen Dämonenfiguren, die sie fortgeräumt hat, darunter die Frau mit dem Schreimund (später als Skli, Göttin der Schöpfung und der Zerstörung, identifiziert) und das gedrungene froschartige Tier mit den blinden Glubschaugen (Weyaki, Gott des Chaos). Den ledernen Hirschkopf mit dem »echten« Geweih, den sie doch im Garderobenschrank im Flur versteckt hat (wie sie meint), findet sie gerade nicht und beschließt deshalb, ihn zu vergessen.

18

»Bitte lass uns dir helfen«

Keinen Besuch bitte! – sein Zustand war nicht *ernst*.

Nicht (die erwachsenen) Kinder, Verwandte, Freunde aus Cambridge – noch nicht.

Gerade mal eine leichte Lungenentzündung. Gut, vielleicht ein Blutgerinnsel in einem Lungenflügel. Er dürfte in ein paar Tagen entlassen werden.

Als mit der Zeit klar wurde, dass sein Zustand doch ernster, sogar kritisch war, wollte er erst recht keinen Besuch – um seine Privatsphäre zu wahren, aus Eitelkeit.

Nein nein *nein*. Nicht gerade jetzt.

Irgendwann – vielleicht. Nicht jetzt.

Jedes Mal hatte sie ihm gut zugeredet. Die, die ihn liebten, würden ihn doch besuchen wollen – natürlich! Und ihr, der Frau, der »neuen« Frau, würde man die Schuld geben, wenn – wenn irgendetwas fürchterlich schiefging und sie nicht rechtzeitig Kontakt mit ihnen aufnahm …

»Ich sagte es bereits, Michaela. Nicht jetzt.«

»Aber – wann?«

»Irgendwann.«

»Vor allem Lucinda wird« – (Lucinda war Gerards neunundzwanzigjährige verheiratete Tochter und lebte in Seattle.)

»Wie gesagt – *irgendwann.*«

Es wurde zum Kehrreim. Ein neuer Ausdruck, den sie aus Gerards Mund noch nie vernommen hatte, in abweisendem Ton geäußert:

Irgendwann.

Ich sag dir Bescheid.

Bis dahin lass es einfach, Michaela. Bitte.

Sie redete ihm gut zu. Aber behutsam – nicht so, dass es ihn verärgerte. Denn es ist riskant, Gerard McManus zu verärgern, in seinem geschwächten Zustand, wenn er nicht mehr *der Alte* ist.

Vor allem wolltest du nicht sehen, wie die Maske der Kultiviertheit und Herzlichkeit aus Gerards Gesicht schwand und ein Ausdruck blanker Wut in die schönen graublauen Augen trat.

Nein. Das wolltest du nicht sehen.

Und wenn doch, wenn du ihn gesehen hast: schnell aus dem Gedächtnis streichen.

Sich ihm nicht widersetzen. Ihm nicht widersprechen. Wenn du ihn liebst, provozier ihn nicht, niemals.

Trotzdem sind wohl doch beunruhigende Nachrichten über Gerard McManus in den Osten gelangt wie Sporen in der Luft, denn eines Tages ruft eine Freundin aus Cambridge Michaela an und schreit ihr ins Ohr: »Wir haben erfahren, dass Gerard dort im Krankenhaus liegt! – ist das wahr? Sollen wir kommen? Möchte Gerard Besuch haben? Möchtest *du* Besuch haben? Lass uns dir helfen, Michaela!«

Nein Nein *nein*.

Irgendwann – vielleicht. Nicht jetzt.

»Für dich ist das doch bestimmt eine schreckliche Strapaze, Michaela. Wir haben gehört, Gerard ist ernstlich krank. Und du hast da unten niemanden sonst, oder? Keinen von Gerards Familie? Nein? Wo um alles in der Welt *steckt* ihr eigentlich? Irgendjemand sagte – Santa Fe? New Mexico? Könntest du Gerard mit dem Flugzeug ins Massachusetts General bringen, wenn es nötig wäre? Ist das möglich? Aber eure Versicherung würde das vermutlich nicht bezahlen …«

Ein Beiklang von Tadel, Schelte. Und untergründig echte Besorgnis.

Michaela erklärt stammelnd, sie könne jetzt nicht sprechen, müsse auflegen, doch die emphatische Stimme lässt nicht locker: »Lass zumindest Rob und mich kommen und *dir* helfen. Wir können für dich kochen, dich ins Krankenhaus fahren, Besorgungen für dich machen – auch wenn Gerard keinen Besuch will …«

Mir helfen? Für mich kochen? – Michaela muss lachen. Das ist komisch: Sie ernährt sich in diesen Tagen größtenteils von dem Wenigen, das sie von Gerards Essenstabletts klaubt. Von winzigen Päckchen Cheerios, winzigen Tüten (zuckersüßem) Orangensaft, Apfelsaft, Cranberrysaft, zwerggroßen Joghurts, Jell-Os, Eiscreme. Hat schon ewig nicht mehr das, was man eine *Mahlzeit* nennt, an einem Tisch sitzend zu sich genommen.

Sie protestiert: Sie braucht keine Hilfe, wirklich, es geht ihr gut, sie *ist okay*.

»Du kannst allein nicht okay sein, Michaela! Der Ehepartner im Krankenhaus, das ist eine schreckliche Tortur. Wenn er auf der Intensivstation liegt. Lass uns kommen und dir helfen. Das ist das Mindeste, was wir tun können, du bist uns gegenüber immer so großherzig gewesen …«

Großherzig? Wann? Michaela erinnert sich schwach – eine Begebenheit in ihrem alten, verlorenen Leben in Cambridge … Panik steigt in ihr auf, sie könnte durch irgendwelche Gefälligkeiten von früher heute in die Enge getrieben werden: Sie hatte diese Freundin zu einer Darmspiegelung ins Krankenhaus begleitet, als niemand aus ihrer Familie verfügbar war, hatte auf sie gewartet und im Aufwachraum in Empfang genommen …

»Michaela? Bist du noch dran? Du klingst angegriffen, Bitte lass uns euch helfen.«

Aber uns kann niemand helfen. Es darf sich niemand einmischen.

Sie sammelt ihre Kräfte, um die Argumente der Freundin zu widerlegen. Spricht schnell, bedankt sich überschwänglich, erklärt, an Gerards Handy (Madelyn Bronwell hat Gerards Nummer angerufen, Michaela war aufgefallen, dass das Telefon auf seinem Nachttisch sacht vibrierte), sie brauchten momentan wirklich keine Hilfe, es laufe alles halbwegs gut, und Gerards Tochter Lucinda wolle auch bald kommen, sie wohne bei Michaela im Haus – »Es ist nur eine Frage der Therapie. Die Testergebnisse sind alle da, und es gibt einen Behandlungsplan. Gerard ist hier in guten Händen. Die medizinische Versorgung in Santa Tierra ist erstklassig.«

In guten Händen. Erstklassig. Banales Gerede, Michaela kann nicht glauben, dass sie so spricht. Doch es ist die Sprache, die einem unter solchen Umständen über die Lippen kommt.

»Trotzdem, das Massachusetts General wäre so viel …«

»Entschuldige, wir sind *hier*. Gerard ist nicht bereit, sich irgendwohin fliegen zu lassen.«

Michaela sagt es in scharfem Ton. Die Freundin hat noch mehr Fragen, Michaela sagt aber, sie könne jetzt nicht sprechen, rufe später zurück. Ihre Stimme ist brüchig, heiser vor Anstrengung, nicht zu schreien.

Nach dem Anruf zittert sie, als wäre sie nur knapp einer Gefahr entronnen. Hoffentlich rufen nicht noch andere Freunde aus Cambridge an. Und niemand aus Gerards Familie.

Wenn das letzte Tage sind, sind es kostbare Tage. Da ist niemand sonst erwünscht.

19

Die Wache III

Kein Anfang.
Und kein Ende.

Schauer der Erleichterung. Es ist (noch) nicht geschehen.

Nicht heute Morgen. Nicht heute Mittag. Nicht heute Nachmittag. Was immer auch geschehen wird, es ist (noch) nicht geschehen.

Fragt: Wo ist meine *Frau*?

(Aber welche Frau? Michaela wappnet sich dagegen, den falschen Namen zu hören, aber Gerard ist so klug, gar keinen Namen zu nennen, auf großen Partys oder Empfängen in Cambridge war ihr manchmal aufgefallen, dass er darauf verzichtet, andere einander vorzustellen, und es ihnen selbst überlässt, sich bekanntzumachen, wenn sie das wünschen, aber nicht riskiert, sich zu blamieren, wenn ihm die Namen nicht einfallen.)

Wollte wissen, warum er hier ist. Wo sie hier sind. Wo ist sein Arzt? Wer ist sein Arzt? (Dr. T__ aus Cambridge?) Warum sprechen die Leute hier mit russischem Akzent? Ist das ein Fulbright-Austausch, finanziert die CIA das Institut, erwartet man von ihm, einen Treueeid zu leisten?

Das lehne er ab, sagt Gerard. Verdammt, er *leistet keinen schriftlichen Treueeid.*

Schüttelt heftig den Kopf, um ihn freizubekommen, als ließe sich das Durcheinander darin beheben, indem man noch mehr schüttelt.

Schiebt Michaelas Hand fort, als sie ihn beruhigen will.

»… Zeit, nach Hause zu gehen. Das Auto steht im – wie heißt das – *Parkhaus.*«

Er wird quengelig. Gerät in Aufregung. Wird wütend. Lässt den Kopf hängen. Er will nichts essen: kann/will keine feste Nahrung schlucken. Er will nicht trinken: Von Flüssigkeiten muss er würgen. Hebt man ihm einen Löffel an den Mund, würgt es ihn, er schiebt Michaelas Hand fort. Es macht ihn wütend, und er muss würgen. *Sie, die Ehefrau, macht ihn wütend und reizt ihn zum Würgen.*

»Ich sagte – Zeit, nach Hause zu gehen. Für mich tun die hier rein gar nichts.«

Nach Hause. Michaela schwant, dass Gerard nicht das Haus mit den Glaswänden am Vista Drive in Santa Tierra meint, sondern das Stadthaus in der Monroe Street in Cambridge, in dem er den größten Teil des letzten Vierteljahrhunderts gelebt hat.

»… muss mehr fertigkriegen, zu Hause. Verdammte Unterbrechungen hier die ganze Zeit.« Gerard arbeitet nach wie vor, oder versucht es, an dem redigierten Manuskript von *Das Unbehagen am menschlichen Verstand.* Doch die Seiten geraten durcheinander, zwischen das Bettzeug, auf den Nachttisch, das Fensterbrett, sogar auf den Fußboden hinter dem Bett, wo Michaela schon öfter welche aufgelesen hat.

Sie hat mehrere Male nachgesehen, immer wieder: Die Widmungsseite ist noch an ihrem Platz – *für meine geliebte Frau und erste Leserin Michaela*. Die Vormittage sind nicht Gerards beste Zeit, der betäubende schwere Opioid-Schlaf lastet noch bis zur Mittagszeit auf ihm.

Und die Mittage und Nachmittage sind nicht seine besten Zeiten, denn das ständige Rein und Raus von Pflegekräften und medizinischem Personal erschöpft ihn.

Der Abend eines endlosen Tages. Abendessen, auf einem Plastiktablett hereingebracht, Abendessen, auf einem Plastiktablett hinausgebracht. Es ist wohl unverkennbar: Gerard ist *nicht der Alte*.

Für Michaela ist allerdings nicht erkennbar, dass sein Zustand sich bessert oder wahrscheinlich bessern wird.

In dem Leben, das sie von früher kannten, es ist nur wenige Wochen her und sieht im Rückblick so idyllisch aus wie eine Daguerreotypie aus dem neunzehnten Jahrhundert, hat ihr sanfter, kultivierter Mann nie grob mit ihr gesprochen, nie ungeduldig. Sie nie böse angesehen, als wisse er nicht recht, wer sie eigentlich ist.

»... sprechen die mit einem chinesischen Akzent? Sind wir in Peking?«

Delirium. Man hat Michaela darauf hingewiesen, dass Gerard ins *Delirium* fallen könnte, wenn ihm tagelang Oxycodon in die Venen geleitet wird.

Medikamente, Sedierung. Opioide: Opium. Zur Auswahl stehen quälende Schmerzen und Verwirrtheit, Betäubung. *Delirium* ist der formelle medizinische Fachausdruck, ein Begriff, den Michaela aber irreführend findet.

Ihr kommt es so vor, als sei ihr Ehemann immer tiefer in Träume verstrickt. In verstörende Träume. Wie jemand, der in Treibsand zwar mannhaft kämpft, sich aber nicht befreien kann, während jemand, der in einem Traum gefangen ist, die Augen nicht aufschlagen kann, auch wenn er spürt – *weiß* –, dass er träumt.

»… ohne Übersetzer. Bahnfahrkarten nach – ist es Usbekistan?«

Michaela ist mit Gerard nicht nach Russland, Ostasien oder Afrika gereist. Der größte Teil der Reisen ihres Mannes fand vor ihrer Ehe statt. Jetzt empfindet sie den Schmerz eines doppelten Verlusts: Ihr Ehemann treibt von ihr fort, jedoch (vermutet sie) im Beisein einer anderen Frau, kleiner Kinder.

»… mein Pass? Hast du ihn gesehen? Wo ist mein Pass?«

So *delirierend*, möchte der sonst vernünftige Gerard McManus nicht mit dem medizinischen Personal kooperieren. Möchte nicht, dass ihm noch mehr Blut aus den geschundenen, blau verfärbten Armen abgenommen wird. Vor allem möchte er nicht literweise unangenehm schmeckendes GoLYTELY trinken, das seinen Darm für eine Spiegelung leeren soll, und er will keinen Katheter im Penis dulden. Nein! Er will nicht noch einmal auf ein fahrbares Krankenbett gehoben, fortgeschoben und sieben schwindelerregende Etagen abwärts zu noch einer Computertomografie gefahren werden.

Wie viele Tests, CTs und Biopsien hat der Patient bereits über sich ergehen lassen? Doch die Behandlung, mit der die Krebsgeschwülste geschrumpft werden sollen, hat noch nicht einmal begonnen.

Bald! Wir zertrümmern die kleinen Tumore durch Bestrahlung. Und danach –

Michaela will verstehen, warum die aggressive Behandlung von Gerards Krebs, die Dr. N__ angekündigt hat oder zu haben scheint, nicht bereits stattfindet. Genauso wie sie verstehen will, warum der elegante Dr. N__ mit der Fliege für die Entdeckung des Tumors in der Harnröhre so lange gebraucht und die Klage des Patienten über Schmerzen abgetan hat … Warum, warum um alles in der Welt versäumt es ein Onkologe so lange, nach Klagen über Schmerzen auf Tumore im Magen oder im Unterbauch zu testen, bis der Tumor *für eine chirurgische Entfernung zu groß geworden* ist.

Trotzdem: Ein Test muss noch sein. Die Nieren, eine Biopsie.

Unglaublich, noch ein Test. Nach so vielen.

Schon bald, vielleicht morgen, wenn die Ergebnisse der Biopsie bekannt sind, wird die erste Strahlenbehandlung angesetzt.

Ist das sicher?, fragt Michaela flehentlich.

Ist das ein Versprechen? Ihr Ton hat eine gewisse Schärfe.

Sucht überall in der siebten Etage nach Dr. N__, der in den letzten Tagen noch schwerer aufzutreiben ist als sonst. Er ist ein groß gewachsener, beleibter Mann mit einem Gesicht, ungerührt wie eine Totenmaske, durch deren Augenlöcher argwöhnische kleine, dunkel glänzende Augen blicken. Sie ist zwar atemlos zum Krankenhaus gerannt und war um sieben Uhr morgens da, doch Dr. N__ hat seine Runde anscheinend schon gemacht und ist wieder gegangen.

Möchte vor Dr. N__ auf die Knie sinken und bitten: *Retten Sie meinen Mann!*

Möchte ihn am Arm festhalten, ihm ins Gesicht schreien: *Tun Sie doch was! Worauf warten Sie! Beginnen Sie sofort mit der Behandlung! Heute!*

Nicht gut, wenn Michaela sich der Verzweiflung überlässt. Vor allem nicht verzweifelter Wut.

Nicht gut, wenn sie Gerards Zimmer verlassen will, er aber nicht schläft.

Sondern ruft: »Warte, wohin gehst du? Lass mich nicht hier! Verlass mich nicht! Du bist meine Frau, du darfst mich nicht verlassen! Komm mit dem Auto zum Vordereingang! Es steht im Parkhaus, wo ich es abgestellt habe. Hier ist der Schlüssel …«

Michaela will ihrem aufgeregten Ehemann erklären, dass sie nur für eine kurze Weile nach unten in die Cafeteria geht. Sie verlässt das Krankenhaus nicht, sie verlässt ihn nicht. Er muss aber (noch) hier im Krankenhaus bleiben. Seine Behandlung hat (noch) nicht angefangen.

»… was denn für eine Behandlung? Wovon sprichst du? Mir hat niemand etwas gesagt.«

»Doch, Liebling. Man hat es dir gesagt …«

»Mir hat man nichts gesagt! Was redest du da?«

Gerard ist das alles bereits in entsetzlicher Ausführlichkeit mitgeteilt worden, und er hat es auch über sich ergehen lassen, vieles von dem, was seit seiner Einlieferung in die Notaufnahme mit ihm passiert ist, offenbar aber vergessen. Er wird ungeduldig, wenn Michaela langsam spricht, und er wird ungeduldig, wenn sie zu schnell spricht. Und wenn er ihr zuhört, verwechselt er den ausweichenden Dr. N__ offenbar mit seinem langjährigen Internisten Dr. T__ in Cambridge.

Michaela erklärt es ihm ein weiteres Mal. Doch schon wenige Minuten später stellt Gerard dieselben Fragen. Erhebt dieselben Forderungen.

»Weißt du, wo wir das Auto abgestellt haben? Im Parkhaus? Bitte geh es holen – ich hab keine Schuhe. Die lassen mich hier nicht raus, wenn du mir nicht hilfst. Ruf eine Schwester, ich kümmere mich schon mal um die Entlassung. Hier ist der Schlüssel ...«

Das zu sehen trifft Michaela mitten ins Herz: Gerard nestelt mit den Fingern an seinem Krankenhaushemd, sucht die Tasche und den Autoschlüssel darin, nur dass das Krankenhaushemd (natürlich) keine Tasche hat und auch kein Autoschlüssel darin ist.

... Gerannt, im heißen Wind. Gerannt, bis sie stolperte. Bis ihr Tränen übers Gesicht liefen. Bis ihr Herz zersprang und sie nicht weiterrennen konnte. Gerannt, bis ihr die Eingeweide wehtaten. Gerannt, bis sie in beiden Beinen Krämpfe hatte, laut aufschrie vor Schmerz. Bis die pochende Ader in ihrem Gehirn barst wie ein Gestirn. Aus dem Krankenhaus gerannt, blindlings eine Straße entlang. In einem ihr unbekannten Ort, wo die Luft rasierklingendünn war und ihrem ermattenden, versagenden Gehirn keine Nahrung lieferte. Weggerannt von seinen ungläubigen, anklagenden Augen. Von den geplatzten Äderchen in seinen Augen. Weggerannt von den Fingern ihres Ehemannes, die in der nicht existierenden Tasche eines Krankenhaushemds nach dem Autoschlüssel tasteten. Weggerannt vom Jammer seiner flehenden Worte.

Michaela, geh nicht weg! Verlass mich nicht, bleib bei mir.

Wenn du mich alleinlässt, wird uns beiden etwas Schreckliches geschehen, wenn du mich alleinlässt …

20

Das Experiment

Lichte Momente. Sogar in diesen letzten Tagen gibt es im sich verdichtenden Dunkel stürzender Wasser Inseln unerwarteter Helle und Klarheit.

Beim Blick auf den Medikamentenbecher, den eine Krankenschwester ihm hinhält, sagt er, den Mund zu einem eigentümlichen Lächeln verzogen: »Weißt du, Michaela – ich glaub, bei den Vorgaben für dieses Experiment haben die nicht an mich gedacht.«

Michaela, die dicht neben ihm am Bett sitzt, muss lachen, denn Gerard (spürt sie) hat etwas Witziges gesagt. Am siebten Tag der Wache erkennt sie *Komik* nicht mehr auf Anhieb.

Doch sie wird sich diese wunderlichen Worte in ein Notizbuch, dessen Seiten meist noch leer sind, eintragen. Möchte sie sich ins Gedächtnis rufen, sie hüten, sie vor denen wiederholen, die Gerard McManus gekannt und verehrt haben.

Ich glaub, bei den Vorgaben für dieses Experiment haben die nicht an mich gedacht.

Ein andermal spricht Gerard sehr ernsthaft mit Michaela über Spinoza.

Nicht zum ersten Mal natürlich. Über die Jahre hat er häufig mit ihr über Spinoza gesprochen, immer ernsthaft und mit fast jungenhafter Erregung. Hat Spinozas »agnostische« Strenge den »leeren Abstraktionen« Kants und Platons gegenübergestellt. Spinoza, der Inbegriff des unabhängigen Denkers, ein Solitär.

In der ihr naturgemäß zugefallenen Rolle als bewundernde jüngere Ehefrau hat sie ihm bei diesen Gelegenheiten höflich zugehört, ohne viel von dem zu verstehen, was er sagte. Als er nun, Jahre später, von seinem Krankenhausbett aus spricht, mit schwacher Stimme, jedoch noch immer ernsthaft, eindringlich und begeistert, will sie aufmerksamer zuhören, versteht im Grunde aber immer noch nichts.

Eintrag ins Notizbuch:

Hat mein Leben verändert. Weil es meine Denkweise verändert hat – die Art des Denkens.

Alle Dinge sind begrenzt, endlich. In der Ewigkeit beschlossen. (Spinoza)

Alle (körperliche) Substanz ist notwendig unendlich. Alle (un)körperliche Substanz ist notwendig endlich.

Die Glückseligkeit ist eine endliche Größe insofern, als sie an Zeit, Ort & Umstände gebunden ist; die Glückseligkeit ist jedoch eine unendliche Größe insofern, als sie an die Seele (Ewigkeit) gebunden ist.

Keine Ahnung, was das bedeuten soll! Trotzdem überträgt Michaela es sorgsam in ihr Büchlein.

Nicht klar, was Worte *bedeuten*. Wenn man den einen Menschen in seinem Leben verliert, den man liebt und der einen geliebt hat.

Eines Vormittags betrachtet er sie gefasst über die Titelseite der *New York Times* hinweg, die er (sieht Michaela entsetzt) verkehrt herum hält, ohne es zu merken. Ohne die Brille fallen die geröteten Abdrücke auf der zarten Haut von Gerards Nasenwurzel besonders auf, und seine Augen wirken vergrößert, die Iris geweitet.

»Meine liebe Frau! Du bereust es nicht, dass du mich geheiratet hast, nein?«

Michaela lacht verlegen; was für eine abwegige Äußerung.

»Du *bist* doch meine Frau, oder? ›Michaela‹?«

Lächelt sie an. Als erfreute er sich an ihr. Aber *wer* ist sie? Der Name »Michaela« klingt fragwürdig.

»Natürlich bin ich deine Frau, Gerard. Warum sagst du solche Sachen? Du machst mir Angst …«

»Du bist nicht enttäuscht, weil ich dich mit meinem Sterben im Stich lasse?«

»Du – du lässt mich nicht im Stich … Du bist nicht gestorben.«

Michaela spricht schnell, leise. Dass ihr Ehemann sie weiter unverwandt lächelnd anstarrt, als habe er sie noch nie zuvor gesehen, ängstigt sie.

»Dann kommst du also mit mir?«

»Mitkommen – wohin? Nach Hause?«

»Nicht nach Hause. Nein.«

»Ja, natürlich komme ich mit dir.« Dann, nicht sicher,

wozu sie eingewilligt hat: »Mit dir kommen – wohin denn?«

»Dahin, wohin sie mich bringen.«

Gerard spricht langsam, sachlich. Seine Augen sind graublau, steinfarben. Die Haut um die Augen ist erschlafft, weiß.

»Es gibt da Plätze für Mann und Frau. Du bist meine Frau. Für *dich* wäre da Platz.«

»Ich verstehe nicht …«

»Doch, tust du. Ja.«

In das gemietete Haus zurückkehren. Auf das (ungemachte, ungebügelte) Bettzeug sinken.

Dich erschöpft in den Schlaf weinen, der angerumpelt kommt wie ein offener Güterwagen auf holpriger Straße und dir das Rückgrat durchrüttelt, und, die Zähne zusammenbeißend und durchgeschwitzt, denken: *Das ist also die Hölle, und ich bin noch nicht einmal da.*

Derweil kriecht dir etwas ins Ohr – ein winziges giftiges Insekt, unzählige trippelnde Beinchen – *fast spürst du sie, diese Beine* – und wachst so entsetzt auf, dass du nicht einmal schreien kannst.

21

Orpheus, Eurydike

Da Gerard acht Monate am Institut sein wird, bis Ende August, und sie Tickets für die Rückkehr nach Boston für den 30. August haben, ist es doch verständlich, wenn Michaela Opernkarten für den 2. August kauft, für die Premiere von Glucks *Orpheus und Eurydike.*

Nicht unbedingt eine spontane Entscheidung, aber Michaela ist zufällig im Kunstpavillon von Santa Tierra, wo sich auch das Operntheater befindet, das sie noch nicht besucht hat, eine kleine Zeitfalte, sie legt eine Pause vom Krankenhaus ein, sie gönnt sich nicht mal eine ganze Stunde, nur fünfundvierzig Minuten, muss in zehn Minuten den Rückweg antreten, schnell gehen, rennen.

Danke, Liebling! Eine meiner Lieblingsopern.

Danke für dein Vertrauen in mich. Dass ich dann noch lebe.

Natürlich lebt Gerard dann noch, ausgeschlossen, dass er nicht mit seiner Frau die Oper besuchen kann. Milliarden von Menschen leben an diesem (kommenden) 2. August, warum dann nicht Gerard McManus. Und warum dann nicht neben Michaela sitzen. Ist man erst einmal geboren, folgert Michaela, hat man gute Chancen aufs Weiterleben.

Bevor man geboren ist, vor allem bevor man empfangen ist – hat man ausgesprochen schlechte Chancen.

Unsinnig, sich deswegen Sorgen zu machen!

Gerard, der ein laienhaftes Interesse an Architektur hat, wird vom Kunstpavillon von Santa Tierra beeindruckt sein, glaubt Michaela, einem Gebäude, dessen Stil mit den lokalen Bauten aus Lehmziegeln mit Verputz, Sandstein und Glas harmoniert. Das Opernhaus von Santa Tierra, auf den Umschlägen zahlloser Zeitschriften abgebildet, ist ein besonders eindrucksvoller Bau und so konstruiert, dass die meisten Sitzplätze zu den San Mateo Mountains westlich der Stadt ausgerichtet sind; die Aufführungen werden so angesetzt, dass sie genau nach Sonnenuntergang beginnen, in dem Abendrot, das der Dunkelheit vorausgeht.

Danke für so viel Schönes, Michaela. Ich liebe dich so sehr.

Der Fehler, den Orpheus macht, als er sich zu Eurydike umdreht und sie damit auf ewig in den Hades verdammt, ist ein unschuldiger Fehler, glaubt Michaela. Und deshalb beängstigend.

Sie macht hoffentlich keine Fehler. Und führt Gerard aus dem Hades heraus.

Trotzdem ist nicht klar, was Fehler im Leben sein könnten. Denn dafür gibt es kein Drehbuch, keine Partitur. Keine Begleitmusik. Es gibt keinen *Autor* und folglich keine *Autorintention*.

Es kann doch nicht falsch gewesen sein, nach Santa Tierra, New Mexico, zu kommen, und dennoch denkt Michaela unweigerlich, dass Gerard, wären sie in Cambridge geblieben, jetzt nicht im Krankenhaus läge.

Höhenluft, dünn und wenig nahrhaft. Staub und Grus, vom ständigen Wind herangetragen und in das zarte rosa Lungengewebe aufgenommen.

Hustenanfälle, ein Blutgerinnsel. (Bakterielle) Lungenentzündung.

Ja, aber das Wachstum des metastasierten Krebses muss schon vor Monaten begonnen haben.

Krebszellen, der Körper wendet sich gegen sich selbst.

Wenn es Gott gibt, ist Krebs ein Gott, der sich gegen die Menschheit wendet.

Warum? – weil es in der Natur Gottes liegt.

Benommen lässt sich Michaela über den belebten innerstädtischen Platz treiben, auf dem nur Paare und Familien unterwegs zu sein scheinen. Pulks von Touristen, von denen manche fremde Sprachen sprechen.

Sie und Gerard hatten von ihrem Haus am Vista Drive in das historische Viertel von Santa Tierra laufen wollen, eine Strecke von mehreren Meilen. Hatten die spanische Mission in San Gabriel besuchen wollen, eine Ortskirche, bekannt für ihre mexikanischen Wandbilder, die Black-Eagle-Ausstellung mit alt-indigener Kunst und Ethnografie, die Fiestas de Santa Tierra, die Verbrennung der Skli. (Michaela hat in Erfahrung gebracht, dass es sich bei der überaus hässlichen, obszönen geschnitzten Frauengestalt mit dem schreienden Mund, der klaffenden Vagina und den Klauenfingern, die sie sich in dem gemieteten Haus aus den Augen geschafft hat, um das Ebenbild der Skli handeln soll, einer

Göttin der Schöpfung und Zerstörung.) Vor allem Gerard hatte sich darauf gefreut, im Cold Spring Canyon am Fuße der San Mateo Mountains und am Ufer des Rio de Piedras zu wandern; er hatte davon gesprochen, die legendäre Pueblo-Wohnstätte der Toten, ein nur zu Fuß erreichbares Dorf in den Bergen, zu besichtigen. Im Reiseführer war schon alles mit roter Tinte angekreuzt. So vieles, was das Paar erkunden konnte wie Frischvermählte.

Lange her, aus heutiger Sicht.

Ohne Gerard an ihrer Seite ist Michaela desorientiert, nicht im Gleichgewicht. Wie ein in Gefangenschaft gehaltenes Tier, das seine Leine abgeworfen hat, fühlt sie sich schuldig auf diesem öffentlichen Platz, auf dem es summt vor Leben.

Ein Tier, das auch zu Versuchszwecken in Gefangenschaft gehalten wird. Die Tür zu ihrem Käfig ist offen gelassen worden, und Michaela ist, ohne zu wissen, was sie tut, aus dem Käfig herausspaziert …

Weiß, dass sich willkürlich Blicke auf sie richten, über sie hinweggleiten. Sich in ihren Körper bohren wie Haken in Fleisch. Obwohl sie keine Anstalten gemacht hat, sich als Frau zu präsentieren, geschweige denn als sexuelles Wesen.

Sie ist siebenunddreißig Jahre alt. Die Jugend liegt hinter ihr.

Lange Glieder, schmaler Oberkörper, schmale Hüften. Ihre Unterlippe fühlt sich geschwollen an, als habe sie sich draufgebissen. Ihre Zunge fühlt sich geschwollen an. Ihr Haar, einst üppig und in einem satten Kastanienbraun glänzend, ist jetzt sandfarben und trocken; hinter die Ohren gebürstet und von einem tief in die Stirn gezogenen Strohhut mit fransigem Rand gehalten. Sie hat es so lange vermieden, sich ihr Gesicht im Spiegel anzuschauen, dass sie kaum noch weiß, wie sie aussieht.

Meine wunderschöne Frau! Küss mich.

Es ist eine Weile her, dass Gerard diese Worte gesprochen hat, die jetzt Michaelas Herz erwärmen. Sie ist ganz schwach vor Verlangen bei der Erinnerung an den verzückten Blick des Mannes, der sie, als sie frisch *verliebt* waren, tief bewegt hatte.

Sinnlos, sich diese Worte jetzt ins Gedächtnis zu rufen. Grausam.

Gerard fehlt ihr! So sehr.

Könnte sie doch nur ihren Arm unter seinen schieben, wie sie es manchmal beim Spazierengehen getan hat! Nach seiner Hand greifen, seine Hand halten. Solche wortlosen Gesten waren die kostbarste Intimität zwischen ihnen gewesen (fand Michaela) – spontaner als ihr Liebesspiel.

Gehalten werden. Beschützt. Beruhigt – *Ich werde dich niemals verlassen.*

Michaela wird für einen Moment schwindlig, als sie sich vorstellt, wie Gerards Arme sich um sie schließen. Das entsetzliche Gefühl, das könnte niemals wieder geschehen.

Will sonst nichts. Wenn nicht das, dann gar nichts.

Sie fühlt sich ganz fremd in dieser beliebten Touristengegend mit den vornehmen Boutiquen und Geschäften. Denn hier will sie nichts, will nichts, was man käuflich erwerben kann.

Navajo-Schmuck, in Silber und Türkis. Handgewebte

Läufer in leuchtenden Farben, glasierte Töpferwaren, Quilts und Decken. Feinste Schnitzereien, Vögel, Tiere, grotesk übersteigerte menschliche Gestalten. Warum wurden Tiere respektvoll dargestellt, Menschen jedoch bizarr verunstaltet?

Unsere Art, die hassen und fürchten wir. Unsere Art, die kennen wir, schwarze Seelen.

Händler rufen sie heran. Michaela lächelt höflich zurück, bleibt aber nicht stehen. Wäre Gerard bei ihr, würden sie einige dieser Läden aufsuchen, vor allem die mit den Werkstätten der Kunsthandwerker im hinteren Teil. Würden sich die vielen Schnitzarbeiten, die gemeißelten Figürchen genauer ansehen. Gerard würde wahrscheinlich eine der menschenähnlichen, zuweilen wie in derber Parodie indigener Ikonografie verunstalteten Figuren kaufen wollen.

Michaela ist abgestoßen, als sie Nachbildungen der Dämonengötter erblickt, die sie in ihrem Haus weggeräumt hat. Den Aasfressergott Ishtikini mit dem derben schwarzen Menschenhaar, das ihm aus dem grotesk großen Schädel sprießt, der Wampe und dem dünnen erigierten Penis …

Eine Plakette gibt Auskunft: *Ishtikini kann in vielerlei Gestalt auftreten. Ishtikini ist nicht, was er scheint. Wenn du an Ishtikini denkst, denk noch einmal nach.*

Ohne Gerard findet im Grunde nur wenig aus der Welt der Kunst, des Handwerks, der Geschenke und Objekte ihr Interesse. Sie sieht nichts, was ihr auch nur für einen Augenblick Freude bereiten könnte. Gerard hat ihr im Lauf der Jahre viele Geschenke gemacht und hätte hier in Santa Tierra bestimmt silbern-türkisen Schmuck für sie ausgesucht, den sie mit großem Vergnügen getragen hätte. Doch ohne ihn, welchen Sinn sollte Schmuck haben? Welchen Sinn sollte irgendetwas haben?

Was Michaela will, ist *immateriell*: dass Gerard gesund wird.

Sie bleibt stehen und liest die Beschreibung zu *Orpheus und Eurydike* auf einem Plakat vor dem Opernhaus. Wie grausam, der Mythos!

Als Orpheus Eurydike aus dem Hades führt, muss er beim Gehen, nicht neben ihr, sondern vor ihr, ihre Hand loslassen und darf es nicht erklären; in ihrer Verwirrung empfindet Eurydike das als Zurückweisung und zweifelt an seiner Liebe, ruft seinen Namen, und Orpheus dreht sich unbedacht um, sie zu trösten, wie ein Ehemann seine Frau tröstet – und in dem Augenblick stirbt Eurydike.

Denn Orpheus liebt Eurydike so sehr, dass er die Mahnung, sich nicht umzudrehen, wenn sie nach ihm ruft, vergisst.

Gerade als Eurydike an Orpheus' Liebe zu ihr verzweifelt, bewirkt seine Liebe zu ihr, dass er sie vernichtet.

Die alten Legenden. Das Menschlichste in uns wird uns zum Fluch und sorgt für unsere Vernichtung.

Ungefähr zehn Meter entfernt am Rand des Platzes, halb verdeckt von Fußgängern, bemerkt Michaela eine eigentümliche männliche Gestalt. Der Mann steht nicht in ihrer Laufrichtung, sondern quer dazu. Ein Mann, etwa in Gerards Alter mit schütterem Bart und zerzaustem grauem Haar. Schockierenderweise steckt er in einem Krankenhaushemd. Ein Infusionsschlauch hängt an einem (blau verfärbten) Arm herab. Blutflecke an der Kleidung. Seine grässlich weißen Beine sind bloß, und er hat Papierpantoffeln an den Füßen!

Ist das Gerard, irgendwie? Michaela schaut entsetzt.

Sie weiß, diese Person ist nicht Gerard. Kann nicht Gerard sein, ausgeschlossen. Und doch – starrt sie hin.

Sie würde ihn rufen, aber ihre Kehle ist wie zugeschnürt. Die geschwollene Zunge füllt ihren Mund aus, sie kann nicht sprechen.

Gerard! – der Name erstickt, unhörbar.

Plötzlich drängt die Menge vorwärts, Michaela sieht die verlorene Gestalt in dem fleckigen Krankenhaushemd nicht mehr. Sie will dem Mann nachgehen, hat aber keine Ahnung, wohin er verschwunden ist.

Sie hat das Gefühl, Gerard, in dem Krankenhaushemd, mit dem an seinem Arm hängenden Infusionsschlauch, werde von ihr fortgetragen wie in herandrängendem Wasser.

Aufgewühltem Wasser, Welle um Welle.

Aber es ist lächerlich! Dass es sich bei diesem (obdachlosen, psychisch kranken) Menschen auch nur entfernt um Gerard handeln könnte, ihren Ehemann. Einen bedeutenden Gelehrten, Professor in Harvard, Stipendiat am Institut für Spitzenforschung in Santa Tierra …

Aber wenn es Gerard ist, musst du ihn aus der Hölle führen. Du darfst ihn nicht im Stich lassen.

Erschüttert wendet Michaela sich ab. Muss gehen, muss ins Krankenhaus zurück, jetzt gleich, es ist ein Auftrag.

Schreitet schnell aus, verfällt in einen Trab, rennt keuchend den steilen Berg hinauf, sobald sie die verputzte Fassade des Krebszentrums von Santa Tierra majestätisch vor sich aufragen sieht.

Reihen von Fenstern, funkelnd wie Augen, die den Himmel verdecken.

22

Die Wache: Nacht

Anfangs hatte er dich abends um zehn immer nach Hause geschickt. Denn du warst sichtlich erschöpft und brauchtest Schlaf. *Geh zum Haus zurück, Liebling! Wir sehen uns morgen früh.*

Jeder einzelne Tag sehr lang. Allerdings (noch) nicht endlos.

Hatte dir die Hände geküsst, die flatternden Lider, hatte dich auf die Lippen geküsst, als du dich über ihn beugtest, erfüllt von Liebe zu ihm.

Er komme schon wieder auf die Beine, beteuerte Gerard. Und lächelte, lachte sogar. Es ist dem Ehemann, der im Krankenhaus liegt, ein besonderes Vergnügen, über die Sorgen seiner Frau um ihn, die (ganz bestimmt!) übertrieben sind, zu lachen.

Er wolle sich noch eine halbe Stunde die Nachrichten ansehen: im Fernsehen, am Computer. CNN, MS-NBC, PBS, BBC. Würde die *New York Times* zu Ende lesen. Dann versuchen zu schlafen, um elf das Licht ausschalten. Im Krankenhaus beginnt der Tag bei Morgengrauen, aber vor acht brauchst du nicht zu kommen.

Obwohl du meist schon um halb acht da bist.

In dieser Zeit ging es viel um praktische Dinge: welche Bücher du ihm mitbringen, welche Aufgaben du für ihn erledigen, welche Anrufe du tätigen, was du für ihn recherchieren könntest (online, aber auch in der Institutsbibliothek). Du solltest für ihn und dich Essen aus Mitnahmerestaurants (chinesisch, italienisch, orientalisch) mitbringen, das ihr statt der (mittelmäßigen) Krankenhauskost, über die er spottete, zu euch nehmt.

Schon bald aber klagte Gerard nicht mehr über das Essen. Schon bald ließ sein Interesse an Essen nach. Er bat nicht mehr um Bücher. Offenbar arbeitete er auch nicht mehr an *Das Unbehagen am menschlichen Verstand*, dessen durcheinandergeratene Seiten du sorgfältig wieder ordnest und kommentarlos in ein oberes Fach im Schrank legst, wo es sicher verwahrt ist.

Sobald er »aus dem verdammten Krankenhaus raus« ist, sagt Gerard leichthin, nimmt er sich das Manuskript wieder vor und schließt es ab.

Du hilfst ihm, beteuerst du.

Ja – *irgendwann.*

Wochen später hebt Gerard, wenn er noch wach ist, als du dich für den Abend zum Gehen fertig machst, geschwächt den Kopf vom Kissen und sagt flehentlich: *Geh noch nicht, Michaela! Bleib bei mir …*

Ja! Ist gut.

Natürlich bleibst du.

Gehst erst weg, wenn er eingeschlafen ist.

Bleibst an seinem Bett sitzen, hältst seine Hand, streichelst seine Finger, sprichst mit ihm, beruhigst ihn, bis er in den Opioidschlaf gleitet, von dem seine Haut aschgrau geworden und erschlafft ist. Seine Atmung ungleichmäßig, heiser.

Der Dilaudid-Tropf in seinem übel zugerichteten rechten Arm, um neun Uhr abends gelegt, nimmt dem Patienten das Bewusstsein, macht ihn fast komatös.

Nicht der ausweichende Dr. N__ (zutiefst beschämt bei der Aussicht auf sein Scheitern als Onkologe, den Patienten am Leben zu erhalten, wie er es anfangs ja wohl versprochen hatte), sondern Dr. S__ (Palliativmedizinerin, eine Frau der leisen Töne) hat es Gerard und dir erläutert: entweder (qualvolle) Schmerzen und geistige Klarheit oder (medikamentös betäubte) Schmerzen und ein verwirrter Geist, das ist die Alternative.

Nur: Wer (qualvolle) Schmerzen leidet, kann geistig nicht völlig klar sein.

Dann haben wir im Grunde keine Wahl, Frau Doktor. Das ist es, was Sie sagen wollen.

Leider ja. Ja, ich fürchte – das ist es, was ich sagen will.

Kein Ende, kein Anfang.

Nur dass es das natürlich gibt: ein Ende.

Krank vor Schuldgefühlen gehst du abends von Gerard fort. Krank vor Angst, weil du weißt, du kommst vielleicht eines Morgens wieder und er ist tot.

Aber das würden sie nicht tun – oder? Das Krankenhaus hat deine Nummer(n). Sie würden anrufen und dich nachts herbestellen.

Jeden Abend bleibst du länger bei ihm. Trägheit hat sich in deinen Gliedern eingenistet. Denn Gerard möchte nicht, dass du gehst. Wird sichtlich unruhig, wenn du dich zum Gehen fertig machst. Und dann ist es elf Uhr, und das Krankenhaus wechselt in den Nachtrhythmus. Weniger Schritte, weniger Stimmen, die Fernseher abgeschaltet, das Licht in den Zimmern gelöscht. Auf deinem Weg zu den Fahrstühlen am Ende des Flurs, vorbei an den dunklen Zimmern, setzt das schlechte Gewissen dir zu.

Eine eigentümliche Unruhe macht sich in dir breit, eine wachsende Furcht, als du das vor den Fenstern des Zimmers dichter werdende Dunkel siehst, die langsame Bewegung funkelnder Lichter meilenweit entfernt auf der Fernstraße. Die Lichter der Stadt, die Lichter am Himmel, sie verblassen allmählich, und die Spiegelungen des Zimmers schlucken die Welt hinter dem Fenster.

Gerard sieht nicht mehr fern. Interessiert sich nicht mehr für »Nachrichten« – was früher Zorn, Abscheu, Ekel in ihm weckte, hinterlässt offenbar kaum noch Eindruck.

Und möchte er heute noch weiter am Manuskript arbeiten, oder sollst du es wegräumen?

Irgendwann.

Genau genommen ist das nicht die Antwort auf die Frage. Und wenn du die Frage behutsam neu formulierst, lautet die lapidare Antwort: *Irgendwann.*

Benommen vor Erschöpfung sieben Etagen nach unten zur fast menschenleeren Eingangshalle am Haupteingang. Jedes Detail im Innern des Fahrstuhls – die Position der beleuchteten Etagenknöpfe, neonfarbene Plakate mit Werbung für die hauseigene Cafeteria und den Geschenkeshop, geistloses Geschmier an den Wänden – ist dir so vertraut wie die Innenseite deiner Lider, in dem Moment, in dem du aus dem Fahrstuhl trittst, aber (sofort wieder) vergessen.

An dem langen Empfangstisch sitzt zu dieser späten Stunde nur eine Angestellte, die dich als Frau eines Patienten im siebten Stock – Onkologie – kennt.

Gute Nacht, Ma'am. Bis morgen!

Du lächelst, du winkst. Lächeln, winken ist immer höflich. Und du kannst es, obwohl dein Herz gebrochen ist. Warum zum Teufel auch *nicht*.

»Wenn Sie vielleicht hierbleiben könnten, Mrs. McManus. Heute Abend …«

Der Zustand deines Mannes hat sich nicht gebessert, man könnte sagen, er verschlechtert sich, deshalb lieber über Nacht bleiben. Von heute an. Denn manchmal hat es den Anschein, als sei Dr. McManus zunehmend *verwirrt, desorientiert*.

Es ist hilfreich, wenn dann ein Angehöriger mit im Zimmer ist, sagt das Pflegepersonal zur Erklärung.

(Nicht wahrhaben wollen, dass große Beunruhigung im Blick der sehr jungen Krankenschwester liegt, die dich darum bittet. *Hat sie Angst? Wovor denn, um Gottes willen – vor wem?)*

Ja, aber es gibt keine weiteren Angehörigen, teilst du mit. Ja, nur die Ehefrau.

Manchmal nimmt ein Schwerkranker doch etwas zu sich, wenn ein Nahestehender ihm gut zuredet. Bitte!

Führst Gerard langsam und behutsam einen Suppenlöffel an den Mund. Der Löffel stößt klackend gegen widerspenstige Zähne. Kann schnell was danebengehen, Obacht. Flößt ihm löffelweise winzige Portionen Joghurt ein, Hüttenkäse. *Deine Lieblingssorte, Liebling: Blaubeere. Probier mal.*

Öffnet den Mund wie ein unerfahrenes Vögelchen. Hat Hunger, bekommt aber nichts hinunter. Von Nahrung wird ihm übel. Von Nahrung, die er erst vorige Woche noch ganz gern mochte, in Scheiben geschnittene Banane, Cheerios, Apfelsaft, wird ihm jetzt übel.

Kann nicht schlucken. Muss würgen. Schiebt deine Hand beiseite.

Genug, Michaela. Lass.

Er verzeiht dir. Und ist doch (manchmal) (oft) wütend auf dich.

Du küsst Gerard, tröstest dich damit, auch wenn es eine Kleinigkeit ist, nicht viel besagt, dass er dich wiederküsst, wenn auch nur leicht. Und dann kletterst du unter Aufbietung deiner Kräfte auf das Bett und legst dich neben ihn, achtest darauf, ihn nicht zu stoßen, nicht an die Infusionsschläuche in seinen Armen zu kommen. Geborgen, Geborgenheit geben. Schlingst den Arm um seinen Körper, fest. Dein Kopf neben seinem Kopf auf dem Kissen. Stupst ihn sacht am Kopf. Dein Atem will sich in den Rhythmus seines Atems einfinden.

Erklärst, dass du ihn liebst. Du lässt ihn nicht allein. Du bist seine Frau – *Michaela.*

Köstlichster Schlaf übermannt dich. Denn du bist sehr, sehr müde. Machst die Augen zu, überlässt dich dem freien Fall ins Dunkel.

Liebe dich, lasse dich nicht allein. Lieb dich, liebe dich, lasse dich nicht allein, das ist ein Versprechen.

Inständig bitten: *Atme! Bitte, Liebling.*

Die Zeit ein langes Möbiusband – unendlich.

Seit du Gerard eines Vormittags Ende Januar in die Notaufnahme gefahren hast. Und er neben dir auf dem Beifahrersitz in scherzendem Ton lamentierte, dass du *überreagierst – übertreibst* –, wie üblich. Der dich zwischen Hustenanfällen wissen lässt, dass er dir deinen Willen lässt, mehr nicht.

In der Notaufnahme werden sie (sagt er voraus) ihn untersuchen, ein paar Tests machen und ihn dann entlassen. Es ist nichts Ernstes, nur das verdammte chronische Asthma, verschlimmert durch die heiße trockene Luft in New Mexico, mit Medikamenten aber behandelbar.

Lächeln, es glauben wollen. Die Krankheit deines Ehemanns existiert nur in deiner Einbildung. Sie ist *nicht real*, hat nicht die Kraft zu *töten.*

Ja, aber du bist dankbar, dass er dir deinen Willen lässt. Die Liebe eines Ehemanns zu seiner Frau – *ihr ihren Willen lassen.*

Schläfst auf der Kunstledercouch, nur Schritte vom Bett deines Mannes entfernt. Fürs Erste ist alle Verstellung weggewischt, zerknüllt und weggeworfen wie ein Bogen knisterndes Papier auf dem Untersuchungstisch nach Gebrauch. Du bleibst über Nacht, weil die Nachtschwestern dich darum gebeten haben. Weil du verstehst, wagst du nicht zu gehen.

Unbequem auf der Couch, zu kurz für deine Größe, aber das spielt keine Rolle: Du kannst sowieso nicht schlafen. Mit dem Wissen um die Apparate im Zimmer. Und um das angestrengte Atmen deines Mannes.

Bloß nicht die Atemzüge zählen. Bloß nicht die Sekunden zwischen den Atemzügen zählen.

Aber wo sind wir? Was ist das hier?

Infusionen: Kochsalzlösung. Oxycodon. Dilaudid. Hydromorphon. Nierenstent. Lungenembolie. Drüsenkrebs. Venenthrombose. Beratender Gastroenterologe. Ultraschall der Gallenblase. Echokardiogramm. Hirn-CT. Magnetresonanztomografie. Funktionelle Magnetresonanztomografie. Bestrahlung, Chemotherapie, Immunologie.

Verlegung ins Hospiz.

Eine andere Nacht, aber (noch) dieselbe Nacht.

Du liegst auf der Couch, mit einer dünnen Krankenhausdecke zugedeckt. Und einem dicken Strickpullover. Du bist nicht unbekleidet, trägst Shirt, Hose und Baumwollsocken. Dein Kopf hämmert vor Schmerzen, und du bist dir sicher, dass du in der endlosen Nacht kein Auge zugetan hast, wirst aber jäh aus dem Schlaf gerissen, als Gerard sich unruhig und angriffslustig in seinem nur

Schritte entfernten Bett aufsetzt, denn trotz starker Sedierung ist er vor Schmerzen oder Angst oder Entsetzen aufgewacht und ruft: *Hallo? Hallo? Hallo? Was geht hier vor?*

Eine Stimme, die nicht seine Stimme ist. Schrill, so bebend vor Wut, wie du sie nie zuvor gehört hast.

Was geht hier vor? Wo bin ich hier? Hal-lo? HALLO!

Du hast große Angst. So erregt, mit so verzerrtem Gesicht hast du deinen Mann noch nie erlebt. Du willst ihn beruhigen, doch er stößt deine Hand weg. Versicherst ihm, es ist alles in Ordnung, du bist hier bei ihm, bist bei ihm im Krankenhaus in Santa Tierra, weil er krank ist, aber die beste medizinische Behandlung bekommt … In seiner Erregung hört Gerard dich nicht. Starrt dich an, ohne dich zu erkennen.

Du! – du! – du …

Bevor du ihn aufhalten kannst, hebt er sich die Decke vom Unterleib, greift nach dem Katheter und will ihn aus dem zarten Stummel seines Penis reißen. Nuschelt und flucht in einer Mischung aus Wut und Verzweiflung, wie du es bei ihm noch nie erlebt hast.

Du kämpfst mit dem verstörten Mann, ergreifst seinen Arm, Gerard hat im Krankenhaus zwar Gewicht verloren, ist aber immer noch stark, stärker als du, und hat den Vorteil der Empörung auf seiner Seite – *Was ist das für ein verfluchtes Ding! Nimm das raus, tu es weg!* Du bist erstaunt, dieser wütende, weinende Mann ist nicht Gerard. Du kämpfst mit ihm, willst es erklären. Wo er ist, warum er hier ist. Warum du hier bei ihm bist, du kümmerst dich um ihn …

Dein kultivierter Ehemann, Gerard McManus! Unrasiert, aschgrau im Gesicht, Büschel spärlichen grauen Haars wie bei einem Wahnsinnigen, die Augen funkelnd vor Hass auf dich.

Scheiß drauf! Scheiß auf das alles! Auf dich!

Nach der Schwester klingeln! Ein zweites Mal, noch einmal.

Lange schreckliche Minuten, in denen sich nichts tut und die Gefahr besteht, dass Gerard sich aus dem Bett wirft, sich die Schläuche aus den Armen reißt, den Katheter herauszieht. Du schluchzt, redest begütigend auf ihn ein. Du kannst nichts, als ihn weiter anflehen, als er schon nach dir ausholt, dir mit der Faust auf die Schulter schlägt. *Du – was machst du mit mir! Du – wer bist du!*

In Panik lässt du den verstörten Patienten schließlich los und läufst hinaus auf den Flur. Rennst, rennst! – zum Schwesternzimmer. Teilst einer verblüfft aufsehenden Schwester mit, dass dein Mann Angst hat, sehr erregt ist und nicht weiß, wo er sich befindet, du befürchtest, dass er sich verletzt, sich aus dem Bett wirft – »Bitte schicken Sie jemanden! Sofort! Oh, bitte – *helfen Sie uns.*«

Außerstande zu stammeln: *Mir graut vor ihm.*

Graut davor, was mit ihm geschieht. Mit uns.

23

Prosopagnosie

Mit Gesichtern war er immer gut gewesen. Ein ungewöhnlich gutes visuelles Gedächtnis für Menschen, die er seit Jahrzehnten nicht gesehen hatte, ehemaligen Studenten, Postdocs, deren Namen er binnen Sekunden wieder parat hatte. Schon in früher Kindheit hatte es ihm Freude gemacht, Rechentabellen auswendig zu lernen: Multiplikation, Division. Später das Periodensystem der Elemente. Vokabellisten, fremdsprachige Wörter und Wendungen. Weltkarten. Anatomische Schaubilder: Knochen, Gewebe. Gehirnareale – und davon gibt es viele. Ein präzises visuelles Gedächtnis für Orte, die er jahrelang nicht gesehen hatte, Wanderwege, die er nur ein- oder zweimal gegangen war, in seinem Hirn mit der Klarheit von Traumbildern aufbewahrt.

Michaela, deren Gedächtnis schwächer war, weniger genau, impressionistisch und eigensinnig, mehr von Emotionen geformt als von Logik, beneidete ihn und staunte gelegentlich über ihn.

Ja, Liebling. Aber ich habe viel mehr vergessen, als ich mir gemerkt habe. Viel, viel mehr!, sagte Gerard lachend und tat das Lob ab.

(Sollte es sie kränken, wie er ihr Lob abtat? Als wollte sie einem bedeutenden Mann – bloß – schmeicheln, wie andere es tun? Komische Art von Bescheidenheit, dachte sie: Ein Lob anzunehmen hieß für Gerard, jemandem etwas schuldig zu sein, und jemandem etwas schuldig zu sein war ihm unangenehm.)

Er hatte Michaela mit Geschichten über einen Freund, einen berühmten Neurowissenschaftler, unterhalten, der unter so schwerer Prosopagnosie oder Gesichtsblindheit litt, dass er nicht einmal sich selbst im Spiegel oder auf Fotos erkannte. (Später sollte Michaela erfahren, dass es sich bei diesem Freund um Oliver Sacks handelte, mit dem Gerard als junger Wissenschaftler an der Columbia bei verschiedenen Projekten zusammengearbeitet hatte.)

Das *eigene Gesicht* nicht erkennen? Michaela konnte es kaum glauben, zumal bei einem Menschen (wie Sacks), der sonst Herausragendes leistete.

Doch, so war es, versicherte Gerard ihr. Die Art und Weise, wie Neuronen Gesichter »erkennen«, war bisher kaum erforscht, es lief so schnell ab und in der Regel so präzise.

Prosopagnosie – eine Nervenkrankheit, bei der die Neuronen nicht feuern und nicht »erkennen«. Manche Menschen haben die Störung von Geburt an, manche entwickeln sie als Folge einer Erkrankung oder Beschädigung eines Gehirnareals. Und manche erwerben sie halt mit dem Alter.

Seine Augen sind offen und bewegen sich – argwöhnisch. Es liegt das Funkeln von Intelligenz darin. Das alte Funkeln von Spott, von Selbstbewusstheit.

Nein. Es ist das Funkeln von Angst, von Schrecken. Er hat keine Ahnung, wo er ist, was er »sieht«.

Vielleicht sieht er nichts als Abstufungen von Licht und Schatten. Sieht »Gestalten« – Schemen – die sich bewegen und sinnlos herumhuschen. Vielleicht hört er nicht mehr so gut wie früher. Hört zwar deine Stimme, versteht aber nicht, dass es »deine« Stimme ist oder überhaupt eine »Stimme«.

Dich sehend sieht er »dich« nicht – sieht über dich hinaus.

24

Hospiz/Honigmond

Wie ein (kurzer) Faden durch ein Nadelöhr, rasch hinein und rasch hinaus.

Ist das Wort erst einmal laut ausgesprochen – *Hospiz* –, kommt es zu einer seismischen Verschiebung. Sogar die Luft wird schwer, feucht.

Eine Abdunklung am Rande des Gesichtsfelds. Während der Halbschatten zu schrumpfen beginnt.

Mit der Zeit wird er zum Tunnel. Wird ständig kleiner, schmaler. Bis das verbliebene Licht so klein ist, dass es in zwei Händen Platz findet. Und dann erlischt es.

Denn mit dem Wort »Hospiz«, laut ausgesprochen, wird es zumindest eingestanden: *Es gibt keine Hoffnung.*

Keine Hoffnung. Diese Worte sind obszön, unsäglich. *Ohne Hoffnung* sein heißt ohne Zukunft sein. Schlimmer noch, einzugestehen, dass man keine Zukunft mehr hat – »aufgegeben« hat.

Ob einer von euch beiden das Wort *Hospiz* hörte, als es zum ersten Mal ausgesprochen wurde – behutsam, vorsichtig, von einer Palliativmedizinerin –, war nicht klar. Aber wenn doch, ist es bei euch nicht angekommen.

Ein schwaches Summen in den Ohren, ein Klingeln in den Ohren wie von einem fernen Alarm, einem Alarm in einem verschlossenen Raum. Mehr nicht.

Irgendwann wurde das Wort *Hospiz* häufiger ausgesprochen.

Irgendwann nahm Gerard die Worte *letzte Tage* in den Mund.

Regelrecht scheu. Am Handy. Damit du sein Gesicht nicht sehen musstest. Oder er deines.

Wie ein gestammeltes *Ich liebe dich.*

Manche können das nicht aussprechen: *Ich liebe dich.*

Gerard konnte es aber, und du konntest es auch – nicht leichtfertig, nicht oberflächlich, sondern ernst und unter Tränen: *Ich liebe dich.*

Ich glaub, das könnten meine letzten Tage sein, hat Gerard leise und gefasst zu dir gesagt.

Und du hast es gehört und doch nicht gehört. Nein.

Doch du hast, jawohl. Denn die Wände des Badezimmers taumeln um dich herum, fast wärst du ohnmächtig geworden und hättest dir den Kopf an der Badewanne aufgeschlagen.

Du protestierst wie ein verängstigtes Kind: *Nein! Sag nicht so was, das sind nicht deine »letzten Tage« …*

Du ertrugst es nicht. Und wusstest, zu diesem Zeitpunkt, noch nichts von der unendlichen Sahara all dessen, was du nicht ertrugst, nicht erträgst.

Denn es widerstrebte dir jedes Mal, bei jedem Schritt auf dem Weg.

Bis zu einem Tag, einer Stunde. Es ist immer ein Tag, eine Stunde.

Als du selbst von *Hospiz* zu sprechen begannst.

Anfangs scheutest du davor zurück, gerietst ins Stocken. Deine Kehle fühlte sich an wie von tödlichen Metallspänen aufgerissen.

Nach und nach lerntest du, die zwei Silben klar und deutlich auszusprechen, tapfer: *Hos piz.*

Bald darauf fingst du an, von *unserem Hospiz* zu sprechen.

Und bald legtest du deine Versprechen schriftlich nieder. Erklärtest vor dir selbst wie vor Gott, ein förmlicher Beschluss:

Das ist meine Hoffnung: Ich mache aus unserem Hospiz einen Honigmond.

Ich verspreche, es meinem Mann so angenehm zu machen wie nur möglich.

Ihn glücklich zu machen. Uns beide glücklich zu machen.

Ihm jeden Wunsch zu erfüllen, was es auch sei, sofern es möglich ist.

Als Erstes: eine neue Umgebung. NICHT das Krebszentrum von Santa Tierra.

Unser Hospiz wird in dem Haus mit den Glaswänden am Vista Drive sein. Der Mietvertrag läuft bis Ende August. Das Wohnzimmer ist von Morgenlicht durchflutet, hat Ausblick auf die San Mateo Mountains.

Dort gibt es immer wunderschöne, wie gemeißelte Wolken. Gerard wird hochgelagert in seinem Bett liegen und schauen.

An den Händen halten, wir werden uns an den Händen halten. Ich werde neben ihm schlafen und ihn halten.

Ein Pflegebett, so aufgestellt, dass Gerard immer etwas Schönes sieht: Berge, den Himmel.

Ich werde auf der Rotholzterrasse vor der Glastür Samen verstreuen. Gerard wird begeistert sein, die Vögel zu beobachten …

Und er liebt Musik! In seinen wachen Stunden werden wir ihn in der schönsten Musik baden.

Uns an den Händen halten. Beethoven hören, Mozart. Solange es möglich ist, werde ich neben ihm im Bett liegen und ihn halten. Mit ihm gemeinsam Beethovens Ode an die Freude *hören.*

Zusammen einschlafen. Dein Kopf auf dem Kissen neben seinem.

Ich werde Kunstbücher nach Hause holen, seine Lieblingskünstler, wir werden uns zusammen wunderschöne Kunstwerke ansehen. Ich werde seine Hand halten, wir werden uns zusammen wunderschöne Kunstwerke ansehen.

Seine Lieblingsgerichte … Ach, wir werden es probieren!

In einer neuen Umgebung bekommt er vielleicht wieder Appetit.

Ich werde nach Cambridge, Mass., fliegen, nur für einen Tag. Fotos heraussuchen, die Gerard sich ansehen kann. Seine Kindheit, seine Eltern. Seine Familie. Seine erste Ehe, seine Kinder. Schließlich Fotografien von uns beiden – unserer Ehe … Wir werden uns Zeit nehmen beim Ansehen der kostbaren Fotos, auf denen Gerards Leben festgehalten ist. Wir werden uns an den Händen halten, zusammen weinen und einander trösten.

Unser Hospiz wird nicht traurig sein, sondern fröhlich, ein Honigmond.

Eine andere Möglichkeit ist, unser Hospiz in Cambridge

einzurichten, in der Monroe Street. Gerards Pflegebett in seinem Arbeitszimmer im ersten Stock aufstellen, mit Blick auf den Rasen hinter dem Haus, auf die Bäume. Der Ausblick wäre zwar nicht so weit, nicht auf Berge, aber Cambridge wäre die vertraute Umgebung: Gerards Freunde, Kollegen, Studenten; Gerards Bücher, die von Gerard McManus verfassten und die Tausende, die er besaß.

(Denn Gerard möchte nach Hause gebracht werden. Heim! Heim!, fleht er. Und mit heim meint er nicht Santa Tierra.)

Aber wie Gerard von Albuquerque nach Boston befördern? Wenn er nicht gesund genug ist, mit einer Linienmaschine zu fliegen? Ein Ambulanzflug würde dreißigtausend Dollar kosten (ich habe recherchiert), und dann brauchten wir einen Krankenwagen, der ihn vom Flughafen nach Hause bringt, und dort müssten Hospizschwestern schon bereitstehen, die sich um ihn kümmern … Die Gefahr besteht, das wurde betont, dass ein schwer kranker Patient unterwegs einen Anfall erleidet und die voraussichtlich achtstündige Reise vielleicht nicht überlebt.

Macht nichts. Wir werden unser Hospiz/unseren Honigmond hier einrichten.

Wir werden hier glücklich sein, an Gerards letzten Tagen.

In Wahrheit ist es nicht annähernd so gekommen.

Hospiz, ja. *Honigmond*, nein.

25

Das Unerträgliche

Als Michaela noch sehr klein war, ein Kind von drei oder vier, fing es an mit dem Traum vom Unerträglichen.

Ein Gefühl, als drücke etwas in ihrem Kopf. Breite seine schwarz gefiederten Flügel immer weiter aus und deformiere ihren Schädel.

Oder ein Schraubstock um ihren Kopf. Fester und fester drückt der Schraubstock, deformiert ihren Schädel.

Geschrien, geschrien, bis ihre Kehle wund war. Die Augen blind nach oben gerollt. Die heiße Haut über die Maßen empfindlich.

Michaela, wach auf! Schluss mit dem Geschrei!

Bloß schlecht geträumt, es ist nichts.

Herrgott noch mal – Schluss jetzt.

Du bist doch kein kleines Kind mehr, du bist ein großes Mädchen.

Uns alle aufzuwecken – Schluss damit.

Vielleicht war es kein Traum. Vielleicht war es nur eine Empfindung. Ein unnormal schnelles Feuern der Neuronen, das akute Angst auslöste, ein Gefühl wie bei Krämpfen, Epilepsie.

(Ist Michaela je auf Epilepsie untersucht worden? Hat sie eine Magnetresonanztomografie gehabt, mit der feine anomale Hirnströme nachgewiesen werden?)

(Nein, und sie hat auch nicht die Absicht. Lieber nicht wissen.)

Sie hatte jahrelang nicht daran gedacht. Den Traum überwunden. Dann, in ihren Dreißigern, hat er sich wieder eingestellt.

Schwer zu sagen, ob du wach bist oder schläfst. Und ob du, wenn du neben einem anderen Menschen schläfst, ihn vor dem Albtraum schützen, deine panische Angst dämpfen solltest, deine Schreie …

Schlecht geträumt, mehr war nicht. Himmel!

(Oder war es das *Leben*?)

Bloßes Empfinden, dass irgendetwas enger wird, immer enger, bis zum Punkt des Unerträglichen. Deformiert ihren Schädel, die Augäpfel treten aus den Höhlen hervor. Sie war nie imstande, diesen Traum, wenn es denn einer ist, jemand anderem zu schildern.

Nähe ist riskant. Auf Eis weiß man von einem Schritt zum nächsten nicht: Trägt es? Trägt es nicht? Oder *taut* es?

Bricht das Eis beim nächsten Schritt, den du gehst, unter deinen Füßen, und du fällst in eiskaltes Wasser? Und machst dich zum Narren mit deiner schrecklichen Angst?

Viele Male hat sie das *Unerträgliche* schon erklären wollen, allerdings nicht Gerard McManus, der erst spät in ihr Leben trat. Als sie bereits vorsichtig war, auf der Hut.

Wollte nicht, dass Gerard davon wusste. Etwas ahnte. Dass Michaela nicht die strahlende junge Frau war, für die er sie hielt. Nicht *in sich ruhte*, wie er annahm.

Als sie sich kennenlernten, hatten ihre Jugendlichkeit und Lebhaftigkeit ihn bezaubert. Er hielt sie für viel jünger, als sie tatsächlich war. *Er* war der ältere Mann, seelisch angeschlagen, ironisch, eine Persönlichkeit von öffentlichem Ansehen, das war seine Rolle. Sie konnte diesem Mann nicht die Illusion nehmen, dass sie seelisch vielleicht älter und stärker angeschlagen war als er.

Babys, die sich innen an den Uterus geklammert hatten wie ans Leben selbst. Schließlich in einem Schwall talgdicken schwarzen Bluts herausgeflossen waren. Sie hatte zwar vor Erleichterung geweint, aber auch vor Kummer. Denn so eine Blutung ist ein Weinen.

Der Körper weint, dieser Teil des Körpers fließt jeden Monat bekümmert ab. Michaela war verblüfft gewesen, als sie mit fünfzehn ihre erste Blutung bekam, später als die meisten ihrer Freundinnen, noch ziemlich ungläubig, dass so etwas passieren konnte, vor allem *ihr*.

Phasen in ihrem Leben, in denen sie so viel Gewicht verlor, dass ihre Menstruation aussetzte, ohne dass sie es merkte. Feingliedrig, nicht zu bremsen vor Elan. Wenn sie sah, wie stillende Mütter ihren Kindern in der Öffentlichkeit die schwere weiße blaugeäderte Brust gaben, machte sie vor Entgeisterung große Augen wie bei Possen einer anderen Spezies.

Bist du schon einmal schwanger gewesen?

Hm – nicht dass ich wüsste. Nein.

Aber hättest du das denn nicht gemerkt?

Ich – ich weiß nicht. Merkt *man das denn immer?*

Niemand wusste davon, sie hatte es niemandem gesagt. Wem sollte sie es sagen? Ein Kind, empfangen in kummervoller Einsamkeit, hat keinen Vater.

Schwangerschaft: eine fremde Substanz dringt in die Höhlungen des Körpers vor, wurzelt ein und verformt den Körper durch ihr beständiges Wachstum.

Etwas, das ihr ins Ohr gekrochen ist? Als sie dalag, angreifbar, ahnungslos? Konnte eine Spinne sein, ein Skorpion, eine Zecke. Die sich, erst einmal ins Ohr gelangt, tiefer hineinbohrt.

Oder ihr in die Nasengänge gekrochen. Und ins Gehirn ausgeschwärmt.

Wenn das Gehirn verletzt ist. Das Blut keinen Ausgang findet. Der Druck steigt, die Schmerzen sind qualvoll.

Als würde etwas zu Großes mit Gewalt in den Schädel gezwängt.

Während der letzten Tage ist das Unerträgliche in den späten Abendstunden des Wachens regelrecht zum ersehnten Sauerstoff geworden. Als hätte ihr ganzes Leben sie an diesen Punkt geführt. Als wäre ihr gesamtes bisheriges Leben – Angst, Panik, Schrecken – eine Vorbereitung darauf gewesen. Dass man dem, den man liebt, *Atme! Atme!* zuruft, sogar dann noch, als der Atem versagt. Trotzdem noch *Atme!* ruft – den Mund auf seinen gelegt. Mit welchen Worten so eine Tortur schildern, es gibt keine. Die Worte versagen, der Atem selbst versagt. Ein hoher Pfeifton, der immer noch höher wird, den Hörer langsam in den Wahnsinn treibt. Die allmählich steigende Temperatur, die das Gehirn zum Kochen bringt.

Sie hat auf ganzer Linie versagt, hat in ihrer Zerstreutheit nicht daran gedacht, ihren (geheimen) Tablettenvorrat mitzubringen. In der Nacht, als Gerard so schwer atmete, hätte sie genügend Tabletten einnehmen können, damit ihr Herz sich verkrampft, aber natürlich hatte sie sich nicht vorbereitet, hat es nicht vorbereitet, außerdem hätte man sie sowieso gefunden, zusammengesackt auf der Couch neben dem Bett ihres Mannes, Puls kaum noch messbar, aber am Leben, und schnell nach unten gebracht in die Notaufnahme, wo Leute vom Fach sie wiederbelebt hätten. Und den Wunsch einer unbedarften Selbstmörderin – *Keine Wiederbelebung* – respektiert sowieso niemand.

Wie du es auch drehst und wendest: ein Versagen des Muts und der Fantasie.

Und nun zu spät. Natürlich will sie ihren Mann halten, wenn er stirbt. Natürlich will sie nicht zulassen, dass ihr Mann allein stirbt, ungeliebt. Über Stunden wird sie ihn halten, ihn anflehen: *Atme! Ich liebe dich.*

In ihrer Erschöpfung fällt ihr ein, wie ihre Mutter sie eines Tages fast beiläufig, als wäre es ihr eben in den Sinn gekommen, fragte, ob sie noch wisse, dass sie einmal, als sie klein und sehr krank war, fast gestorben wäre: »Dein Vater und ich haben beim Friedenskorps in Uganda gearbeitet. Wir waren Ende zwanzig. Hingen der Vorstellung von ›Dienst an der Gesellschaft‹ an, wollten helfen. Aber wir hatten ein Kind – dich. Das war nicht so praktisch, keine Ahnung, was zum Teufel wir uns dabei gedacht haben. Alles ging gut, bis wir alle krank wurden. Dann wurdest du richtig krank, irgendein Fieber, so was wie Masern, aber schlimmer als Masern, du warst gerade mal zwei. Dein Fieber stieg immer weiter, ganz gleich, was der Arzt uns zu tun aufgetragen hatte. Ich weiß noch, das Thermometer kletterte auf vierzig Grad. Du hast geglüht! Ich hab geweint und hatte schreckliche Angst, wir würden dich verlieren, deine arme Haut war so heiß. Manchmal wussten wir nicht, ob du noch atmest. Andere kleine Kinder in der Klinik starben – dehydriert. Ihre dünnen Venen waren zu winzig für Infusionsschläuche. Der Arzt war so ein bärtiger Amerikaner und sah aus wie Charles Darwin auf Bildern, war aber erst etwa in unserem Alter. Er hatte die Klinik irgendwie geerbt, sagte er. Vielleicht war er kein richtiger Arzt, kein amtlich zugelassener oder approbierter, was auch immer – er sagte, er habe an der Penn einen Abschluss in Medizin gemacht, sei aber kein Facharzt. Ein freundlicher, fürsorglicher Mensch, morphiumsüchtig, stellte sich heraus, aber das war später. Er habe seit einer Woche nicht mehr geschlafen, sagte er, wegen dieser Masernseuche. Ich weiß noch, wie ängstlich wir waren und machtlos, irgendwie hoffnungslos, als hätte Gott uns die Schädeldecke abgesägt und sähe grinsend von oben zu. Der, von dem wir glauben wollten, er wäre wirklich Arzt, sagte, in ein paar Stunden würden wir es wissen, und wir sagten: Was wissen – *was?* Und er: Ob Ihre Tochter das Fieber überlebt, und wenn ja, ob sie danach noch die Tochter ist, die Sie kennen.«

Die letzten Tage. Die letzte Zeit. Aber man weiß nie, dass es die letzte Zeit ist.

Näherst dich dem Krankenhaus. Dein Kopf ist ein Sieb, durch das ein ständiger Strom solcher ungeordneter Gedanken rinnt. *H'lo, Ma'am* – zum letzten Mal nickt die Angestellte, die an der Anmeldung Frühschicht hat, dir zu, besteht aber trotzdem darauf, dass du dich ins Buch einträgst, wie du es wochenlang täglich getan hast:

Michaela McManus 771 Onkologie (Dr.) Gerard McManus

Möchtest der Frau sagen: *Aber unser Hospiz, das haben wir zu Hause. Unseren Honigmond.*

Möchtest es erklären: *Demnächst kriegen Sie von mir also nicht mehr viel zu sehen.*

Doch es gibt keine Worte. Schon wendest du dich ab.

Fährst mit dem Fahrstuhl in den siebten Stock. Diese dumpfe Willfährigkeit, wie von Vieh nach dem Hieb mit dem Hammer, wenn es ahnungslos durch den Treibgang zum Schlachten stolpert. Wenn dir das *Unerträgliche* ins Hirn sickert. Dieser Druck im Kopf! *Atme!*, bittest du dich selbst. Werd bloß nicht ohnmächtig, Gerard hat niemanden außer dir.

Michaela, komm mit mir!

Es gibt einen Ort für dich. Bei mir.

26

Abgesagt

Heute, am vierzehnten April, hängt an der Tür zum Seminarraum im Erdgeschoss der Memorial Hall der Universität von New Mexico in Albuquerque ein mit Klebestreifen befestigter Hinweis.

Aufgrund unabwendbarer Umstände muss der Kurs Kreatives Schreiben 343, Memoir (Dozentin M. McManus) heute ausfallen.

27

»Gute Neuigkeiten«

Plötzliche Unterbrechungen sind bei einer Krankenhauswache notorisch, denn du nickst (oft) am Bett des Patienten vor Erschöpfung ein, ohne zu wissen, wo du bist, oder auch nur, *warum* du bist, wovon du keine genaue Vorstellung hast, und hast beim Wachen (oft) einen pulsierenden Druck in den Ohren und im Kopf, wenn du herausfinden willst: *wo* und *warum*?

Nicht am Bett deines Ehemanns auf der onkologischen Station, sondern an einem anderen dir unbekannten Ort, obwohl (offenbar) in – einer klinisch kühlen! – Umgebung. (Warum ist es in Krankenhäusern so kalt? – das soll die unvermeidliche Vermehrung der Bakterien verhindern. Je niedriger die Temperatur, desto geringer ist ihre Fortpflanzungsfähigkeit, auch wenn sie natürlich nie null erreicht, solange der warme Puls des Lebens noch schlägt.)

Ein Dröhnen in den Ohren, sodass die joviale Stimme eines Arztes kaum zu dir durchdringt.

Gute Neuigkeiten, Mrs. __! Bei der Prognose für den Patienten hat sich eine neue Entwicklung ergeben.

Gute Neuigkeiten, Mrs.__! Die Knochenmarktransplantation ist bewilligt worden, vorausgesetzt, Sie sind nach wie vor bereit, Knochenmark für Ihren Mann zu spenden.

Gute Neuigkeiten, Mrs. ___! Es besteht eine reelle Chance, dass Sie Ihrem Mann das Leben retten können.

Du bist sehr aufgeregt, als du das hörst. Hast aber auch große Angst.

Du bist in einem Besprechungszimmer im Krankenhaus. Anwesend sind mehrere Klinikärzte, deren Namen dir zwar genannt werden, die du aber sofort wieder vergisst. Der Onkologe Dr. N__ erläutert die Knochenmarkentnahme, die von einem Knochenmarkspezialisten bei einem Eingriff unter Teilnarkose durchgeführt wird und mindestens zwei Stunden dauert. Ein gewisses Risiko besteht (natürlich). Mit gewissen Schmerzen muss (natürlich) gerechnet werden.

Eine vierzig Zentimeter lange Nadel wird tief in deinen Hüftknochen eingeführt und eine winzige Menge Knochenmark daraus entnommen.

Im Grunde, betont Dr. N__, ist das größte Risiko für den Spender nicht die Entnahme des Knochenmarks an sich, sondern die Narkose.

Das verkündet Dr. N__ in so nonchalantem Ton, dass du es als humorvolle Äußerung auffasst. Oder als freundliche Vorhaltung. Einer der Ärzte macht durch zaghaftes Handheben auf sich aufmerksam: Dr. T__, Anästhesist.

Ein anderer Arzt ist der Knochenmarkchirurg Dr. R__, der dir jungenhaft zuwinkt.

Es ist Wochen her, dass du Dr. N__ mitgeteilt hast, du würdest gern Knochenmark spenden, wenn das deinem Ehemann helfen würde. Damals hatte Dr. N__ dein Anliegen abgetan, als hätte dessen Unbedarftheit ihn beleidigt.

Dein Mann, der es zufällig mithörte, hatte protestiert: *Sei nicht albern! Ich würde dir nicht erlauben, so ein Risiko einzugehen, außerdem wird es sowieso nicht nötig sein.*

Hinterher wird dir auffallen, dass die Aussicht auf Schwäche, auf ein Versiegen der Kräfte und aufs Sterben von vielen Kranken für »albern« gehalten wird, womit sie dich zum Widerspruch herausfordern, weswegen du nun wirklich nur selten widersprichst.

Bei der Vorstellung, dass eine vierzig Zentimeter lange Nadel in deinen Hüftknochen gebohrt wird, wirst du ganz schwach. Spürst, wie dir das Blut aus dem Schädel sackt. Im Ton feinster Zurechtweisung (denn er errät deine entsetzten Gedanken) sagt Dr. N__, die Knochenmarktransplantation ist für den Empfänger wesentlich gefährlicher als die Entnahme für den Spender; die Sterblichkeitsrate beim Empfänger liegt bei __ (du verstehst die genuschelte Zahl nicht), die beim Spender hingegen bei unter drei Prozent.

Macht eine siebenundneunzigprozentige Überlebensrate (beim Spender).

Bei so einer großartigen Überlebenswahrscheinlichkeit müsstest du dich schämen, sagtest du etwas anderes als Ja.

Doch du erschauerst. Doch dir bricht der Schweiß aus. Du musst dich an die Tischkante klammern, um dich zu beruhigen.

Dr. N__ legt die Hand ans Ohr: *Wie lautet Ihre Antwort, Mrs. __?*

Ich sagte: Ja. Ich will.

Sie wollen –?

– Knochenmark für meinen Ehemann spenden.

So! Es ist heraus.

Die um den Tisch versammelten Ärzte sehen dich an, nicken ernst, Anerkennung im Blick, Bewunderung, wie du annimmst. Die (tapfere, gute) Frau will ihrem Ehemann Knochenmark spenden!

J-Ja.

Eine Notarin legt dir ein juristisches Dokument vor. Es ist überlang, hat viele Seiten und Anhänge. Mit Mühe liest du die kleine Schrift, die schon verblasst, während deine Augen noch über die maschinegetippten Zeilen gleiten, du kannst nicht zurückgehen und etwas noch einmal lesen. Und am Ende des (dreißigseitigen) Dokuments hast du das Gelesene vergessen.

Hier unterschreiben, Mrs. __. Die Notarin beglaubigt deine Unterschrift.

Deine Hand zittert zwar stark, doch du schaffst es, deinen Namen mit dem dir gereichten Stift aufs Papier zu setzen.

So ein heiserer Atem! Du hoffst, es ist nicht deiner.

Deine Haut ist heiß, das Fieber macht dich ganz wirr im Kopf. Glitschiger feuchter Schweiß auf deiner Stirn, unter den Achseln.

Mrs. __? Hier entlang.

Du bist sehr erleichtert, eine Schwesternhelferin wird dich baden. Den klebrigen Schweiß abwaschen, den beschämenden Geruch deines (verängstigten, weiblichen) Körpers.

Trocknest dich mit einem riesigen weißen Handtuch ab, das kratzt, bedeckst deine Nacktheit mit einem kurzen, am Rücken gebundenen Papierhemd. Wenn du auf der Kante eines Operationstischs sitzt, wirft es Falten und rutscht an deinen talgweißen Oberschenkeln nach oben.

Lächerlich sittsam für eine Frau deines Alters, eine Frau, die nicht mehr jung ist, aber den Anspruch hat, so zu wirken.

Der letzte Anspruch ist der, sexuell anziehend zu sein. Zumindest für irgendjemanden.

Mein Ehemann findet, ich sei schön. Er ist als Einziger auf der ganzen Welt dieser Ansicht.

Mein Ehemann ist der Einzige auf der ganzen Welt, der mich liebt.

Man fordert dich auf, dich auf die Transportliege zu legen. Du wirst für den Eingriff in die Chirurgie gefahren. Über dir zieht verschwommen eine perforierte Decke vorbei. Dein Haar fällt in Strähnen über den Rand der Liege. In der Rückenlage bist du so hilflos wie eine auf dem Rücken liegende Schildkröte. Du hast seit dem Beginn der Krankenhauswache Gewicht verloren, fällt dir auf, verschränkst die Arme über deinen erschlafften Brüsten, als wolltest du dich kleiner machen.

Du wirst unter Teilnarkose operiert, erklärt man dir (noch einmal). Bleibst während der Operation wach, kannst dich aber nicht bewegen. Hinterher kannst du dich an das meiste nicht mehr erinnern.

Ja, es wird wehtun. Aber wenn du dich hinterher nicht mehr daran erinnerst, hat es dann *wehgetan*?

Ja, du wirst Schmerzen haben. Aber wenn du dich hinterher nicht daran erinnerst, was sind dann *Schmerzen*?

Geübte Finger in Handschuhen suchen in der Beuge deines rechten Arms klopfend nach einer Vene. Deine Venen sind dehydriert, mehrere (schmerzhafte) Versuche, einen Zugang zu legen, werden gemacht und misslingen, bevor die Nadel erfolgreich eingeführt werden kann – *Eins-zwei-drei! Das zwickt jetzt ein bisschen!*

Ein Schrei entringt sich deinen Lippen. Doch schon bald schwebst du. Obwohl deine Augen nicht geöffnet sind, siehst du deutlich die halb maskierten Gesichter, die dich oben in einem Kreis umgeben, die Augen hellauf begeistert vor Neugier.

Eine vierzig Zentimeter lange Nadel, von Fingern in Handschuhen emporgehalten, glänzend. Fasziniert verfolgst du ihr Herabsinken. Ein Kältegefühl an deiner linken Hüfte, dann ein stechender Schmerz und ein noch stechenderer Schmerz, als die Nadel immer tiefer in den Knochen hineingeführt wird, bis ins Knochenmark. Dieser Schmerz ist so extrem, dass dir die Luft zum Schreien wegbleibt. Dir fehlt die Kraft, dich zu bewegen – du bist, wie angekündigt, gelähmt.

Oh! Oh, Gott, hilf mir … Aber deine drolligen Schreie sind gedämpft, niemand hört dich.

Vielleicht ist es ein OP-Fehler, dein Gehirn krampft, dein Herz versagt, du sinkst in die Vergessenheit: stirbst.

Oder stirbst nicht, sondern kommst Stunden später im Aufwachraum verwirrt zu dir.

Augen auf, Mrs. __! Augen auf!

Das Rückgrat, der Hals, der Hinterkopf, alles tut dir weh, und dein Unterleib ist in nebeliger Taubheit verschwunden.

Wo ist dein Ehemann? Irgendwie gehst du davon aus, dass dein Ehemann zu dir gebracht worden ist, dass er deine Hand ergreift und dich dafür lobt, dass du sehr, sehr tapfer warst.

Ein Geräusch von raschelndem Papier, das dumme Gewand, das du anhast und das stark mit Blut beschmiert ist, ist dir die Oberschenkel hochgerutscht.

Gedämpftes Husten. Gedämpftes Gelächter?

Feierlich wird dir von einer verlegenen Stimme mitgeteilt: *Nicht so gute Neuigkeiten, Mrs. __! Offenbar waren Sie als Kandidatin für eine Knochenmarkspende doch nicht so geeignet. Offenbar sind Sie von der Hüfte abwärts gelähmt.*

Verblüfftes Schweigen. Du öffnest den Mund, willst protestieren, doch es dringen keine Worte hervor.

Noch mehr gedämpftes Husten, Gelächter. Mit großer Anstrengung gelingt es dir, dich auf den Ellenbogen hochzudrücken.

Du Dummerchen! Hast. Du. Wirklich. Geglaubt. Du. Könntest. Durch. Eine. So. Rührende. Eigenmächtigkeit. Deinem. Mann. Das. Leben. Retten.

Dir wird mitgeteilt: Dein Ehemann ist gestorben, ist seit achtundvierzig Stunden tot. Das deiner Hüfte entnommene Knochenmark wird genau in diesem Moment einem anderen Patienten »gespendet«, der reicher und bedeutender ist.

Dir wird mitgeteilt: Dein Ehemann erwartet dich in der Leichenhalle des Krankenhauses auf Ebene C. Du wirst jetzt dahin gebracht.

28

Atme

… diese Geschichte erzählst du, erzählst sie wieder und wieder. Zum Abschluss bringen kannst du sie nicht. Diese Geschichte, die Eingang in deine Atmung gefunden hat. Die dein Herzschlag ist. Die bis ins Mark deiner Knochen eingesickert ist.

Atme.

Atme.

Atme.

Atme.

Atme.

Atme.

Atme.

29

Totenschein

Natürlich, die Wache ist zu Ende.

Die Geschichte, die du dir erzählt hast, war schon vor Tagen zu Ende.

Der Fiebertraum hält an, doch das *Atmen* hat aufgehört.

In deinen verzweifelten Armen hat das *Atmen* (zuletzt) aufgehört.

So viele Stunden, Tage, Wochen hast du deinen Ehemann gehalten! Hast gefleht: *Atme, atme …*

Aber du hast ihn im Stich gelassen. Du warst nicht stark genug, den Tod zu besiegen.

Zeitpunkt und Ort des Todes: 13. April 2019, 14:36 Uhr.

Krebszentrum von Santa Tierra, Santa Tierra, New Mexico.

Todesursache:

Akutes Nierenversagen

Akutes hypoxisches Lungenversagen

Lungenödem

Metastasiertes Urothelkarzinom

Sie sollten sich mehrere Kopien des Totenscheins machen, Mrs. McManus. Wir empfehlen in der Regel ein Dutzend oder mehr.

Und was immer Sie tun – bewahren Sie das Original gut auf.

Teil II

Post mortem

30

Die Wunde

Nein, nein! Es ist (noch) nicht geschehen.

Ein Missverständnis. Was immer es war, das geschehen ist, ist (noch) nicht geschehen.

Du erwachst benommen und in verschwitzter Wäsche aus dem Fiebertraum. Bist offenbar auf einer für deine Beine zu kurzen Couch eingeschlafen. Stechende Schmerzen im Nacken, Schmerzen am ganzen Rückgrat, an der linken Hüfte, auf der du gelegen hast, die Knie zur Brust hochgezogen, heftige Schmerzensstöße.

»Gerard –«

Du setzt dich in panischer Angst sofort auf und siehst: Dein Mann lebt (noch) und liegt (noch) in seinem Krankenbett, schläft (noch) tief und fest, atmet (noch).

Dich überrollt eine riesige Woge der Erleichterung. Du könntest weinen, Gerard lebt (noch).

Alles, was geschehen ist oder geschehen wird, ist (noch) nicht geschehen.

So müde! Ob Mark aus deinen Knochen ausgelaufen ist und du deshalb so schwach bist?

Wankst mit unsicheren Schritten ins Bad. Das rechte Bein

trägt die Hauptlast deines Gewichts. Du willst im Spiegel nach einer kleinen kreisrunden Operationswunde an deinem linken Hüftknochen Ausschau halten, aber da ist natürlich keine, und trotzdem pocht ein dumpfer Schmerz an der Stelle, wo sie wäre, gäbe es eine Wunde.

31

Post mortem

Mrs. McManus? – Sie können so lange bei Ihrem Mann bleiben, wie Sie möchten.

Wir warten draußen im Flur.

Nach wie vor am Bett des Mannes. Hemmungslos schluchzend, körperlich am Ende vor Trauer.

Wie sinnlos, Kummer! Der evolutionäre Vorteil von Trauer, würde Gerard anmerken, versteht sich nicht von selbst.

Zähneklappern, die Luft ist so kalt!

Erträgst es nicht zu gehen. Denn wie sollst du gehen können.

In welchem Moment genau wendet sich eine Ehefrau zum *Gehen*.

Du hältst Gerard im Arm, du küsst sein noch warmes Gesicht, streichelst sein Gesicht, sein kräuseliges Haar.

Mit einer kleinen Nagelschere, die du für diesen Zweck eingesteckt hast, schneidest du eine Locke seines Haars ab.

Genau genommen zwei Locken: eine, weißlich-silbern, an der rechten Schläfe, die andere kupferfarben-silbern aus dem dichteren Haar am Hinterkopf.

Wie peinlich Gerard das wäre! *Michaela, um Himmels willen! Was tust du? Wenn das jemand sieht …*

Wunderschönes Haar! Dir werden Tränen in die Augen steigen, wenn du die Locken des wunderschönen Haars deines Mannes siehst, die du in einem kleinen weißen Umschlag für immer in einer Schublade aufbewahren wirst.

Du hebst seine schlaffen Hände in deine und küsst sie. Es sind die Hände eines Mannes, der bei guter Gesundheit ist, würde man meinen: die Haut nicht papierdünn, sondern dick, gerötet.

Gerard die Decke bis zur Schulter ziehen. Sie um den Hals herum festdrücken. Er hat oft über die Kälte in diesem Zimmer geklagt – er, der bei Minustemperaturen in Cambridge, Mass., ohne Kopfbedeckung herumgelaufen ist, ohne Mantel, nur im Sportjackett aus Tweed, mit Handschuhen.

Tüchtig gelacht hat über Michaela, die in ihrem knöchellangen gesteppten Thermomantel zitterte …

Und wer wird jetzt über dich lachen? Wer wird sich jetzt um dich scheren?

Das Seltsame ist: Gerard *atmet* nicht mehr.

Starrst auf seinen Hals, seine Brust. Drückst die flache Hand auf seine Brust. Beugst dich darüber, um herauszufinden – *atmet* er?

Seine Augen sind halb geöffnet. Graublaue Augen, unscharf, als habe sich ein transparenter Film darübergelegt. Und doch scheinen diese Augen dich zu »sehen« – irgendwie.

Wie Gerard dich ja auch – irgendwie – »hört«.

Flüsterst ihm noch einmal zu, fast schüchtern: *Atme! Kannst du – atmen …*

Scheust dich, den Mann nach seinem langen Kampf zu bitten: *Versuch es, bitte, versuch zu atmen, gib nicht auf, verlass mich nicht, ich liebe dich so sehr …*

Gerard hat nicht aufgegeben – oder?

Du hast nicht aufgegeben. Aber du bist sehr müde.

Küsst ihn auf die Lippen, die allmählich kühl werden. Dich überkommt die wilde Anwandlung, ihn in die Lippen zu beißen, fest. Gerard wird zusammenzucken, aufschreien vor Schmerz.

Unwillkürlich Luft holen.

Atme! Bitte versuch es …

Aber es ist vierzig Minuten her, dann sechzig. Faszinierend, das unaufhörliche Vergehen der Zeit.

Es ist ein Rätsel: Wie kann es den einen singulären Moment geben, der *der* Moment des Abschiednehmens ist?

Wo doch jeder Moment ohne Weiteres der vorletzte sein kann, nicht *der letzte* Moment.

Warum sollte einer dann einen singulären Moment als *den letzten* wählen?

Du lächelst, das ist unsinnig. Es gibt keinen unausweichlichen *letzten Moment*.

Die Möglichkeit, dass das Wachen schließlich vorbei und Gerard schließlich gestorben ist, ist unakzeptabel, unlogisch.

Ein unerträglicher Gedanke wie etwas, das sich in deinen Kopf gequetscht und seine großen Flügel ausgebreitet hat, viel zu groß für das Innere deines Schädels.

Nein, nein!, flehst du. Was immer es ist, es darf in deinem Kopf nicht die großen schwarz gefiederten Flügel ausbreiten …

Nein, das ist unerträglich. Unbegreiflich.

Und dieses letzte Ausatmen – dieser Stoßseufzer.

Stets und ständig wirst du diesen Seufzer hören. Hörst ihn jetzt. Seine Müdigkeit, seine Schwere.

Den letzten Atemzug getan. Worte, nüchtern, wunderschön und kompromisslos.

Und doch: Warum sollte einer – von lebenslang getanen Atemzügen – *der letzte* sein? Wie ließe sich das feststellen? Der letzte Atemzug, doch wohl nicht purer Zufall? Und trotzdem …

Was würde Spinoza sagen? – der geliebte Philosoph, der an ein rein deterministisches Universum glaubte und zugleich an die menschliche Seele.

Das möchtest du Gerard zu gern fragen. Solche Fragen bekommt er gern gestellt!

Er hatte überhaupt nichts dagegen, in seinem Arbeitszimmer gestört zu werden – wenn du mit einer Frage zu ihm kamst, die die Störung verdiente. *Komm rein! Komm rein! Was kann ich für dich tun, Liebling?* Gefährlich weit in dem knarrenden Drehstuhl zurückgelehnt, die Hände hinter dem Kopf verschränkt, die Stirn in Falten gelegt, sann er über die Frage nach und formulierte eine durchdachte und meist ausführliche Antwort …

Und küss mich endlich, wenn du schon mal da bist.

Du fühlst dich matt, unwirklich. Mach die Augen zu, und du hörst die Stimme deines Mannes. Mach die Augen zu, und du hörst deinen Mann *atmen*.

Willst dir ins Gedächtnis rufen, was du Gerard über die Jahre hinweg gefragt hast. Du wolltest so vieles wissen, und immer hast du Antworten bekommen. Und jetzt fällt dir keine einzige Frage ein, keine einzige Antwort.

Denn du bist fasziniert, betrachtest Gerards Gesicht. Es ist kein regloses, kein »starres« Gesicht – es kann jeden Moment beseelt werden, das Leben kann in die Augen zurückkehren. Davon bist du überzeugst. Das erwartest du offenbar.

Umschließt Gerards Hände mit deinen beiden Händen, um sie zu beruhigen. Sonst zittern sie entsetzlich.

Ja, du bist dir sicher, dass Gerards Lider im nächsten Moment flattern, dass seine Lippen sich öffnen könnten, dass er wieder atmet – dass sich seine Brust wieder ins Leben hebt … Du nimmst ihn fast vorweg, den ersten Atemzug, ein scharfes Luftholen, das erneuerte Erkennen in den Augen.

Wartest. Hörst nicht auf zu warten.

Mrs. McManus? Sie sollten vielleicht jetzt gehen.

Sie haben für Ihren Mann getan, was Sie konnten, Mrs. McManus.

Jetzt ist es Zeit, dass Sie sich um sich selbst kümmern.

32

»Witwe«

Benommen tätigt sie Anrufe. Ja, es ist vorbei. Wochenlanges Wachen, jetzt vorbei. Ja, es tut ihr sehr leid, dass sie nicht benachrichtigt wurden, aber Gerard wollte keinen Besuch. Er wollte auch keine Anrufe. Ja, es war ihm ernst damit.

Ja, sie hatten vor, ihr gemietetes Haus als Hospiz herzurichten. Und nein, dazu war es nicht gekommen, weil Gerards Kräfte zuletzt zu schnell schwanden.

Ja, sie *bedauert*, dass es kein *Hospiz* gab – keine Besucher. Gerard verließen zuletzt die Kräfte zu schnell. Und nein, zu dem Zeitpunkt konnte sie daran nichts ändern, und sie kann auch jetzt nichts daran ändern.

»Ich verstehe. Ja, das ist sehr ärgerlich für dich. Ja, ich weiß, dass du ihn geliebt hast. Und nein, nicht nötig, dass du mit dem Flugzeug herkommst. Gerard wollte eingeäschert werden. Er wollte keine Beerdigung. Keine Erdbestattung. Es wird eine Gedenkfeier in Cambridge geben, möglicherweise im Herbst. Natürlich bekommst du eine Einladung. Ja.«

Ging in das Zimmer zurück, in dem das Bett nun leer und die Wäsche abgezogen war. Ein scharfer Geruch nach Desinfektionsmitteln trieb ihr Tränen in die Augen.

Stunden später. Herz- und Sauerstoffmonitor waren hinausgebracht worden, es war unnatürlich still darin. Anonym. Ohne für sie erkennbare Bedeutung.

Sie stand in der Tür und schaute. Das Bett – wo hatte sie dieses Bett schon einmal gesehen? Beängstigend, dieses (leere, abgezogene) Bett.

Beängstigend, (wieder) in dieses Zimmer hineinzugehen und zu merken, dass sie *allein* darin war.

Zum ersten Mal *allein* in diesem Zimmer. Sie war geneigt zu glauben, es müsse das falsche Zimmer sein oder sie sich geirrt haben, denn welchen Sinn sollte es haben, *allein* hier zu sein?

Genauso wie sie in den kommenden Stunden, Tagen, Wochen und Monaten von dem Gedanken geplagt werden sollte, welchen Sinn ein Leben *allein* haben sollte.

Sie wollte nicht denken: *Aber wo ist er? Wohin haben sie ihn gebracht? Was, wenn er gar nicht tot ist, sondern noch lebt? Er wacht auf und findet sich – wo wieder?*

Will die Aufmerksamkeit auf das richten, was nun zu tun ist. Seine Sachen holen. Das Zimmer räumen, bevor sie es für immer verlässt. Es war ihre Aufgabe, sie hatte darauf bestanden, sie allein zu erledigen.

Vieles würde sie zurücklassen. Sämtliche Blumen, auch die rosa Begonien, die Iris Esdras geschickt hatte, die Verwaltungsassistentin des Instituts und ihre erste Ansprechperson, und sämtliche auf dem Fensterbrett angehäuften

Zeitschriften und Zeitungen. Einige wenige Karten von den wenigen Menschen, mit denen Gerard im Institut Bekanntschaft geschlossen hatte, bevor er krank wurde – diese Karten würde sie aus Respekt vor den Absendern, auch wenn es für sie Fremde waren, nach Hause mitnehmen.

In der Nachttischschublade lagen Gerards Brille, seine Armbanduhr, sein Ehering, das Handy, der Kindle. Die Armbanduhr streifte sie sich sofort übers Handgelenk, den Ehering über den Daumen. In dem schmalen Schrank lagen im obersten Fach Gerards Laptop, noch mehr Bücher und, wie sich zeigte, das redigierte *Das Unbehagen am menschlichen Verstand*. Sie selbst hatte das Manuskript dorthin gelegt, damit es sicher verwahrt war, erinnert sich aber kaum noch daran. Gerards auf Kleiderbügeln hängende Sachen in der Enge grob zusammengedrückt. Sein blaues Lieblingshemd, das er ein paar Tage lang statt des Krankenhaushemds getragen hatte. Sie presste das Gesicht in den Stoff, atmete gierig ein. Die Khaki-Shorts, die T-Shirts, die sie ihm hatte mitbringen sollen und die er nie getragen hatte. Er hatte vorgehabt, auf einem Stuhl am Fenster zu sitzen und zu arbeiten; hatte vorgehabt, so viel wie möglich im Krankenhaus umherzugehen, einen Dachgarten zu erkunden, den sie vom Fenster aus sahen; als er dafür zu schwach geworden war, hatte er gehofft, wenigstens (von Michaela) im Rollstuhl umhergefahren zu werden. Von alldem hatten sie aber kaum etwas getan, die Zeit war zu schnell vergangen; die Person, die sie als den eigentlichen, den gesunden Gerard kannten, rückte immer schneller in immer weitere Ferne wie jemand, den man kurz im Rückspiegel erblickt, während das Fahrzeug davonjagt. Michaela hätte die Sachen nicht mitzubringen brauchen, genauso wenig wie die vielen Mahlzeiten, die Gerard sowieso nicht essen konnte. Das einzusehen, brach ihr abermals das Herz, sie ertrug es nicht.

Michaela, hör auf.

Lass es einfach.

Sie hatte Gerard erschreckt, und dann hatte sie ihn verärgert, als sie zusammenbrach und in seinem Beisein weinte, wie sie oft weinte, wenn sie allein war, heisere Schluchzer, die sie erfassten wie Krämpfe, das Gesicht verzerrt, die Augen brennend vor Tränen. Beim ersten Mal hatte Gerard die Hände auf die Ohren gepresst und sich entsetzt abgewendet, in so einem Zustand hatte er Michaela noch nie gesehen.

Sie war geistesgegenwärtig genug gewesen, aus dem Zimmer zu laufen und ihn damit zu verschonen. Sich wie ein verwundetes Tier zurückzuziehen, auf eine Toilette.

Natürlich möchte dein Ehemann dich nicht weinen sehen. Er möchte nicht wissen, dass du dich vor seinem Sterben fürchtest, und möchte sich seinerseits auch nicht vor seinem Sterben fürchten, möchte nicht weinen. Darum – hör auf.

Nach diesem Vorfall hatte er sie weniger geliebt, glaubte sie.

Oder seine Liebesfähigkeit hatte nachgelassen. Wie der Sauerstoffgehalt in seinem Blut, dessen gemessener Wert zwar launenhaft schwankte, aber langsam sank. Immer weniger wurde.

Ungelenk in die Hocke gehen und Schuhe, (schmutzige) Unterwäsche und Socken vom Boden aufheben. Alles in eine Tasche stopfen, zusammen mit den Toilettenartikeln: Haarbürste, Zahnbürste, Zahnpasta, Deodorant, hastig aufgelesen.

Zahnbürste, Deodorant. Michaela biss sich auf die Unterlippe, damit sie nicht losschluchzte.

Dann feststellen, dass sich das redigierte Manuskript von *Das Unbehagen am menschlichen Verstand* in einem miserablen Zustand befindet: Seiten sind umgeknickt und beschädigt, einige zu Boden gefallen, zwischen die Unterwäsche. Wie konnte das sein, Gerards kostbares Manuskript!

Das versetzte ihr einen Stich vor Angst und Schuldgefühl. Wenn Gerard das wüsste, wäre er von ihr enttäuscht …

Nein. Er wäre wütend. Er hatte sich auf sie verlassen!

Sie hatten stillschweigend vereinbart, dass Michaela auf das Manuskript aufpasste, anfangs, bis Gerard so weit wiederhergestellt war, dass er aus dem Krankenhaus entlassen wurde und, zu Hause, daran weiterarbeitete; und später, als klar war, dass er nie mehr daran würde arbeiten können. Doch Michaela, verstört, aufgelöst, hatte es anscheinend aus den Augen verloren.

Sah jetzt zu ihrer Bestürzung, dass die Seiten völlig durcheinandergeraten waren. Das ganze Manuskript war offenbar auf den Boden gefallen, und irgendjemand (vom Klinikpersonal?) hatte die Blätter eilig und achtlos zusammengeschoben. Ein Albtraum, wenn Seiten, die Gerard mit Anmerkungen versehen hatte, fehlten, denn wäre das der Fall, könnte Michaela nicht in Erfahrung bringen, was er auf den Seitenrändern vermerkt hatte; für diese winzigen Korrekturen gab es keine Computerdatei.

»Oh, Gerard. Verzeih mir.«

Verzweifelt, auf den Knien nach verschwundenen Seiten suchen. Unter dem Bett, neben dem Nachttisch. Da, Seite 93, mehrfach eingerissen, und noch eine Seite, die 261 … Zu ihrem Entsetzen fand Michaela eine Seite, so fleckig und eingerissen, dass sie fast nicht mehr leserlich war, und eine zweite, die Widmungsseite, die sie so glücklich gemacht hatte, in einer Zimmerecke hinter dem Bett.

Jetzt las sie: … *für me rau und erst ael*

Erleichtert, die Blätter gefunden zu haben, mochten sie auch schlimm aussehen. Dankbar!

Auf Händen und Knien kriecht die Witwe keuchend und schluchzend über den Boden. Kriecht auf dem Bauch wie eine Schlange mit gebrochenem Rückgrat.

33

Skli

Michaela! Warum haben Sie mich nicht angerufen!

Ich hatte Sie doch gebeten, mich auf dem Laufenden zu halten.

Was für ein schrecklicher Verlust! Eine Tragödie!

Sie Arme, Sie dauern mich! Lassen Sie sich umarmen.

Iris Esdras stößt auf Michaela herab wie ein Raubvogel und umfängt sie mit ihren Schwingen. Eine Frau in jugendlichem mittlerem Alter, vollbusig, breite Hüften, mit grell angemaltem Gesicht, schwarz gefärbtem, dramatisch in der Mitte gescheiteltem Haar, exotischen Schals, Türkisschmuck und Parfum – aber ihr Auftreten ist freundlich, großmütig, mütterlich. Mit so viel Wärme hat Michaela schon länger niemand berührt, und Iris Esdras' Umarmung überwältigt und bewegt sie tief, auch wenn sie ihr (etwas, ein bisschen, aber spürbar) die Luft nimmt.

Die Verwaltungsassistentin am Institut für Spitzenforschung in Santa Tierra, die Person, mit der Gerard vor seiner Ankunft hier am häufigsten korrespondierte, nimmt sich Michaelas in der Stunde ihrer Not an, Ms. Esdras, die ihr eingeschärft hatte: *Wenn Sie Hilfe brauchen, egal wobei,*

Informationen brauchen – Sie können mich jederzeit anrufen.

Auch wenn sie Gerard nicht gut gekannt haben kann, ist Iris' Erschütterung über seinen Tod wohl echt. Angesichts des *blühenden Kummers* der Frau kommt die Witwe sich anämisch vor, unzulänglich. Sogar die tintenschwarze Mascara ist von Tränen verschmiert.

Iris Esdras nimmt Michaela in die Arme. So fest, dass ihr die Rippen wehtun.

Beteuert, ihr Ehemann Gerard, der *Wissenschaftshistoriker*, sei von allen im Institut bewundert worden. Was für eine Tragödie!

Lässt es sich nicht nehmen, Michaela nach Hause zu fahren. Unterwegs kaufen sie ein paar Lebensmittel ein. *Sie* übernimmt das Einkaufen, Michaela kann im Auto bleiben. Die Augen zumachen. Sich ausruhen. Ein kurzer Blick auf Michaela, das abgehärmte bleiche Gesicht, die blutunterlaufenen Augen, das fettige wirre Haar, und die pfiffige Iris ist im Bilde, was die Krankenhauswache bei ihr angerichtet hat.

Kommt nicht infrage, dass sich Michaela ans Steuer setzt! Ihr Mann ist erst diesen Vormittag gestorben, sie muss jetzt auf sich achtgeben.

Es müssen aber Vorkehrungen für die »Entsorgung« des Leichnams getroffen werden, der nur vorübergehend im Krankenhaus aufbewahrt wird.

Iris wird Michaela bei Absprachen mit dem Bestattungsunternehmen *Kapelle zum Wohlklang* (das das Institut wärmstens empfehlen kann) helfen. Iris bietet sogar an, für Michaela dort anzurufen.

Kapelle zum Wohlklang! – In ihrer Benommenheit versteht Michaela *Kapelle zum Hohlklang*.

Die sterblichen Überreste von Gerard McManus, die sich in der Leichenhalle des Krebszentrums befinden, werden von einem Angestellten des Bestattungsunternehmens abgeholt und ins Krematorium der Kapelle gebracht.

Ah, Kapelle zum *Wohlklang*. Michaela hört aufmerksam zu.

Auch das ist für sie in ihrer Benommenheit verwirrend: Ihr Ehemann ist nicht mehr *Gerard*. Solange er atmete und Michaela ihn fest in den Armen hielt, war er *Gerard*. Nun aber hat er sich in die *sterblichen Überreste von Gerard McManus* verwandelt.

Michaela denkt nach. *Aber wo ist Gerard? Ist er nicht »sein« Leichnam?*

Hätte Spinoza es gewusst? Gibt es einen Geist, der den Körper bewohnt, oder verteilt sich der Geist im ganzen Körper? Und was wird aus dem Geist, wenn der Körper versagt?

Iris teilt Michaela mit, sie habe die Möglichkeit, bei der Kremierung der sterblichen Überreste dabei zu sein, und Michaela macht große Augen.

»Sie können einen Termin vereinbaren. Sie können dabei sein. Die eigentliche Einäscherung sehen Sie allerdings nicht, nur die Einfahrt des Sarges in einen auf tausend Grad erhitzten Verbrennungsofen auf dem Förderband, mehr nicht. Das Ganze dauert drei Stunden. Sie bezeugen die Kremierung, indem Sie zu Beginn anwesend sind.«

Michaela schüttelt rasch den Kopf: *nein*.

Denkt, wie lächerlich das Leben ist. Ihr Ehemann ist gestorben und hat sie ohne Schutz und Halt zurückgelassen, und sie spricht hier in aller Ruhe mit einer Fremden über die »Entsorgung« seines Leichnams. Darüber, ob sie bei der Einäscherung dabei sein möchte. Sie starrt auf ein schokoladenbraunes Muttermal am Hals der Fremden.

Als Iris Esdras spricht, meint Michaela, das Muttermal am Hals der Frau bewege sich. Genau genommen sind es einige auf Iris Esdras' Hals verteilte Muttermale, so groß wie Spinnen oder Zecken, die sich fast unmerklich bewegen. (Warum sieht Iris die nicht? Stört es sie nicht?)

Michaela reibt sich die Augen, ihr ist schwindlig. Es ist einer ihrer unerträglichen Träume von neulich, wird ihr klar – ein Schwarm giftiger kleiner Insekten, die über ihren Körper kriechen, während sie gelähmt im Bett liegt …

Und eines kriecht ihr ins Ohr.

Beim Anblick der Verzweiflung in Michaelas Gesicht greift Iris nach ihrer Hand und drückt sie an ihre warme seidige Brust. »Sie stehen das durch, meine Liebe. Tun wir alle – wir müssen.«

Michaela widersteht dem Impuls, einen Schritt zurückzutreten. Nein, nein! – Sie will sich nicht von Fremden als ihresgleichen vereinnahmen lassen.

Was die Räumung von Gerards Büro im Institut betrifft – noch ein Thema, auf das Michaela nicht gefasst ist –, versichert Iris ihr, damit habe es »keine Eile«. Sie wird Dr. McManus' Bücher persönlich in Kartons verstauen, den Computer sorgfältig verpacken und alles in das Haus am

Vista Drive schicken lassen. Und mit der Räumung des Hauses habe es – natürlich – auch keine Eile.

Michaela beschleicht Angst. *Räumung des Hauses* – so bald? Sie und Gerard hatten einen bis Ende August laufenden Mietvertrag unterschrieben. Gemeinsam, da ist sie sich sicher. Sie erklärt Iris, sie sei noch nicht bereit, Santa Tierra zu verlassen. Sie gebe einen Schreibkurs an der Universität von Nex Mexico in Albuquerque und sei verpflichtet, das Semester zu absolvieren.

Außerdem – das sagt Michaela allerdings nicht von sich aus – kann sie Santa Tierra nicht verlassen, denn hier ist Gerard gestorben. Die Qual und die Agonie seines Sterbens, das sich so lange hinzog, seine Tapferkeit – sein Wille. Sie kann *ihn* nicht verlassen.

Wenn es das gibt, eine Seele, die verloren dahintreibt, eine von ihrem Körper »befreite« Seele – bleibt sie gewiss hier in Santa Tierra.

Auch wenn Michaela so wenig an ein Weiterleben der Seele glaubt, wie Gerard oder seine Wissenschaftlerkollegen an ein Weiterleben der Seele glaubten, irgendwie glaubt sie doch daran.

Iris erwidert unsicher: »Ja, natürlich, Michaela. Sie haben das Haus bis Ende August gemietet. Aber vielleicht möchten Sie ja in eine kleinere Unterkunft ziehen, solange Ihr Kurs läuft. Vielleicht sogar nach Albuquerque.«

Nach Albuquerque ziehen? Michaela ist bestürzt. Wie sollte das möglich sein, wenn Gerard doch in Santa Tierra gestorben ist?

Wenn sie den Mietvertrag für das Haus kündigen möchte,

teilt Iris Michaela mit, lasse sich das einrichten. Unter diesen »besonderen Umständen« müsse sie keine Vertragsstrafe zahlen: »Sie erhalten die Kaution vollständig zurück.«

Michaela protestiert: »Aber ich möchte den Mietvertrag nicht kündigen. Ich bin nicht bereit auszuziehen.«

»Für eine Person erscheint das Haus doch etwas groß, Michaela. Da oben am Berg wohnen, das kann einsam sein …«

»Aber Gerard hat dort gewohnt, mit mir. Noch vor wenigen Wochen. Es ist unser letzter gemeinsamer Aufenthaltsort. Seine Kleider, seine Sachen sind dort. Ich werde dort an seinem Manuskript arbeiten. Wir wollten uns zusammen noch so vieles in der Umgebung von Santa Tierra ansehen. Ich kann nicht – kann nicht – ausziehen, jetzt noch nicht.«

»Ich verstehe, meine Liebe.« Doch Iris sagt es zögerlich, denn sie versteht es nicht.

»Ich kann ihn jetzt noch nicht verlassen.«

»Oh, meine Liebe. Natürlich können Sie das nicht.«

»Ich habe angeboten, Gerard Knochenmark zu spenden. Für Gerard. Ich glaube – ich glaube, das hat vielleicht stattgefunden …« Michaela hält verwirrt inne. Sie entsinnt sich einer sehr langen Nadel, die sich in ihren linken Hüftknochen gesenkt hat. »Ich glaube, man hat mir Knochenmark entnommen, es dann aber, ich bin mir nicht sicher – verloren …«

Iris hört mit viel Verständnis zu wie jemand, der geduldig auf eine Gelegenheit wartet, das Thema zu wechseln.

»Ob es möglich ist, dass sie, wenn sie es finden – das Knochenmark –, wenn sie es im Krankenhaus ausfindig machen, es noch mal probieren könnten, was glauben Sie? Bei Gerard? Oder« – Michaela stockt, reibt sich die linke Hüfte, sieht die undurchdringliche Miene der anderen Frau – »ist es zu spät?«

Ja, sagt Iris sanft, es ist *zu spät*. Leider – *ja*.

Worum geht es noch mal? *Die Räumung des Hauses.*

An ihr Leben andernorts hat Michaela seit Wochen keinen Gedanken verschwendet. Das ganze Universum ist auf die Krankenhauswache zusammengeschrumpft, auf den Kampf an Gerards Bett. Sogar jetzt macht ihr zu schaffen, dass sie am falschen Ort ist. Sie sollte in Zimmer 771 des Krebszentrums sein, denn ihre Abwesenheit wird Gerard verärgern.

Eine schreckliche Vorstellung, dass Michaela von nun an überall, wo sie sich befindet, am *falschen* Ort sein wird.

Der Gedanke daran, ohne Gerard in das Haus in der Monroe Street in Cambridge, Mass., zurückzukehren, in dem sie die zwölf Jahre ihrer Ehe mit ihm gelebt hat, erfüllt sie mit Abscheu. *Als Erstes, noch bevor du deine dummen Koffer hinaufträgst, bringst du dich um.*

Wie auch immer, dir fällt schon etwas ein.

Sie spürt einen Schlag am Kopf – hart. Ist erstaunt, verwirrt – liegt sie auf dem *Boden*?

Irgendwie ist sie zusammengesackt. Gesunken, nicht gefallen. Hat zwar gemerkt, dass ihr die Sinne schwinden, war aber unfähig, sich auf den Beinen zu halten. Der Schlag an ihre linke Schläfe ist eine Zurechtweisung.

Iris Esdras beugt sich über sie, schreit auf.

Für einen Moment glaubt Michaela, die Frau mit der weißen Haut und dem grellen Make-up habe sie niedergeschlagen.

Skli. Mit ihrem unstillbaren Rachedurst.

»Oh, Michaela. Was haben Sie getan?«

Iris ist schockiert. Sie hat Michaelas locker sitzende Ärmel hinaufgeschoben und zwanzig Zentimeter lange Riefen an den Innenseiten beider Arme freigelegt. Striemen in der weißen Haut, offenbar mit spitzen Fingernägeln gezogen, nicht tief, aber blutig. Die Wunden sind nicht frisch, sondern schon Tage alt und auf ganzer Länge mit Schorf überzogen.

Michaela protestiert. »Ich war das nicht. Ich hab das nicht getan.«

Sie ist tief gedemütigt, fassungslos. Fragt sich, ob die Wunden mit der Knochenmarkentnahme zusammenhängen können … Und warum beugt sich diese unerwünschte Fremde über sie und tut, als wollte sie sie trösten, während sie sie gleichzeitig schilt und den schrecklichen Schorf an ihren Armen inspiziert, den Michaela noch nie zuvor gesehen hat? – Es ist alles so beschämend.

Gerard, bestürzt über ihr unbeherrschtes Weinen im Krankenhaus, würde dieser Anblick noch mehr bestürzen.

»Michaela. Lassen Sie sich von mir helfen.«

Iris besteht darauf, sie in den Waschraum zu bringen, ihr die Arme behutsam mit Seife abzuwaschen, eine antiseptische Flüssigkeit auf die Wunden aufzutragen und Pflaster über die langen dünnen Striemen zu kleben. Michaela zuckt zusammen, denn es brennt erheblich. Vor allem aber schämt sie sich – die nervöse Frau wird glauben, sie habe sich umbringen wollen, bestimmt wird sie anderen im Institut von Michaela erzählen.

Die arme Frau – Gerard McManus' Ehefrau – Witwe …

So außer sich, dass sie sich die Pulsadern aufschneiden wollte … aber nicht sehr gekonnt.

Es ist so schnell gegangen, Michaela will es verstehen. Ihr Fehler war, Skli ins Haus zu lassen.

Ihr Fehler – *ihrer und Gerards* Fehler – war, dieses Haus zu betreten, in dem Skli und die anderen Dämonen hausten.

»… leite in die Wege, dass Sie einen Therapeuten aufsuchen, Michaela. Ich kenne mehrere ausgezeichnete Therapeuten in Santa Tierra. Ich melde Sie nicht – damit wäre niemandem geholfen. Sie sind zweifellos wochenlang schrecklichen Belastungen ausgesetzt gewesen, ohne Hilfe von irgendwem zu haben, aber das ist keine Lösung, meine Liebe – was würde Ihr Mann dazu sagen?«

Michaela starrt auf ihre bandagierten Arme. Leuchtend weißer Mull, Pflaster. Protestiert lau, sie habe die langen wellenförmigen Schrammen noch nie gesehen. Habe keinen Schmerz gespürt – null. (Bis jetzt.)

Hatte sie sich die Striemen im Schlaf selbst zugefügt, mit den Fingernägeln? Oder im Krankenhaus, an Gerards Bett? Sich bestrafen wollen, denn Gerard litt ja Schmerzen. Wollte sie *mit ihm leiden*?

(Aber ihre Fingernägel sind stumpf, abgebrochen; sie hätte sich die Arme nicht so tief aufschürfen können.)

»Ich habe mir nicht die Arme aufgeritzt. Da liegt ein Irrtum vor.«

Iris steuert den Wagen und gibt keine Antwort. Verbissen sagt Michaela mit lauterer Stimme, als wäre Iris schwerhörig: »Ich weiß, was Sie denken, aber Sie irren sich. Ich habe mich nicht einmal als Teenager geritzt. *Nein.*«

Mit finsterer Genugtuung und lächelnd, wie eine Mutter es täte, sagt Iris mit aufreizend besorgtem Blick: »Schön. Ich vermittle Ihnen einen ausgezeichneten Therapeuten – einen Trauerberater –, dem können Sie es erklären.«

Im Haus besteht Iris darauf, so lange bei Michaela zu bleiben, bis diese vor Erschöpfung eingeschlafen ist.

Sie kontrolliert sämtliche Fenster und Türen. Teilt Michaela in neutralem Ton, der nicht wie Schelte klingen soll, mit, die Tür nach hinten raus und die Glasschiebetür im Wohnzimmer seien offen gewesen.

»Sie müssen besser auf sich achtgeben, Michaela. Die oberste Pflicht der Witwe ist, *am Leben zu bleiben.*«

Michaela treibt in einem kleinen Boot auf einem breiten dunklen Fluss dahin. Gerard hat ihr den Namen des Flusses gesagt, denn dort wollen sie sich treffen: *Rio de Piedras.* Von allen Seiten Schreie wilder Papageien und Affen. Aus den Schatten tritt die Dämongöttin Skli hervor. Eine nackte Frauengestalt mit schreiendem Mund, herabhängenden Brüsten, einer wie eine Wunde klaffenden Vagina und langen gebogenen Klauen als Finger.

Provozierend sacht streichen diese Krallen über Michaelas Arme, die jetzt nicht bandagiert sind, sondern nackt und sehr empfindlich.

Oh, unerträglich! Von einem krampfartigen Schauer wird Michaela unsanft geweckt.

An Schlaf ist nicht zu denken. Michaelas erste Nacht als *Witwe*.

Iris Esdras ist zwar fort, der süßliche Geruch ihres Parfums liegt aber noch in der Luft. Fast meint Michaela, irgendwo im Haus die laut fordernde Stimme der Frau zu hören, ohne einzelne Wörter auszumachen.

Sie stolpert ins Bad. Vermeidet den Blick auf ihr Spiegelbild. Denn sie hat sich bereits deutlich verändert. Gerard würde ihr verwüstetes Gesicht kaum wiedererkennen.

Zögernd, in blanker Angst vor dem, was sie erwartet, schaut Michaela in den Schrank unter dem Waschbecken: Ja, die geschnitzte Figur des grausamen Ishtikini ist noch da, wo sie sie hingeschoben hat.

Sie hat sie so weit nach hinten an die Wand geschoben, wie sie konnte, das hässliche Gesicht weggedreht, da ist sie sich sicher. Jetzt aber sieht die Figur sie frech an.

Mehrere andere verstörende *Kunstobjekte* stehen noch dort, wo Michaela sie hingeräumt hat, auch die Gestalt der Dämonengöttin Skli. Eine grobe Schnitzarbeit, vielleicht zwanzig Zentimeter groß, überwiegend aus Holz und mit Fingern aus Metall, deren spitze Nägel zu Klauen gekrümmt sind. Unter einer hellen Lampe betrachtet Michaela sie genauer.

Spuren von Blut? *Ihrem* Blut? Nicht sicher.

Sie würde das abscheuliche Ding ja in die Schlucht hinter dem Haus werfen, nur ist es ebenso Eigentum des Instituts wie das Haus, das auf ihren Namen bis Ende August gemietet ist.

Stellt das Ding in den Schrank, schließt die Tür. Keucht, taumelt. Die Arme mit weißem Mull umwickelt muss sie lange Ärmel tragen, wenn sie aus dem Haus geht, und die Verbände verstecken.

Sie ist seit gerade mal elf Stunden Witwe.

34

Im Schraubstock der Trauer

Im Schraubstock der Trauer: Alles, was du tust, alles, was zu tun du dir nur vorstellst, erfordert ein Mehrfaches an Anstrengung.

Liegst in deinem Bett in feucht verklumptem Bettzeug. Liegst da, die Arme am Körper, Kopf und Beine angezogen in einem Anfall von großer Angst davor, was passieren könnte, wenn du dich bewegst, dich plötzlich »aufsetzt« …

Wagst fast nicht zu atmen, denn die Trauer spannt sich um deine Brust und presst dir förmlich die Luft aus der Lunge.

Hörst ein Telefon läuten. Eine Türklingel, zwei Mal.

Eine Stimme, leise, versagend.

Wo sind wir? Wo ist das hier?

Wo bist du? Michaela!

Warum hast du mich alleingelassen?

35

Kapelle zum Wohlklang

»Mrs. McManus? – Bitte folgen Sie mir.«

Mrs. McManus. Dir wird ganz flau. Nun, wo es keinen *Mr. McManus* mehr gibt, wie ist da der ontologische Status von *Mrs. McManus*?

Die *Kapelle zum Wohlklang* am Alameda Boulevard in Santa Tierra ist ein imposantes, gediegenes Lehmputzgebäude mit einer goldglänzenden Kuppel, weißen ionischen Säulen und einem glitzernden Springbrunnen, in den jemand Kupferpennys geworfen hat.

Was mögen sich Besucher der Kapelle wohl wünschen?

Zu früh! Zu früh! Gib uns unseren Toten wieder.

Du wirst feierlich in einen großen, mit Teppich ausgelegten Raum geführt, in dem ein schimmernder länglicher Tisch steht, der dreißig Personen Platz böte. Man gibt dir zu verstehen, dass Bestattungen/Kremierungen in der Regel nicht von Einzelpersonen, sondern von Familien geplant werden.

Du wartest in dem stark heruntergekühlten Raum darauf, dass ein Mitarbeiter der *Kapelle zum Wohlklang* dich begrüßt. Hochglanzbroschüren liegen zur Einsicht aus, geschmackvoll arrangierte Fotos mit Beispielen für »Themen«-Bestattungen/Kremierungen, die sich für Herren eignen: Dudelsäcke, Jagd- und Angelzubehör, Ski- und Segelausrüstung.

Andere Themen sind Kegeln, die Fliegerei, *Star Wars*, Elvis Presley …

Mit einem Mal ungehobeltes prustendes Gelächter. Bist *du* das?

Du schiebst die Broschüren beiseite. Durch ein dunkel getöntes Fenster siehst du draußen ein heftiges Gerangel: Große, dunkel gefiederte Vögel raufen am Fuß eines Eukalyptusbaums miteinander.

Hörst ein rhythmisches dumpfes Hämmern. Womöglich das Hämmern des Bluts in deinen Ohren.

Was tust du eigentlich hier, Michaela?, fragt eine Stimme verwirrt.

Kannst nirgendwo anders sein als *hier*. Denn alle Orte sind gleich unwirklich.

Nach, wie es dir vorkommt, langer Zeit, wahrscheinlich aber bloß nach gut zehn Minuten, geht die Tür auf, und ein Krematoriumsangestellter betritt den Raum und schüttelt dir ernst die Hand. Es ist ein Mann mittleren Alters in einem dunklen Anzug mit Fliege und einem üppigen kastanienbraunen Haarteil. Irgendetwas an seinen vorstehenden Augen und den kaum sichtbaren Narben auf seiner Haut erinnert dich an – wen? – Weyaki, den Gott des Chaos? Doch er erkundigt sich in gelassenem Ton, ob du Zeit hattest, einen Blick in die Prospekte zu werfen, ob du Fragen hast, und du versicherst ihm, nein, du hast keine

Fragen, du möchtest für deinen verstorbenen Ehemann die einfachste Kremierung erwerben, den schlichtesten »recyclingfähigen« Sarg, keine Hobbymotive, keine besondere Musik. Und die schlichteste »Urne«.

»Ah, ja. Ich verstehe.«

Weyaki ist enttäuscht, das siehst du. Ein stählernes Licht in den Augen hinter der blitzenden Bifokalbrille. Auch wenn Iris Esdras der Kapelle zum Wohlklang sicher mitgeteilt hat, dass dein Ehemann am Institut wissenschaftlich geforscht hat, ein gelehrter Historiker war, bei dem wohl eine spartanische Kremierung am ehesten infrage kommt.

»Es wird eine Gedenkfeier in Cambridge, Massachusetts, geben. Im Herbst. Gerard war Professor in Harvard.«

»Tatsächlich. Ja.«

»Ein berühmter Professor in Harvard. Seine Freunde – Kollegen – sind alle in Harvard. Wir kennen hier eigentlich niemanden.«

Grotesk, dass du alles das von dir aus mit einer heiseren, gekünstelten Stimme, die nicht deine ist, preisgibst. Als ob du diesem Fremden eine Erklärung schuldig wärst.

So viel hast du schon längere Zeit nicht gesprochen. Du fühlst dich benommen, ausgelaugt.

Es ärgert dich, dass in deiner Stimme ein prahlerischer Unterton mitschwang. Als machte das Prahlen mit einem (verstorbenen) Ehemann den Verlust weniger schrecklich.

Wenn im Herbst wirklich eine Gedenkfeier für Gerard in Harvard stattfindet, wirst du für den Anlass seine Lieblingsmusik auswählen: Rachmaninows *Großes Abend- und Morgenlob*, Beethovens *Ode an die Freude* und Murray

Perahia mit Stücken von Chopin und Bach. Allerdings unwahrscheinlich, dass du dann noch am Leben bist.

Es ist geschmacklos und ordinär, unter diesen Umständen am Leben zu bleiben.

Weyaki ist damit beschäftigt, einen Vertrag aufzusetzen, den du unterschreiben sollst. Von seiner Kundin abgewiesen, ist der Angestellte des Krematoriums nun ganz Kaufmann, kurz angebunden und sachlich. Der Preis der Kremierung, sagt er, beträgt inklusive aller Gebühren und Steuern in New Mexico 2.639,86 Dollar.

Gerard würde lachen, denn Aberwitz des Alltags erheiterte ihn. Warum *neun*unddreißig Dollar? Und warum *sechsundachtzig* Cent?

Weyaki blickt zu dir auf, als hättest du das laut ausgesprochen. Als hättest du höhnisch gelacht.

All das, während du von dem Gerangel vor dem Fenster abgelenkt bist, einem hohen, schmalen Fenster, dessen dunkel getönte Scheiben nur widerwillig Licht einlassen. In kurzer Entfernung befindet sich eine Lehmputzmauer, und vor dieser Mauer steht ein Eukalyptusbaum, an dessen Stamm Raubvögel, die Geiern ähneln, etwas angreifen oder verschlingen.

Was immer da hilflos auf der Erde liegt, Tier, Mensch, du möchtest nicht zu genau hinsehen, ist wohl tot, denn es verteidigt sich nicht gegen die gefräßigen Vögel.

Ah, es hat weiße Haut, ist nackt – kein Tier …

Weyaki erkundigt sich höflich, ob du Fragen zum Ablauf und zum Vertrag hast.

Du schaust an seinem üppigen Haarteil vorbei durchs

Fenster auf die flatternden Vögel, deren Flügel dir die Sicht auf das verdecken, was auf dem Boden liegt und sich gegen das Stakkato hackender Schnäbel nicht wehren kann.

»… wie möchten Sie zahlen, Mrs. McManus? Wir würden darum bitten, dass Sie den vollen Betrag sofort begleichen, wenn das möglich ist …«

Du schaust hin, siehst aber nichts. Was vor dem Fenster am Fuß des Eukalyptusbaums verschlungen wird, du kannst es nicht erkennen …

Weyaki dreht sich beherzt auf seinem Stuhl um und späht aus dem Fenster, verwundert, dass du auf etwas hinter ihm starrst. Kann aber nichts erkennen.

»Entschuldigung, Mrs. McManus? Michaela? Stimmt etwas nicht?«

Allein schon mit einem simplen *Nein* auf die Frage zu antworten ist viel zu anstrengend. Du ignorierst Weyaki, reißt deine Augen mit Mühe vom Fenster los.

Hebst den Vertrag hoch, um ihn genau zu lesen, wie Gerard (deiner Erinnerung nach) eine Seite des redigierten Manuskripts hochhob, als er nicht mehr scharf sah.

Ein andermal hast du gesehen, wie er sich mit zusammengekniffenen Augen die *New York Times* vors Gesicht hielt, verkehrt herum.

Von diesem grauenhaften Anblick – dein geistreicher Mann will die *New York Times* lesen und hält sie verkehrt herum – wirst du dich dein Lebtag nicht erholen.

Du unterschreibst den Vertrag mit zitternden Fingern. Stützt die Hand mit der anderen Hand ab, von Weyaki mit finsterer Miene beäugt.

»Entschuldigung, ich kann – kann anscheinend nicht …«
»Mrs. McManus? Benötigen Sie Hilfe?«
»… nur ein Zittern. Das gibt sich gleich wieder …«
Beschirmst mit der anderen Hand die Augen vor dem Anblick draußen vorm Fenster. Erlaubst dir nicht, hinzusehen.

Aschfahles Gesicht. Blutunterlaufene Augen. So müde!
Ein Atmen, Atmen, Atmen, das Eingang in deine Lunge gefunden hat, die jetzt unisono mit der Lunge deines Ehemanns atmet, denn sein Tod hat sich in dein Leben eingenistet.

Irgendwann ist der Vertrag unterschrieben.
Du bist jetzt seit zweiundsiebzig Stunden Witwe.

36

Anweisungen

Wie folgt.

Die Witwe hat für den sicheren Übergang des Ehemanns von dieser Welt in die nächste zu sorgen.

Während dieser (kritischen) Tage schweift die Seele unbehaust umher.

Die Witwe wird benachrichtigt, wenn die Kremierung abgeschlossen ist.

Die Witwe erscheint in der Kapelle zum Wohlklang und erhält die Asche in einer Urne.

Begibt sich anschließend mit der Asche zum Fluss der Steine.

Wartet dort weitere Anweisungen ab.

Das ist eine Überraschung! Sie ist nicht allein.

Erwacht in dem Haus am Vista Drive, das kühl wie eine Leichenhalle ist. Beordert in diesem ersten Moment der Wachheit ihre Seele in den Körper zurück, in den diese widerstrebend eintritt.

Es zeigt sich, Michaela ist kein einsames Wesen, wie sie (vorschnell) aus Verzweiflung und Mutlosigkeit seit dem

Tod ihres Ehemanns glaubte. Das Haus ist zwar (soweit es Menschen betrifft) unbewohnt, seine Luft aber ist unruhig und bewegt wie aufgewühltes Wasser.

Gedämpfte Stimmen, ein Chor von Stimmen. Sogar Gelächter.

Diese Stimmen sind vertraut, tröstlich. Auch wenn sie sie nicht klar und deutlich hört. Geraschel der Eukalyptusbäume rings ums Haus. Aus der Schlucht aufsteigende Schreie. Ihr Name wird genannt, allen Vokalen und Konsonanten dieselbe Bedeutung beigemessen. *MI CHAE LA.*

Eindringlich, beschwichtigend. Geduldig, freundlich. Wehmütig.

Der Name des Ehemanns fällt nicht. Das ist eine Maßregelung, ahnt die Witwe.

Da der betreffenden Person nur der Einfachheit halber ein Name gegeben wurde. Wie ein Kürzel, ein Code.

Er-der-von-dir-gegangen-ist.

Er-der-dein-Ehemann-gewesen-ist.

Er-der-dich-liebt-bis-über-den-Tod-hinaus.

Er-der-über-den-Tod-hinaus-auf-dich-wartet.

37

Hiil-fee, hilft mir jemand, hiil-fee …

»Natürlich – ich werde nicht absagen. Ich breche nie mein Wort.«

Sie hört sich atemlos am Telefon sprechen. Erklären, dass sie beabsichtige, den Memoir-Kurs zu Ende zu führen, nicht im Traum daran denke, ihn abzusagen und noch einmal eine Unterrichtsstunde ausfallen zu lassen. Der *medizinische Notfall in der Familie* hat sich erledigt.

Sie hat sogar vor, die von ihr versäumten Stunden nachzuholen. Will es den Studenten heute erläutern.

Ihre Oase! Während ihr Ehemann im Krankenhaus lag.

Donnerstags mit besonderer Sorgfalt gekleidet. Das Haar kräftig gebürstet, frisch gebügeltes Popeline-Shirt, weiße Leinenhose mit Bügelfalte. Aufrechte Haltung, rotes Lippenstiftlächeln, der Ausweis von Normalität.

Optional: weißer Leinenblazer, am Hals geknotetes Seidentuch.

Auszeit: Michaela kann *aus der Zeit* heraustreten, während das (endlose) Wachen im Krankenhaus weitergeht.

Selbstverständlich hat sie sich sämtliche Namen ihrer Studenten eingeprägt. Wenn sie in schlaflosen Nächten

Verzweiflung, Mutlosigkeit und Entsetzen verscheuchte, fand sie es ungleich tröstlicher, die Namen von Fremden aufzusagen, die um den Seminartisch saßen, die strahlenden Gesichter ihr zugewandt.

Wenn sie am Donnerstagnachmittag wieder zum Memoir-Kurs erscheint, wird keiner dieser Studenten auch nur ahnen, warum sie in der Woche zuvor nicht da war.

Albern, so eine Eitelkeit. Als spielte jetzt, wo dein Mann gestorben ist, noch irgendetwas eine Rolle.

Nicht einmal Letitia Tanik wird etwas ahnen. Letitia, der Michaela mehrere flehentliche Mails geschrieben hat.

> Letitia, entschuldigen Sie, dass ich mich nicht gemeldet habe. Es gab einen medizinischen Notfall in der Familie, aber das ist jetzt erledigt.
>
> Bitte halten Sie mich auf dem Laufenden, wie es Ihnen ergangen ist.

Auf diese Mail keine Antwort.

> Letitia, ich hoffe, ich habe Sie vorletzte Woche nicht verärgert & keinen Druck auf Sie ausgeübt. Ich mache mir trotzdem Sorgen um Sie. Es ging mir nur um Ihr Wohl.

Auch auf diese Mail keine Antwort.

Letitia, ich hoffe, wir können am Donnerstag nach dem Unterricht miteinander sprechen. Wenn Sie Fragen haben, bitte sprechen Sie mich gern an.

Und auch diese Mail blieb unbeantwortet.

Oh, Gott, oh, Gerard, habe ich einen schrecklichen Fehler gemacht?

Bitte hilf mir …

Die Fahrt nach Albuquerque in banger Vorahnung.

Er hatte nicht gewusst, wohin sie donnerstagsnachmittags ging, nicht in den letzten Wochen. Sie erklärte es nicht mehr, genauso wie er es sich nicht mehr merkte, und zuletzt war er zu schwach und verstört, um noch daran zu denken, sie zu fragen, und sie sagte es von sich aus nicht mehr in der Hoffnung/Erwartung, er sei geistig nicht klar genug zu registrieren, dass sie über mehrere Stunden nicht da und in diesen Stunden *aus der Zeit herausgetreten* war.

Gerard wartet zwar im Krebszentrum von Santa Tierra nicht mehr auf sie, doch sie spürt seine Missbilligung, seine Kränkung. *Wo bist du, warum hast du mich alleingelassen?* – denn Michaela ist die Frau eines Sterbenden und hat nicht das Recht, *aus der Zeit herauszutreten* und vor ihm in eine andere Stadt zu fliehen.

Sie hat in Santa Tierra zu sein. Wo Gerards Seele ruhelos umherschweift.

Aus diesen Gründen fürchtet sie jetzt Fahrten auf der

Fernstraße. Es ist leichtsinnig von ihr, sie riskiert, bestraft zu werden. Je dichter der sie umgebende Verkehr, desto fester spannt sich der Schraubstock der Trauer um ihre Brust. Fest, fest – *fest* … Sie hört sich nach Luft schnappen wie ein Fisch, der aus dem Wasser geholt und auf den Sand geworfen wurde, doch wenn sie ganz ruhig ist, löst sich der Bann, und der Schraubstock gibt nach. Für den Moment.

Der Verkehr, donnernd wie die Niagarafälle und wie die Niagarafälle ohne Anfang und Ende. Riesige Lastwagen fahren auf der linken Spur so dicht an ihrem (leichten) gemieteten Kompaktwagen vorbei, dass das Auto in ihrem Windschatten ins Schlingern gerät.

Und da ist ein Ziehen, unverkennbar, am Lenkrad, das es nach links reißen will. In panischem Schrecken hält Michaela es fest, hält dagegen.

Nein. Tu ich nicht.

Wer immer sie drängt, in den auf der linken Spur der Schnellstraße vorbeirauschenden Verkehr auszuscheren, muss ein zu Streichen aufgelegter Dämon sein. Keine beruhigende Stimme, keiner von denen (das ist offensichtlich), die die Witwe bei ihrer Aufgabe anleiten.

Nein verdammt. Tu ich nicht.

Aber: garantiert auf der Stelle tot.

Aber: Michaela muss in dem, was ihr vom Leben noch bleibt, Verpflichtungen erfüllen.

Als spielte jetzt, wo dein Ehemann tot ist, noch irgendetwas eine Rolle.

Wie töricht sie ist! Und was für eine Torheit das ist.

Unwirklichkeit rollt heran wie Nebel. Verschmutzte Luft. Fast kann Michaela sie schmecken.

Einfach atmen. Weiterfahren. Herrgott!

Ihr erster Fehler (glaubt sie) war der einer unerfahrenen Lehrkraft, die Anteil am Leben einer Studentin genommen hat. Insbesondere Anteil an den persönlichen Problemen einer Studentin im Grundstudium genommen hat.

Nur, korrigiert Michaela sich, kann man nicht behaupten, dass sie *unerfahren* wäre. Auch nicht als Lehrkraft. Im Fall von Letitia Tanik hat sie spontan gehandelt, leichtsinnig.

Doch sie weiß nicht, was sie sonst hätte tun können oder was zu tun sie unterlassen hat.

Wie hätte ich sie denn ignorieren können? Das wäre doch nicht gegangen.

Nachdem Letitia Michaela von der (mutmaßlichen) Vergewaltigung berichtet hatte, konnte Michaela nicht mehr zurück.

Erinnert sich mit plötzlich aufwallendem Gefühl, wie Letitia sie umarmt, spontan das Gesicht an ihren Hals gedrückt hat. Ohne Vorankündigung.

(War das wirklich geschehen? Wenn Michaela es sich ins Gedächtnis rufen will, ist sie sich nicht sicher.)

Dann der Schock, ums Karree zu fahren und zufällig zu sehen, wie Letitia oder jemand, der ihr sehr ähnelte, auf dem Balkon des Wohnhauses auf den jungen Mann zugeht …

Jedenfalls fehlt sie heute Nachmittag offenbar (wieder). Die Zurückweisung tut Michaela weh.

Es sei denn, es ist keine Zurückweisung: Möglicherweise hat Letitia beschlossen, die Universität zu verlassen.

Oder sich mit dem (namenlosen) jungen Mann, dem (mutmaßlichen) Vergewaltiger, versöhnt.

Oder ist zusammengebrochen. Hat sich selbst verletzt. *Hat sich vielleicht umgebracht, und du bist schuld daran.*

Im Seminarraum setzt sich niemand auf Letitias leeren Stuhl. Als wäre er stillscheigend für die Abwesende reserviert.

Oder soll es Ironie sein, den Platz für Letitia freizuhalten? Ein Zeichen dafür, dass die anderen wissen, was geschehen ist, und ihre Dozentin wissen lassen wollen, dass sie es wissen?

Machen sie denn *ihr* einen Vorwurf?, überlegt Michaela.

Als Letitia Tanik mit hängenden Schultern verdrossen auf dem Stuhl herumrutschte und tief seufzte, war Michaela von ihr abgelenkt und über sie verärgert gewesen und hätte es lieber gesehen, die mit sich beschäftigte junge Frau wäre gar nicht erschienen. Nun befürchtet sie, Letitia sei (noch) nicht da, es ist schon fünfzehn Minuten nach der vollen Stunde, und Letita ist (noch) nicht gekommen; die Tür zum Seminarraum wird bald geschlossen.

Ist stark in Versuchung, die anderen Studenten zu fragen, ob sie etwas von Letitia gehört haben, ob jemand aus dem Kurs sie kennt …

Steht dir nicht zu, dich in das Privatleben von Studenten einzumischen.

Aber – wir waren ihr doch nicht gleichgültig!

Zumindest eine war es nicht.

Verschwommene Gesichter, scheinbar vertraute Gesichter, erinnert sich nicht an Namen, obwohl sie sie auswendig gelernt hat, fragende Blicke, als wüssten die Studenten nach nur zwei Wochen nicht mehr, wer Michaela ist. Die Sorge, sie sähen durch das rote Lippenstiftlächeln hindurch, dass ihre Dozentin inhaltslos geworden, nur noch die leere Hülse einer Frau ist, nicht mehr *Ehefrau*, sondern *Witwe* … Muss sich für die ausgeben, die diese Fremden erwarten, wer auch immer das sein soll. Ein Mensch, der *keine leere Hülse geworden* ist.

Michaela spannt ihre Kräfte an, sie wird nicht klein beigeben.

Michaela spannt ihre Kräfte an, während sie schon schwinden, wie Regen durch ausgestreckte Finger rinnt.

Sieht auf ausgedruckte studentische Arbeiten, die sie sorgfältig gelesen, am Vormittag in Vorbereitung auf den Unterricht noch einmal gelesen hat und die ihr jetzt unbekannt vorkommen. Ganze Seiten, bei denen sie sich sicher ist, dass sie redaktionelle Anmerkungen gemacht hat, sind leer. Sogar ihre Stimme klingt hohl, stockt. Ihr Bemühen um Lebhaftigkeit – »Humor« – stößt auf verständnislose Blicke. Wenn Studenten sprechen, sind die Stimmen gedämpft und verzerrt, und Michaela ist genötigt, sich vorzubeugen, damit sie überhaupt etwas versteht.

Als stünde eine Trennwand zwischen ihnen. Plexiglas, nicht ganz durchsichtig.

Was ist nur geschehen? Michaela hat den Workshop, die Studenten so gemocht … Vage kehren Namen zu ihr zurück: Melanie, Zora, Wyn, Frankie, Brett, Simon. Welcher aber gehört zu welchem Gesicht? Die meisten Studenten sind schon älter, nicht im Grundkurs am College eingeschrieben. Es sind mündige Erwachsene, einige sind alleinerziehende Mütter, alle berufstätig. Teilzeit, Vollzeit. Sie sind mit Eifer und Ernst bei der Sache. Sind sympathisch. Haben nicht enttäuscht. Einer, der schon in jungen Jahren alt wirkt, ist wohl körperbehindert, hat einen Buckel und atmet asthmatisch heiser, hat aber noch nie eine Unterrichtsstunde versäumt, hört seiner Dozentin aufmerksam zu und nickt bei jedem Wort, das sie spricht. (Ist das Simon? Oder hat sie seinen Namen vergessen?) Die Donnerstagnachmittage sind wirklich Michaelas Oase, ein Intervall der Hoffnung. Wenn Gerard wüsste, wie ihr sonstiges Leben war, würde er es für gut befinden. Davon war sie überzeugt gewesen.

Wenn ich schon nicht glücklich bin, habe ich wenigstens die Hoffnung, andere glücklich zu machen. Wenn man mir nicht helfen kann, habe ich wenigstens die Hoffnung, anderen zu helfen …

Doch diese Woche sind die Studenten nicht so aufgeschlossen. Nach der langen Pause. Als wäre diese Pause eine Kluft: *vorher, nachher.*

Bevor ich starb. Und danach.

Ihre Mienen sind starr, unergründlich. Zora sieht mit gerunzelter Stirn auf ihr Handy, das sie sich verstohlen aufs Knie gelegt hat, halb vom Tisch verdeckt. Frankie schaut missmutig drein, gelangweilt. (Weil sie warten mussten? Aber hat Michaela sich verspätet?) Der so jung schon wie ein alter Mann aussehende Simon mit dem Buckel hat die Arme fest über der schmalen Brust verschränkt und sieht an

Michaelas Kopf vorbei – derselbe Simon, der sonst immer verlegen-freundlich zu ihr war. Mehrere andere kommen Michaela überhaupt nicht bekannt vor, sie könnte schwören, die hätte sie noch nie gesehen. Nicht nur sie hat Mühe, ihre Stimmen zu hören, die Studenten haben anscheinend auch Mühe, ihre Stimme zu hören, kneifen die Augen zusammen und verziehen das Gesicht, wenn sie spricht, halten sich die Hand ans Ohr, reagieren nicht auf ihre Äußerungen.

Hallo, hallo, hallo? Hallo?

Seltsam, die jungen Leue sitzen am hinteren Ende des Tischs, dicht gedrängt, sodass Michaela am anderen Ende ihnen direkt gegenübersitzt. Und der Tisch ist anderthalbmal so lang wie in ihrer Erinnerung.

Hat man den alten Tisch durch einen neuen, längeren ersetzt? Schwer vorstellbar.

Hallo? Sprechen Sie bitte deutlicher.

Michaela hört Stimmen, aber keine Worte. Sieht Münder sich bewegen – Lippen. Herzergreifend, wie sie sich bemüht, ihnen durch die Plexiglaswand hindurch von den Lippen abzulesen. Sich so weit vorreckt, dass ihr der Hals wehtut.

Stimmt etwas nicht mit ihren Ohren? Eine Entzündung? Ein Brennen in ihrem linken Ohr, innen …

Und ihre eigenen Worte, durch die Plexiglaswand gedämpft: Können die Studenten aus den Verrenkungen ihres Gesichts, ihres Munds und ihrer Augen auf das schließen, was sie ihnen ernsthaft mitteilen will?

Hiil-fee, hilft mir jemand, hiil-fee …

* * *

Lässt kaltes Wasser ins Waschbecken laufen. Auf der Kollegiumstoilette. Spritzt sich Wasser auf das erhitzte Gesicht, das sie nicht zu genau anzuschauen wagt vor Angst, sehen zu müssen, dass es verblasst. Hält die blau geäderten Handgelenke unter den Wasserstrahl. Zuckt zusammen, als sie sich vorbeugt, denn von der Schraubzwinge hat sie schlimme blaue Flecken auf dem Brustkorb.

Nichts davon ist nur im Entferntesten real.

Das weißt du, oder?

Du bist keine Dozentin an einer Universität. Das ist doch ein Witz!

Dein Ehemann ist nicht gestorben, du bist diejenige, die gestorben ist.

Du, die dafür bestraft wird, dass sie ihn im Stich gelassen hat, und deren Gehirn vor Fieber kocht.

38

Eine Sprachnachricht!

Und dann nimmt das Leben der Witwe eine gänzlich unerwartete Wendung.

Ja, es kommt ganz unerwartet. Die Witwe hätte (doch) mehr Vertrauen haben sollen.

Sie hatte ihr Handy extra angelassen, und (irgendwie) ist während des dreistündigen Unterrichts auch ein Anruf für Michaela eingegangen.

Doch sie hatte es nicht klingeln hören, sie ist sich sicher.

Hatte den Krankenschwestern im Krebszentrum eingeschärft, bitte, rufen Sie mich an, wenn es etwas Neues gibt. Wenn irgendetwas passiert …

Und sie hatten oder irgendjemand hatte angerufen, und obwohl Michaela daran gedacht hatte, das Handy anzulassen, hatte sie das hoffnungsvolle Klingeln nicht gehört, das Vibrieren nicht gespürt; es war ihr komplett entgangen.

Hört nun unruhig die Sprachnachricht ab: *Dies ist eine Mitteilung für Mrs. Gerard McManus. Es hat eine Verwechslung gegeben, Mrs. McManus. Ihr Ehemann Gerard lebt. Er ist vom Krebszentrum in Santa Tierra verlegt worden, und zwar …* Der Rest der Nachricht ist verstümmelt, undeutlich.

Noch mal abgespielt: *Das ist eine Mitteilung für Mrs. Gerard McManus. Es hat eine Verwechslung gegeben, Mrs. McManus. Ihr Ehemann Gerard lebt. Er ist vom Krebszentrum in Santa Tierra verlegt worden, und zwar …*

Noch mal abgespielt, wieder und wieder: *Das ist eine Mitteilung für Mrs. Gerard McManus. Es hat eine Verwechslung gegeben, Mrs. McManus. Ihr Ehemann Gerard lebt. Aber er ist vom Krebszentrum in Santa Tierra verlegt worden, und zwar …*

Krampfhaft presst Michaela sich das Handy ans Ohr, um besser zu hören.

Noch mal abspielen?

39

»Er ist für niemanden erreichbar«

Daran wird Michaela noch lange denken: die Rückfahrt nach Santa Tierra am frühen Abend.

Ein Strom aus Lichtern, blitzend, pulsierend: Irgendetwas wartet da vorn auf sie, was genau, weiß sie nicht mehr, *irgendetwas* eben.

Denn für die Witwe ist *nichts* das Beängstigende. Wenn *nichts* auf sie wartet.

Ihr Herz schlägt schneller, sie fährt direkt ins Krankenhaus und mit dem Fahrstuhl nach oben in den siebten Stock, geht mit schnellen Schritten zielstrebig zu Zimmer 771 … Es ist noch Abendbrotzeit, sie kann mit Gerard essen, Reste von dem Tablett, das man ihm gebracht hat und das Gerard abgelehnt haben wird, ungenießbares Klinikessen, auch wenn (sagt Michaela aufmunternd) das Apfelmus gar nicht mal so schlecht ist, genauso wenig wie der einfache Joghurt, und wenn er möchte, kann sie um Apfelsaft bitten, und wenn die Cafeteria im Erdgeschoss noch offen hat, kann sie sogar hinunterlaufen und Eiscreme für ihn kaufen, mit Vanille kommt man bei ihm neuerdings am ehesten an …

Doch nein. Nicht mehr. Zimmer 771 ist jetzt mit einem Fremden belegt.

Von den Schwestern wird Michaela nun nicht erkannt. Von keinem der Angestellten am Empfang.

Im Krankenhaus ist jetzt *nichts.*

Muss sich darauf einstellen. Auf das Neue. Das schaffen andere seit Jahrtausenden.

Wo etwas war, ist jetzt – nichts.

So erschöpft! Den Memoir-Kurs abzuhalten, für Michaela früher immer eine große Freude, war diesen Nachmittag so, als wälzte sie einen riesigen Felsblock bergauf, hoch, hoch einen Berg hinauf, der kein Ende hat …

Drei Stunden, die im Nebel an ihr vorüberziehen. In ihrer Erinnerung schon verblassen, wie ein beunruhigender Traum schon beim Aufwachen verblasst.

Für die Witwe die Oase eines (herzzerreißenden) Glücks. Und auch das wird Michaela genommen werden, denn ihre Aufgabe ist nicht, das eigene Gewissen zu besänftigen, sondern den Übergang der Seele ihres Ehemanns in die nächste Welt zu überwachen.

Schnell zurück nach Santa Tierra. Nicht zum Krankenhaus natürlich, denn Gerard ist dort nicht mehr Patient, Michaela fährt stattdessen zu dem gemieteten Haus am Vista Drive, wo sie (jetzt) allein wohnt … Allerdings (wie sie es sieht) nicht ganz allein.

Als sie die Ausfahrt nach Placitas passiert, beginnt sie es zu spüren – unverkennbar: Das Lenkrad zieht nach links.

Umklammert es fest, hält es gerade, einundsiebzig Meilen pro Stunde, eine Geschwindigkeit, mit der sie im Verkehr auf der rechten Spur mitschwimmen kann, während sie auf der linken unaufhörlich überholt wird, ein stetiger Strom von Fahrzeugen auf den Spuren links von ihr, die Michaela meidet. Doch unsichtbare Finger machen ihr das Steuer streitig, in Panik dreht sie es zurück, nach rechts, will unbedingt die Spur halten, geradeaus, nicht einen Zentimeter auf die linke Spur geraten, wo ihr Wagen binnen Sekunden zusammengedrückt und zermalmt werden würde …

Auf der Stelle tot. Aus der Zeit gefallen.

Michaela ist sich nicht sicher, ob sie gegen den Linksdrall des Lenkrads ankommt. Schweiß tritt ihr auf die Stirn. Schweiß rinnt unter dem frisch gebügelten Shirt an ihren Seiten hinab, riecht nach ihr, in ihrer Not bringt sie das Auto mit einem festen Tritt auf die Bremse auf dem Seitenstreifen der Fernstraße ruckartig zum Stehen.

Zittert wie Espenlaub. So erschöpft und so allein!

Nestelt in ihrer Einkaufstasche nach dem Handy. Das Gerät ist nicht mehr ganz so, wie sie es in Erinnerung hat, sondern eher wie ein Herzmonitor, elektronisch an ihr Herz angeschlossen, und herkömmliches Handy zugleich.

»Oh, Gerard! Hilf mir.«

Gott sei Dank! Bei ihren Kontakten ist *Gerard McManus* noch verzeichnet.

Hört sein Handy weit entfernt klingeln.

Oh, so weit entfernt! Ein Tränenschleier legt sich über ihre Augen, keine Ahnung, wohin Gerard mit seinem Handy gegangen ist.

»Liebling, bitte geh ran. Bitte, bitte geh ran, ich bin’s …«

Der Mut verlässt sie. Eine Ansage springt an, sie hört: *Die Mailbox von Gerard McManus ist voll, er kann keine Nachrichten mehr empfangen.*

Michaela spielt die Ansage mehrere Male ab, vergewissert sich, dass sie sie richtig verstanden hat. Vergewissert sich, dass es die komplette Ansage ist, dass ihr nichts entgangen ist.

Im Mietwagen auf dem Seitenstreifen der Interstate 25, während der Verkehr, donnernd wie die Niagarafälle, in der zunehmenden Dämmerung vorüberrauscht.

»Das war's dann wohl. Er ist für niemanden erreichbar.«

40

Nicht mehr da

Ohne Gerard geht ihr Michaela allmählich verloren.

Wann genau das anfing, keine Ahnung.

Sah eines Morgens, dass Teile ihres Gesichts nicht mehr da waren. Und sah dann zufällig, verblüfft, erstaunt, dass die linke Seite ihrer Stirn verschwunden war, das linke Auge leer, ihr Mund auf der linken Seite starr und dünner als der Rest, der (tapfer) lächelte, das »gute« Auge klarsichtig, entschlossen.

Entdeckte später, dass Teile ihres (linken) Arms sich auflösten. Schemenhaft wurde unter durchsichtiger Haut der Knochen sichtbar.

Inspiziert ihre (rechte) Hand; nur noch vier Finger, die sie bedächtig zählt, ein zweites Mal zählt.

… vier, fünf. (Fünf? Wie viele Finger müsste sie haben?)

Legt die Hände nebeneinander. Kein Zweifel, eine ist größer als die andere.

Abgebrochene Fingernägel mit Schmutzrändern. Als hätte sie sich an eine unnachgiebige Steinmauer, die sie umschließt, geklammert.

An Gerards Hand erinnert sie sich noch lebhaft. Die

Ganzheit und Kraft der Männerhand. Die beruhigende Breite seines Handgelenks.

Ein mit Haaren besetzter Handrücken. Dichteres Haar am Unteram, sie hatte es gestreichelt, wie man einer Katze das Fell streichelt.

Lieb dich. Oh, ich liebe dich!

Unterhalb dieser unwirklichen Welt, die schimmert, zittert, schauert wie Kräusel auf der Oberfläche eines Gewässers von unergründlicher Tiefe, liegt die *andere Welt*, die Gerard erwartet.

Will die Augen heben, sein Gesicht sehen.

Doch auch dieses Gesicht hat seine Deutlichkeit eingebüßt. Es verblasst schon, während die Hand noch fest nach ihrer greift. Und Gerards Stimme, tiefer als in ihrer Erinnerung.

Küss mich endlich! Ich warte.

41

Sieben Pfund sechzig Gramm

Seltsam: Für seine Asche empfindet sie kaum etwas.

Grotesk, unerwartet – so wenig zu fühlen.

Ein Anruf von der *Kapelle zum Wohlklang*. Spanischer Akzent, schwer zu verstehen, kehlig-heisere Stimme, sodass sie zuerst vor Schreck (falsch) versteht: *Kapelle zum Hohlklang*.

Im ersten Moment möchte man lachen. Erst recht, wenn man die feierlichen Worte *Die Asche Ihres Ehemanns* hört.

Die Witwe fährt mit dem Auto in die Stadt zur Kapelle zum Wohlklang und holt die Urne mit der *Asche* ihres Ehemanns ab. Sie fährt allein, niemand auf dem Beifahrersitz neben ihr. Allein erfüllt sie eine weitere *Pflicht gegenüber dem Toten*, der sie nach Sitte und Recht als Witwe eines kürzlich verstorbenen Ehemanns nachkommen muss. Michaela ist inzwischen zur neutralen Bevollmächtigten geworden, gefühllos.

Innerlich leer wie ein (ausgenommenes) Huhn. Keine Tränen mehr vorhanden. Die Tränenbächlein haben sich in ihre Wangen eingegraben.

Ja, natürlich wäre ich viel lieber tot, bin es zufällig aber nicht.

Die Urne mit der *Asche* ist diskret in einem weinroten Stoffsäckchen mit Zugband verpackt. Um sie in Empfang zu nehmen, muss Michaela einen Lichtbildausweis vorzeigen, den die ernst dreinschauende Angestellte des Krematoriums gewissenhaft prüft, als wäre Hochstapelei unter diesen Umständen ernsthaft denkbar. Außerdem muss sie mehrere Schriftstücke unterschreiben, obwohl sie die Einäscherung ihres Ehemanns bereits bezahlt hat.

Michaela findet so viel Umsicht eigentümlich, sie ist versucht, die ernste, stark geschminkte Frau zu fragen: *Ist es üblich, dass Fremde sich die Asche von Toten aneignen? Ist das ein besonderes Problem in Ihrer Kapelle?* Doch das klänge wie ein Witz, und Witze zu machen ist in so einem Moment ungehörig.

Es klänge vielleicht sogar sarkastisch, und sarkastische Äußerungen sind in so einem Moment geschmacklos.

Ja, es ist lächerlich, ist das, wozu Kinder Quatsch sagen, aber machen Sie sich bitte keine Sorgen. Ich erfülle meine Pflichten schon, wie immer.

Oh, unerwartet schwer! Michaela bekommt Angst, als ihr die weinrote weiche Stofftasche mit der *Asche* gereicht wird, wesentlich schwerer, als sie gedacht hätte. Sieben Pfund sechzig Gramm nur? Ein Mann, der noch vor Monaten knapp neunzig Kilo wog?

Michaela fürchtet fast, sie könnte die Urne fallen lassen. Denn sie kann absolut nicht glauben, dass sie alles, was von Gerard McManus geblieben ist, in den Armen hält.

Umfasst den Gegenstand aber fest, presst ihn sich an die Brust.

Sieht anscheinend ganz weiß aus im Gesicht, krank. Die Angestellte fasst nach ihrem Arm und fragt, ob es ihr gut geht.

Ja! Michaela versichert der stark geschminkten Frau mit falschem strahlendem Lächeln: *Alles bestens.*

Denn ihr ist zu verstehen gegeben worden, Gerards Seele ziehe ruhelos umher und habe wenig zu tun mit dem (bloß) physischen Leib, der über mehrere Stunden in einem weiß glühenden Feuerraum verbrannt und in sieben Pfund sechzig Gramm von dem, was man *Asche* nennt, verwandelt worden ist.

Rücksitz, Vordersitz – was ist angemessen für die *Asche* eines Ehemanns?

Behutsam stellt Michaela die Urne auf den Beifahrersitz neben sich.

(Legt ihr aber keinen Sicherheitsgurt an. Das nicht.)

Alles, was von Gerard McManus geblieben ist? – Michaela lächelt bei dem Gedanken.

Bloße Asche kann nicht Gerards einzigartiges Wesen enthalten. Ausgeschlossen.

Du weißt, dass ich hier bin, Michaela. Aber ich bin anderswo.

Die zwei Meilen lange Strecke zurück zum gemieteten Haus am Vista Drive fährt sie vorsichtig. Sie ist zittrig, atmet unregelmäßig, fürchtet in einer so belasteten Zeit schon den kleinsten Unfall.

Es ist zwar grotesk, aber schlicht und einfach Tatsache und normal, sogar banal, dass Michaela die *Asche* ihres Ehemanns in ein Haus zurückbringt, das nie ihr Zuhause war, in einer Urne, sogar einer »preisgünstigen«, die in einem weichen Stoffsack steckt, eher für Toilettenartikel passend, und dass sie diese Urne neben sich auf dem Beifahrersitz des Autos hat wie zur Gesellschaft.

Während der Krankenhauswache in den vergangenen Wochen hatte es oft den Anschein, dass Michaela, wenn er um Atem rang, für Gerard atmete, und nun hat es daher den Anschein, als *atme* sie immer noch für ihn.

Das ist der Grund, weswegen sie weiteratmen, tiefe, ja rhythmische Atemzüge tun und ihn beruhigen muss. Genau wie sich selbst.

Eine endliche Zahl von Atemzügen ist nötig, um Gerards *Asche* ins Haus zu bringen, wo sie auf die Kommode in ihrem Schlafzimmer gestellt werden soll.

Noch immer empfindet sie wenig. Empfindet eigentlich gar nichts. Denn (sie weiß es) Gerard ist anderswo, nicht in der albernen Stofftasche. Lächerlich!

Lächerlich auch, wie Iris Esdras sich in die *Pflichten gegenüber einem Toten* einmischen wollte. Sich überbesorgt erbötig machte, Michaela zum Krematorium zu fahren und die *Asche* abzuholen, damit sie das »in so einer Zeit« nicht allein zu tun braucht; sie hat sich sogar erbötig gemacht, die Witwe auf allen Wegen zu begleiten, wollte ihr einen »Trauer«-Therapeuten vermitteln und hat sie mehrere Male zum Abendessen oder Mittagessen, auf ein Glas, zum Tee oder in ihren Zen-Yoga-Kurs eingeladen. *Falls Sie in dieser schwierigen Zeit Gesellschaft wollen, Michaela. Ich bin immer für Sie da, das sollen Sie wissen.*

Ausgeschlossen!, denkt Michaela empört.

Denn Gerard tritt nur in Kontakt mit ihr, wenn sie allein ist.

42

Café Luz de la Luna

So einsam! – sie ertrug es nicht.

Die brutalen heißen Winde hatten nachgelassen. Der Himmel war zerfetzt und zerrissen wie Wundbrand. Wetterleuchten flammte auf und flaute ab.

Es war doch erst Nachmittag, dieses unnatürliche Zwielicht. Erregt dachte Michaela: *Die andere Welt drängt heran. Es wird leicht sein, von der einen in die andere zu treten.*

Sie würde das Haus verlassen müssen, in dem das Atmen zunehmend schwerfiel. Sie forderten sie auf, das Haus zu verlassen. Beeilung!, hörte sie sie flüstern. Das Manuskript trug sie in einem Rucksack bei sich.

Die *Asche* würde sie natürlich zurücklassen. Oben auf der Kommode in ihrem Schlafzimmer, in dem weichen, weinroten Stoff kaum als bedeutsamer Gegenstand erkennbar: bloße Materie.

Du weißt, ich bin anderswo.

Das wusste sie. Sie zweifelte nicht daran.

Also schnell den Berg hinablaufen. Weil er sehr steil war, taten ihr bald die Wadenmuskeln weh.

Diesen Berg war sie so viele Male hinabgestiegen, dass er

alle anderen aus ihrem Gedächtnis gelöscht hatte. So wie Gerards Anstrengung zu atmen alle anderen Anstrengungen aus ihrem Gedächtnis gelöscht hatte.

(War sie zu dem Typ Frau geworden, der Rucksack trug, Kleidung, die aussah, als hätte sie darin geschlafen, und zerzaustes Haar? Schon bald wären ihre Zähne gelb verfärbt, ihre Finger- und Fußnägel wie Klauen gekrümmt.)

(Ihre Göttin wäre die unersättliche Dämonin Skli mit dem klaffenden Mund, der klaffenden Vagina, deren Leere nicht gefüllt werden kann.)

Atemlos und bitter kehrte Michaela am Fuß des Bergs den hohen Lehmziegelmauern des Instituts den Rücken zu. Über Nacht hatte sie stellvertretend für Gerard eine irrationale Wut erfasst, weil sein Büro im Institut ausgeräumt und einem anderen Wissenschaftler überlassen worden war. Die Bücher, die sie ihm für den Transport von Cambridge, Mass., packen geholfen hatte und die in dem Büro mit Bedacht in alphabetischer Reihenfolge auf Borden aufgestellt worden waren in hoffnungsvoller Erwartung der Arbeit, die er in den vor ihm liegenden Wochen hatte leisten wollen, waren entfernt, in Kisten geräumt und an ihn, das heißt, an seine Witwe ins Haus am Vista Drive zurückgeschickt worden.

Wann würden sie ausgepackt werden? Michaela brachte es nicht über sich, sich das auch nur vorzustellen.

Aber warum so bitter? Die Frage stellte sich für Michaela nicht.

Die Toten grollen den Lebenden. Denn außer den Lebenden haben sie niemanden, der sie ehrt.

Sie warteten darauf, dass sie Santa Tierra verlassen würde. Michaela wusste das. Iris Esdras hatte es ihr deutlich zu verstehen gegeben. Sie gab zwar vor, Michaelas Freundin zu sein, hoffte aber trotzdem, sie zur Abreise bewegen zu können. Räumen Sie das Haus, kehren Sie nach Massachusetts zurück, wir helfen Ihnen beim Packen, wir regeln das für Sie.

Aber Michaela hielt stand, löschte ihre Mails, ihre telefonischen Nachrichten.

… wollte die Arme dazu bewegen, einen Therapeuten aufzusuchen. Wollte mich mit ihr anfreunden.

Als ich sie umarmen wollte, versteifte sie sich in meinen Armen …

… sehr seltsam, ihre Haut fühlte sich ganz heiß an.

Der Himmel glühte düster wie Zinn, untypisch für Santa Tierra. Leichter Regen hatte eingesetzt, Nebeltröpfchen in der Luft. In einer Seitenstraße entdeckte Michaela ein kleines Café mit Terrasse, darauf Tische und Sonnenschirme. Auf ihrem Weg zum Krankenhaus war sie oft daran vorbeigegangen, ohne es weiter zu beachten – das Café Luz de la Luna. Zu dieser Tageszeit war es fast leer. Ein halbes Dutzend Tische, darüber Schnüre mit kleinen, weißen Lichtern, tagsüber überflüssig und töricht.

War es überhaupt geöffnet? Niemand auf der Terrasse, niemand im Innern sichtbar.

Dies ist ein guter Ort für uns. Niemand, der uns stört.

Langsam arbeitet Michaela sich durch das (stark mitgenommene) Manuskript von *Das Unbehagen am menschlichen Verstand.*

Langsam, gewissenhaft, wie besessen – aus Angst, Fehler zu übersehen oder selbst welche zu machen.

Früher hatte sie Gerard bei seiner Forschung unterstützt. Fußnoten abgeglichen, Fahnen Korrektur gelesen. Mit Freude Seiten neu getippt, denn der Stil ihres Mannes gefiel ihr wirklich. Und ja, sie hatte erkannt, dass sie, wenn sie sich in Gerard McManus' Arbeit vertiefte, sich Zugang zu seinem Herzen verschaffte, sich ihm unentbehrlich machte als Ehefrau und engste Freundin; sie wusste, seine erste Frau hatte seine intellektuellen Interessen weniger geteilt und sich ihm über die Jahre entfremdet. Michaela wollte Gerard McManus nicht als selbstverständlich nehmen, sie hatte andere Pläne.

Es hatte sie nicht gestört, dass sie Gerard mehr liebte als er sie. Dass er die dominante Person in ihrer Ehe war, erschien ihr ganz natürlich. Sein Status in der Welt war viel höher als ihrer. Seine Persönlichkeit schien ihr stärker ausgeprägt, raumgreifender als ihre zu sein. Er war mit Sicherheit intelligenter, gebildeter. Er war schon einmal verheiratet gewesen, hatte Kinder; Michaela hatte keine und war nie verheiratet gewesen. Er hatte sich besorgt gezeigt, sie auszunutzen, ihren Wunsch, ihn bei seiner Arbeit zu unterstützen, aber Michaela hatte widersprochen, nein, gar nicht, sie lerne von ihm, sei ihm dankbar für das Glück, das er in ihr Leben bringe.

So richtig abgenommen hatte er ihr ihre Dankbarkeit für seine Liebe wohl nie. Wie die eines Bettelmädchens, dachte Michaela sarkastisch.

Die so stolz war auf die Widmungen in seinen Büchern – *für meine geliebte Frau und erste Leserin Michaela.*

(Natürlich hatte Michaela ihre beiden schmalen Memoirs *Gerard, meinem geliebten Mann und ersten Leser* gewidmet.)

Deswegen trägt Michaela die Verantwortung für *Das Unbehagen am menschlichen Verstand.* Niemand anderes als sie kann dieses, Gerards letztes Werk für die Veröffentlichung bei der Harvard University Press fertigstellen.

Obwohl Michaela das Manuskript in der Hoffnung, die Schäden zu beheben, systematisch durchgearbeitet hat, ist die Arbeit noch längst nicht abgeschlossen. Offenbar fehlen nicht nur einzelne Seiten, sondern auch ganze Teile, oder Teile sind falsch nummeriert und schwer wiederzufinden. Wahrscheinlich sind einige Klebezettel mit Lektoratsfragen wie auch in Gerards kleiner, akkurater Handschrift beschriebene Seiten verloren gegangen. Gegen Ende gibt es in mehreren Kapiteln leere Stellen und unvollständige Fußnoten, so als hätte der Autor es eilig gehabt und die Lücken später füllen wollen; an den Rändern stehen Fragen, die er wohl an sich selbst gerichtet (*was? warum? wie das?*) und nicht mehr beantwortet hat. Die ersten neunzig Seiten sind anscheinend korrigiert und überarbeitet worden und lesen sich glatt; danach verschlechtert sich der Text, wird sprunghaft und unklar. Mit Klebeband befestigte Ergänzungen lösen sich ab; Michaela kann unmöglich herausfinden, wie viele davon vielleicht verloren gegangen sind. Sie hat offensichtliche Irrtümer korrigiert und unklare Passagen umgeschrieben, um sie verständlicher zu machen. (Natürlich hat sie auch die ursprüngliche Widmung – *für meine geliebte Frau und erste*

Leserin Michaela – wiederhergestellt, die seltsam verstümmelt gewesen war.)

Unerklärlicherweise kann Michaela Gerards Textdokument nicht öffnen, da sie anscheinend ein »ungültiges« Passwort für seinen Computer eingegeben hat, obwohl es (würde sie schwören) dasselbe ist wie immer, das sie ebenso gut kennt wie ihr eigenes.

Was für ein Albtraum! *Das Unbehagen am menschlichen Verstand* ist eine anspruchsvolle historische Darstellung und Kritik der Ethik der Experimentalwissenschaft in Amerika, an der Gerard über fünf Jahre gearbeitet hat; es ist die erste Untersuchung zum Thema und hat aufwendige Recherchen in zahlreichen Bibliotheken und Forschungszentren, Interviews und akribische Aufzeichnungen erfordert wie auch die Erstellung einer umfangreichen und, wie Michaela erkennt, noch längst nicht vollständigen Bibliografie.

Gegen Ende des Manuskripts gibt es sogar einen neuen Teil über die Ethik der Sprachanthropologie mit Schwerpunkt auf der Linguistik der *ausgestorbenen* und *bedrohten* Sprachen.

In diesem faszinierenden Kapitel erfährt Michaela, dass weltweit fast siebentausend Sprachen existieren, von denen schätzungsweise die Hälfte von weniger als dreitausend Menschen gesprochen wird, weswegen sie als *bedrohte* Sprachen gelten.

Ist die Mehrheit der Sprecher einer Sprache älter, steigt die Gefahr, dass sie ausstirbt.

Handelt es sich um eine Schriftsprache, bleibt sie (in

gewissem Ausmaß) erhalten. Wird eine Sprache überwiegend gesprochen, existiert sie nur so lange, wie Menschen leben, die sie sprechen.

Wie es wohl wäre, der letzte Überlebende einer Sprache zu sein?

Bei einem Paar überlebt zwangsläufig einer der beiden den anderen: der Hinterbliebene.

Zu den indigenen nordamerikanischen Sprachen, die Gerard in seinem Buch behandelt, zählen diejenigen, die von den Komantschen, den Hopi, den Blackfoot, den Arapaho und den Taos gesprochen werden; er wusste offenbar viel über das Kiwaanische, das von weniger als einhundert Pueblo-Indianern im Hochland von Santa Tierra gesprochen wird. Er hatte sich beim Institut in Santa Tierra beworben, um die indigenen Kulturen im nördlichen New Mexico zu erforschen, ein für ihn völlig neues Gebiet.

Linguistik, Anthropologie, Psychologie, Neurowissenschaft – und Philosophie (Spinoza). In Gerards Gehirn kamen sie irgendwie zusammen. Michaela hatte das nicht begriffen, zweifelte aber nicht daran, dass Gerard es tat. Es hatte sie beeindruckt, dass Gerard an diesem Punkt seiner Laufbahn, in seinem Alter sein Verständnis wissenschaftlicher Experimente um die Linguistik erweiterte. *Die Ethik der Aneignung »untergeordneter« Kulturen durch die vorherrschende (weiße) Kultur.*

In Santa Tierra hatte ihn dann fast sofort die Krankheit zerstört. Er hatte nie die Pueblo-Stätten aufgesucht, war ihres Wissens nie mit den Taos-Pueblo-Sprechern der kiwaanischen Sprache in Kontakt getreten. Sie waren nur zweimal in die Wüste und einmal zum San Mateo State Park gewandert. Gerards ganzes Sein – physisch und psychisch – war von Angreifern in seinen Zellen übernommen worden.

Anfangs war seine Erkrankung nicht erkannt worden. Seine Symptome waren irreführend gewesen. Die leichten, noch nicht qualvollen Magenschmerzen hatte der Onkologe als Verstopfung falsch diagnostiziert, was wochenlang die entscheidende Tomografie verhinderte, die am Ende Harnröhrenkrebs ans Licht brachte. Als es für eine Operation zu spät war …

Ach, warum quälte sie sich wieder damit? Wieder und wieder diese Geschichte mit so vielen Eventualitäten, aber einem Ende, so unausweichlich wie eine Sackgasse: unausweichlich wie ein Sack über dem Kopf, die Sicht nehmend, Luft abschnürend. Michaela erinnert sich, wie sie Dr. N__ anschrie: *Was ist los? Warum zögern Sie? Warum fangen Sie nicht mit der Behandlung an?*

Oder sie hatte es sich nur vorgestellt. Wollte Dr. N__ anschreien. Wollte schreien, aber die Worte blieben ihr in der Kehle stecken.

Retten Sie ihn. Retten Sie meinen Mann. Retten Sie ihm das Leben!

Warum unternehmen Sie so wenig? Retten Sie ihm das Leben!

Sicherlich war sie ein Kunstfehler, diese Verzögerung. Aber Michaela war zu erschöpft, um Rachegefühle zu hegen, für Nachforschungen fehlte ihr die Energie oder Tatkraft. Es hatte keine Obduktion gegeben. Und jetzt bloße Asche.

In einer Urne im Schlafzimmer! Bloße Asche.

Sie würde sie vermutlich nach Cambridge mitnehmen. Die Urne in dem weichen Stoffbeutel, die Asche in der Urne, sieben Pfund sechzig Gramm, alles, was von Gerard McManus übrig war.

Nicht möglich. Michaela ist sich sicher.

So wie es unmöglich ist, dass Michaela je nach Cambridge, Mass., zurückkehren wird. Sie ist sich sicher.

Im leichten Regen, Regen so fein wie Nebel, unter einem Schirm an einem Cafétisch bemüht sich Michaela nachzuvollziehen, was Gerard in langen Absätzen, dichtem Sprachstil darlegt. Der Ton wissenschaftlicher Prosa ist diskursiv, argumentativ: Eine Aussage wird getroffen, gegen einen (vermuteten) Einwand. Der Effekt ist der von Hammerschlägen. Sie liest Seite um Seite, macht sich Notizen. (Stimmt denn die Nummerierung? Michaela fragt sich, ob etwas beim Drucken schiefgegangen sein kann.) Sie kämpft gegen Kopfschmerzen an, zögert den Moment hinaus, an dem sie aufgibt und eine Tylenol nimmt; Tabletten zu nehmen erscheint ihr wie eine Schwäche, so hatte Gerard es vor seiner Krankheit auch gesehen.

Michaela ist fasziniert von Gerards Forschungen zu *ausgestorbenen* und *bedrohten* Sprachen. Ihr fällt ein, dass er mit Freunden über solche Sprachen und mit einem Dichterfreund über eine Geschichte von Borges diskutiert hat; Michaela hatte nicht genug gewusst, um mitreden zu können, und bedauert nun, dass sie Gerard keine Fragen gestellt hat. *War er von ihr enttäuscht, so wie er von seiner ersten Frau enttäuscht war, weil sie nicht die richtigen Fra-*

gen gestellt hatte? Er war in der Lage gewesen, in mehreren Sprachen wie Französisch, Deutsch und Italienisch zu lesen; indigene Sprachen beherrschte er hingegen nicht, war Michaela sich sicher. Sein Interesse an der kiwaanischen Sprache war völlig neu gewesen.

Sie versucht, nicht in Angst zu versinken. Sie ist die einzige Hoffnung für ihren Mann. Seine Postdocs sind mit ihren eigenen Projekten beschäftigt, sein Lektor bei der Harvard University Press ist kein Spezialist für Wissenschaftsgeschichte und hat ihr signalisiert, dass er für jede Hilfe dankbar ist, die Michaela leisten kann.

Gerard McManus ist in Harvard einer der angesehensten Hochschullehrer gewesen, bekam Preise und Stipendien verliehen, war in die amerikanische Akademie der Wissenschaften und die Amerikanische Philosophische Gesellschaft aufgenommen worden, doch diese Ehrungen galten ihm nicht viel. Er ist kein eitler Mann gewesen, keiner, der nach Überlegenheit über seine Kollegen und Freunde strebte, fürchtete sich jedoch (Michaela hatte Grund zu der Annahme) vor der eigenen Sterblichkeit und nahm vielleicht halb bewusst an, dass die Wahrscheinlichkeit, wie andere zu sterben, sank, je mehr Auszeichnungen er erhielt, je mehr er herausgehoben und von der Welt geehrt wurde.

Michaela hört sich lachen. Oder vielmehr schluchzen.

»Ma'am?« – ein Kellner hat sich Michaela genähert, zögernd.

Ein junger mexikanisch-amerikanischer Kellner, wie es scheint. Also ist das Café wohl geöffnet. Oder hat gerade aufgemacht. Der Kellner betrachtet Michaela mit wachsamem Lächeln, so als verbände er mit weißen Touristinnen nicht nur angenehme Erfahrungen.

Aber Michaela sieht nicht wie eine Touristin aus. Sie findet, sie sieht nicht einmal *weiß* aus. Aus der Nähe wirkt ihre Haut *beschmutzt, befleckt*.

Sie ist sich nicht sicher, wie lange sie schon an dem Tisch sitzt. In ihrem Zustand der Entrücktheit vergeht die Zeit auf unvorhersehbare Weise: mit der Langsamkeit eines Gletschers, dann wieder mit raschen Sprüngen und Verzögerungen, so als blätterte jemand ungeduldig in einem Buch. Sie hat einen Teil des Manuskripts durchgesehen, aber vieles wird sie ein zweites Mal prüfen müssen, wahrscheinlich gar ein drittes; sie kommt kaum voran, weil sie ständig auf neue Probleme stößt.

Der Morgen, an dem er wie einer, der eine Bemerkung übers Wetter macht, ruhig gesagt hat:

»Heute fühle ich mich viel schwächer als gestern.«

Michaela dreht die übergroße Herrenuhr an ihrem Handgelenk, um die Uhrzeit abzulesen, kann sie aber nicht erkennen.

»Ma'am? Stimmt etwas nicht?«

Ich bin keine Ma'am. Bitte.

Aber natürlich ist Michaela eine *Ma'am*. Sie ist eine weiße Frau und eine *Ma'am*. Der Kellner ist nicht älter als fünfundzwanzig. Wer immer sie auch ist, fünfundzwanzig ist sie seit mindestens einem Jahrzehnt nicht mehr.

»Möchten Sie jetzt etwas bestellen, Ma'am, oder wollen Sie warten, bis Ihr Freund wieder da ist?«

»Freund? Was meinen Sie?«

Der Kellner lässt seinen Blick mit einem angedeuteten fragenden Lächeln über die Terrasse schweifen. Als wäre jemand in der Nähe, den er aus den Augen verloren hat. Ein gut aussehender Bursche mit schmalem Fuchsgesicht. Koteletten, kleiner Oberlippenbart. Könnte auch erst zwanzig oder sogar noch jünger sein. Was mögen die wachsamen dunkelbraunen Augen in ihr sehen?

»War jemand mit mir hier?« Michaela will unbeschwert bleiben. Launigkeit ausstrahlen. So als scherzte sie mit ihm, drohte ihm nicht, sondern scherzte einfach mit ihm, meinte es nicht ganz ernst.

»Entschuldigung, haben Sie gesagt, Sie hätten jemanden hier mit mir gesehen?«

Zögernd bejaht der Kellner. Er ist sich nicht mehr sicher.

»Wie sah er aus?«

Der Kellner lächelt unbehaglich. Soll das ein Scherz sein? Der Humor einer Weißen? Er erklärt, er habe ihre Begleitung nicht so deutlich sehen können.

»Es war ein Mann?«

Ein Mann, ja.

Der Kellner will anscheinend rasch fort von ihr. Erwartet offenbar keine Getränkebestellung. Ist hin- und hergerissen zwischen Mitgefühl für die einsame weiße Frau und dem schlichten Wunsch, ihr zu entkommen.

»War er groß? Mit dunklem, grau werdendem Haar? Ein bisschen älter als ich? War er – schien er –?«

Der Kellner schüttelt schnell den Kopf, *weiß nicht, Ma'am.*

Michaela hat weitere Fragen an den jungen Mann, doch er entschlüpft ihr. Verschwindet ins Café. Der Nachmittagshimmel hat sich verdunkelt, Blitze leuchten wie fahle Adern. Bei genauerem Hinsehen merkt sie, dass es im Café dunkel ist, im Fenster ein »Geschlossen«-Schild hängt.

43

Ambulanz

Ich vermute, es ist Ihnen im Schlaf ins Ohr gekrochen.

So groß wie eine Bleistiftspitze! – Bekam das verdammte Ding mit einer chirurgischen Pinzette raus.

Das Problem ist, Sie sind sehr spät damit hergekommen, Ma'am.

Dachten Sie, das geht von selbst weg? Eine Entzündung, so dicht am Gehirn?

44

Trauerbegleiter

Wie eine geplatzte Arterie hat es sich in die Welt ergossen.

Was *das Unerträgliche* gewesen war, ergoss sich nun in die Welt.

Der alte Kindheitstraum, nun hat er sich um dich ausgebreitet.

Kannst nicht atmen, es sei denn, du atmest *das Unerträgliche* ein.

Der bärtige Mund bewegt sich ernst. Durch schrille Zikadenlaute dringen bruchstückhaft Worte.

»… ganz natürlich, dass Sie trauern, Mrs. McManus. Es ist noch keine vier Wochen her, dass Ihr Mann verschieden ist …«

Feinfühliges Zögern vor dem Wort *verschieden*. Der bärtige Mund scheut sich, ein so unverblümtes Wort wie *tot* auszusprechen.

»… aber sehr gut, dass Sie aktiv bleiben. Das Manuskript Ihres verstorbenen Mannes für den Druck vorzubereiten …«

Als wärst du ein Kind, ein frühreifes, genauer: ein kontaktgestörtes Kind, das dazu ermutigt werden muss, sich wie andere, gesündere Kinder zu verhalten.

Als hättest du für Gerards mitgenommenes Manuskript irgend etwas von Bedeutung geleistet. In diesen Wochen!

»… nach allem, was ich gehört habe, war Dr. McManus eine bemerkenswerte Persönlichkeit, ich bin mir sicher, ich kenne ein paar seiner …«

Jetzt lächelt der Lippenstiftmund den bärtigen Mund an. Höflich, ermutigend. Hinter dunkel getönten Brillengläsern sind die (leicht blutunterlaufenen) Augen nicht erkennbar, sodass Dr. M__ nicht mit der Klientin *in Kontakt* treten kann.

Höfliches Lächeln, um den graubärtigen Dr. M__ zu ermutigen, der es ja gut meint. Denn auch dickbäuchige Trauerbegleiter mittleren Alters mit gerahmten Zertifikaten der Gesellschaft amerikanischer Therapeuten und einem Master in Klinischer psychologischer Beratung der Universität von New Mexico an den Zimmerwänden brauchen Ermutigung.

Ein Mann etwa in Gerards Alter. Du solltest eigentlich Wohlwollen für ihn empfinden.

»… klingt nach einem sehr interessanten und wichtigen Buch, eine Geschichte der Ethik wissenschaftlicher Forschung, wirklich sehr interessant, Mrs. – Michaela! Ihr Mann wäre erleichtert, dass Sie für die Veröffentlichung sorgen …«

Wie können Sie es wagen, über meinen Mann zu reden. Sie haben ihn doch gar nicht gekannt.

Wie können Sie es wagen, so leutselig zu sein. Sie kennen mich doch gar nicht.

»… Trauer-Selbsthilfegruppe, wöchentliche Treffen … mehrere Personen – das heißt, Witwen –, die kürzlich ihre Ehegatten verloren haben …«

Soll heißen, du bist als Witwe *nicht allein*.

Obwohl du (in Wirklichkeit) vollkommen, schrecklich allein bist, eindeutig.

»… wichtig, mit Ihren Gefühlen in Kontakt zu bleiben, nichts zu verleugnen, zu unterdrücken, zu vermeiden …«

Worte der Logik, des gesunden Menschenverstands. Vermarktung des Banalen. *Leid, Trauer, unbedingt aktiv bleiben, Freunde treffen. »Hilfssystem«. Keine Einsiedlerin werden.*

Du wirkst offenbar, als wärst du einer Katatonie nahe. Erstarrt, wie hypnotisiert. Nimmst mit gläsernem Blick diese Worte in dich auf, die trösten und beruhigen sollen – sich mit dem *Unerträglichen* abfinden.

Doch dein Herz schlägt jetzt sehr unregelmäßig. Wie Finger, die auf eine Tischplatte trommeln.

»… empfehle Ihnen sehr, sich auch körperlich untersuchen zu lassen … wer sich um Schwerkranke kümmert, vernachlässigt fast immer das eigene Wohlbefinden. Und wenn Sie gestatten, würde ich Sie auch gern an einen Pharmakologen überweisen …«

Beim Gedanken an eine körperliche Untersuchung wird dir übel: deinem zerschlagenen Körper weiter Gewalt angetan, etwas Metallisches und Spitzes, das dir ins Becken geschoben, Blut, das dir aus dem Arm abgenommen wird, der unerklärlicherweise bereits blaue Flecken hat, so wie Gerards Arme wochenlang voll blauer Flecke waren, frische über verblassenden.

Und was den Pharmakologen betrifft – wieso, wenn du doch zu Hause schon einen (geheimen) Tablettenvorrat hast, um dich von deiner tiefen Traurigkeit zu heilen?

»… Entschuldigung, Mrs. McManus?«

Du hast ins Leere gestarrt, mit ausdruckslosem Gesicht, wie hypnotisiert. Katatonisch, als strömte Äther durch dich hindurch.

Kommst ruckartig wie aus einem bösen Traum zu dir. Erhebst dich, zu unruhig, um dem Trauerbegleiter an seinem Teakholztisch gegenüber sitzen zu bleiben.

Versicherst dem überraschten Dr. M__ schnell, noch wollest du sein Behandlungszimmer nicht verlassen. Musstest aber aufstehen, dich ein bisschen bewegen, deine tauben Beine wiederbeleben.

»… natürlich, Michaela … wie immer es Ihnen angenehm ist.«

Aber du, die du auf den Füßen bist und im Zimmer umherläufst, scheinst für Dr. M__ unangenehm zu sein. Seine Augen folgen dir, wachsam.

Du fragst dich, was Iris Esdras, die den Termin bei Dr. M__ für dich gemacht hat, ihm über dich erzählt hat. *Passt sich nicht an die völlig veränderten Umstände an. Ist abweisend zu jedem, der ihr Hilfe anbietet. Selbstverletzung, Selbstmordgefährdung, durchaus möglich. Hat sich geweigert, das institutseigene Haus zu räumen und zu ihrem Zuhause im Osten zurückzukehren.*

Als Witwe trägst du Weiß wie eine Braut, lehnst es ab, wie ein Geier Schwarz zu tragen. Weißer Leinenblazer, weiße Leinenhose, blassrosa Seidenbluse, am Hals geknoteter Seidenschal. Das Bild der selbstbewussten Frau, die du (einst) warst.

Am Morgen um fünf Uhr früh geduscht, den ranzigen Geruch eines panischen Tiers abgespült, das Haar shampooniert und grob gekämmt mit Gerards Haarbürste, die du zusammen mit seinen anderen Sachen aus dem Krankenhaus geholt hast. Berührt von der Vermischung deiner Haare mit Gerards Haaren in der Bürste, silbrige, graue, weiße, kupferbraune, dunkelbraune Haare miteinander verknäuelt …

Es ist Teil deiner Mimikry, dass du dir vor dem Termin beim Trauerbegleiter deine (kurzen, stumpfen) Nägel manikürt hast. Du hast auf deine fahle Haut Make-up, auf deine blassen Lippen Lippenstift aufgetragen. Einen Maybelline-Augenbrauenstift, den jemand in einer öffentlichen Toilette liegen gelassen hat, hast du mitgenommen, um dir kunstvoll die Augenbrauen dunkel zu färben.

Du willst dich *bemühen*. Willst nicht *aufgeben*.

Dein Ehering ist dir zu groß geworden, er gleitet und rutscht auf deinem Finger herum. (Gerards Ehering trägst du verborgen unter deiner Kleidung an einem dünnen Silberkettchen um den Hals.) Und du trägst die übergroße Armbanduhr deines Mannes, die unzweckmäßig auf deinem Handgelenk umhergleitet und -rutscht und von der du in der Regel nicht die Zeit ablesen kannst.

Die ohnehin *Witwenzeit* ist: *aus der Zeit herausgefallen*.

Warten, im Stehen. Wie lange? Sagst zu dir selbst: um Himmels willen: *atme.*

Weil du wartest. Qual, Pein des Wartens. Ununterbrochenes Warten, Erwarten. Wagst nicht zu schlafen.

Warten – worauf?

Warten, dass geschieht, was geschehen ist. Das Schlimmste, was geschehen kann. Oder darauf warten und erfahren, dass *es (noch) nicht geschehen ist.*

All das, während Dr. M__ weiter in einem Tonfall spricht, der die (insgeheim) Ängstliche und (insgeheim) Selbstmordgefährdete sogar dann beschwichtigen soll, wenn du dich in gespielter Lässigkeit an ein Fenster mit Blick auf den Parkplatz gestellt hast.

Warum? Niemand hat dich dazu aufgefordert.

Nur: Drei Stockwerke tiefer zeigt sich im blendenden Sonnenlicht eine Gestalt, eine männliche Gestalt.

Du schaust durch die Lamellen der halb heruntergelassenen Jalousie. Erschrickst, merkst auf.

Ein Mann von Gerards Größe, Haltung.

Ist es –? Nein. Nicht möglich.

Du bist fassungslos, wie gelähmt. Starrst durch die Lamellen der Jalousie, und dein Herz beginnt wie wild zu rasen.

»… warum sehen Sie nicht her, Michaela? Dann können Sie sich besser auf unser Gespräch konzentrieren …«

Aber du konzentrierst dich ganz und gar auf die einzelne Gestalt auf dem Parkplatz: ein Mann etwa von Gerards Alter, Größe, Haltung. Er trägt Kleidung, die dir nicht auf Anhieb vertraut vorkommt – Khaki-Shorts, ein kurzärmliges gemustertes Hemd. Auf dem Kopf eine Baseballkappe in Schieferblau, die dir ebenfalls neu ist. Du hast Gerard aber auch mehrere Wochen nicht gesehen und keine Ahnung, was er inzwischen trägt; es würde zu ihm passen, so eine Kopfbedeckung zu kaufen, um seine Augen vor der Sonne New Mexicos zu schützen, obwohl er im Prinzip nicht viel übrig hat für Kopfbedeckungen, erst recht nicht für Baseballkappen … Außerdem ist das Licht so grell, dass du Farben (wahrscheinlich) nicht klar erkennst, alles wirkt ausgeblichen.

»… Michaela? Stimmt etwas nicht?« Dr. M__s sanfte Stimme hat eine gewisse Schärfe angenommen, als könnte sogar ein Trauerbegleiter mal die Geduld verlieren.

Du bist abgelenkt, hörst kaum, was er sagt. Beunruhigt, weil der Mann mit der Baseballkappe abgebogen ist und davongeht, obwohl du ihn keine fünfzehn Meter entfernt von einem Fenster im dritten Stock aus anstarrst.

Aber er nimmt dich wahr. Er geht voran, du musst folgen.

»Michaela? Mrs. McManus? Warten Sie –«

Auf dem Weg aus Dr. M__s Behandlungszimmer hast du deine Handtasche vom Tisch gerissen. Beeil dich, beeil dich! – kein Blick zurück. Eine einstündige, vom Institut verabredete kostenlose Beratung, keine Zeit für eine höfliche Entschuldigung bei dem verblüfften Trauerbegleiter, während du fast auf den Flur hinausrennst, zur Treppe und hinunter, durch den Hinterausgang, keuchend in den blendenden Sonnenschein stolperst bei dem verzweifelten Versuch, deinem verschwundenen Ehemann in die Augen zu sehen – *Gerard? Gerard!* Doch deine Kehle ist wie zugeschnürt, du hörst kaum deine eigene krächzende Stimme, die nach jemandem ruft, der nicht mehr zu sehen ist.

Wo ist er? *War* es Gerard? Von dir wird anscheinend erwartet, dass du ihm folgst – er ist offenbar verschwunden …

Läufst über den Parkplatz, an Reihen von Wagen vorbei, alle leer, unbekannt. Niemand. Nichts.

Natürlich ist denkbar, dass der Mann mittleren Alters mit der Baseballkappe ein Fremder ist, der in seinen Wagen gestiegen und weggefahren ist, bevor du aus dem Hinterausgang des Bürogebäudes kamst – aber das glaubst du nicht. Wahrscheinlicher ist (denkst du), dass er das Bürogebäude betreten und einen Aufzug genommen hat – es ist sieben Geschosse hoch, ein Labyrinth.

»Hallo? Hallo?« – Aber auf dem Parkplatz ist niemand.

Keine Zeugen. Niemand, den man fragen könnte. Falls der Mann mit der Baseballkappe gerade seinen Wagen auf dem Parkplatz abgestellt hat, hast du keine Ahnung, welcher es sein könnte.

Jedenfalls *nicht* der Mietwagen, mit dem du hergekommen bist. (Er ist nach wie vor auf Gerard McManus' Namen registriert.)

Unsicher stehst du in der grellen Sonne. Du bist sehr aufgeregt – ein Adrenalinstoß zum Herzen. Gleichzeitig kommst du dir lächerlich vor, ankerlos.

Ach, Michaela, was ist nur aus dir geworden!

Du hättest mit mir gehen sollen, als du die Gelegenheit hattest.

Du warst feige. Jetzt wirst du dafür bezahlen.

Eine aufgewühlte halbe Stunde lang schweifst du auf dem Parkplatz umher wie von einer unsichtbaren Flut träge emporgehobenes Treibgut. Gehst ins Gebäude zurück, durch einen fensterlosen Flur, verlässt es durch eine andere Tür, bist tatsächlich ankerlos, orientierungslos. Auf dem Parkplatz erwägst du, auf die Rückkehr des Mannes mit der Baseballkappe zu warten, begreifst aber, dass Gerard in seinen neu erworbenen Khaki-Shorts und mit seiner blauen Kappe, egal wie lange du auf diesem Platz inmitten eines kleinen Meers blitzender, funkelnder Fahrzeuge wartest, egal wie lange du töricht und hoffnungsvoll im hellen Sonnenschein stehst, die Augen hinter dunkel getönten Brillengläsern brennend von Tränen, das dumme Herz hämmernd wie der Tod, bestimmt nicht wiederkommt.

Verschwunden.

45

Dämonengöttin

… in einem kleinen Boot mit kleinem, düster-weißem, höchstens anderthalb Meter hohem Segel auf einem breiten, dunklen Fluss treiben. Ein Fluss, nicht tief, aber schnell fließend. Am blaufleckigen Himmel wetterleuchtende Blitze. Auch wenn Gerard sich Michaela entwindet, er hat ihr den Namen des Flusses genannt, an dem sie sich treffen werden: Rio de Piedras.

Aber wann treffen sie sich? – Michaela will es unbedingt wissen.

Von überallher Schreie wilder Papageien, Affen. An den Ufern wuchern lila Glyzinien, riesige Lavendelbüsche, grell blühende, hohe Kakteen. Den Schatten entsteigt die Dämonengöttin Skli. Eine nackte weibliche Gestalt mit schreiendem Mund, über den knochigen Brustkorb hängenden Brüsten, wie eine offene Wunde klaffender Vagina. Anstelle von Fingern lange, gekrümmte Klauen.

Leicht, verführerisch streichen diese Krallen über Michaelas nackte, hochempfindliche Arme.

Unerträglich! Krampfhaft zitternd erwacht sie unsanft aus dem Schlaf.

Setzt sich auf, wie betäubt. Mehrere Minuten vergehen, bevor sie wieder bei Bewusstsein und bei Kräften ist.

Betrachtet ihre Arme, auf denen noch schwache Kratzer zu sehen sind. Streicht mit dem Zeigefinger zitternd über die langen längs verlaufenden Schrammen.

Michaela hat sich nie die Arme geritzt. Hofft, dass sie Iris Esdras endlich davon überzeugt hat. Ich bestrafe mich nicht selbst. Ich bin nicht selbstmordgefährdet.

Barfuß geht sie zum Garderobenschrank, um nach dem Abbild von Skli zu schauen, das dort, mit einem Handtuch bedeckt, in einer dunklen Ecke verborgen ist. Zufrieden stellt sie fest, ja, das hässliche Ding steht genau da, wo sie es vor Wochen verstaut hat. (Unter dem Handtuch braucht sie nicht nachzusehen!)

Und die plumpe, krumme Ishtikini-Figur steht noch im Schrank unter dem Badezimmerwaschbecken, doch Michaela weiß nicht mehr, ob sie sie mit Blick zur Wand gestellt hat oder, wie sie jetzt steht, so, dass ihre kleinen, lüsternen Knopfaugen den ansehen, der sich bückt, um hineinzuschauen.

Und küss mich endlich! Ich warte.

46

Blindsehen

Michaela, komm mit mir mit!

Es gibt einen Ort für dich, bei mir.

Jeden Tag, jede Stunde sucht sie in Santa Tierra nach ihm. Im Wissen, dass er sie erwartet. Dass er sie vielleicht sehen kann, ohne mit ihr in Verbindung treten zu können.

(Hatte er sie an dem Fenster im dritten Stock wahrgenommen, wie sie zu ihm auf dem Parkplatz hinabsah? War er verlegen gewesen, außerstande, sie zu grüßen? Als Michaela im Behandlungszimmer des Trauerbegleiters entscheidende Sekunden wie angewurzelt dastand, unfähig, sich loszureißen, sprachlos.)

Womöglich sind die Geister der Toten in der anderen Welt ja blind. Vielleicht sind ihre Sinne verkümmert. Hatte Gerard Michaela nicht von grausamen neurowissenschaftlichen Experimenten erzählt, bei denen neugeborene Affen, Katzen, Mäuse in kompletter Dunkelheit gehalten wurden, bis ihr Augenlicht sich verschlechterte und sie erblindeten – auch wenn ihre Sinne ansonsten normal funktionierten?

Und hatte Gerard ihr nicht vom Phänomen des »Blindsehens« erzählt, einer neuen neurowissenschaftlichen Erkenntnis, derzufolge Individuen, deren primäres Sehzentrum im Gehirn beschädigt wurde, (oft) ein Objekt wahrnehmen können, obwohl sie es nicht »sehen« können. Sie behaupten, nichts zu »sehen«, und zeigen, ohne zu zögern, trotzdem darauf. Befragt, wieso sie auf etwas zeigen, von dem sie behaupten, es sei nicht da, haben sie keine Erklärung.

Michaela wunderte sich darüber. Wie ist das möglich?

Gerard versuchte es ihr zu erklären: Das Auge kann »blind« sein, und das Gehirn »sieht« – etwas, das wir »Sehkraft« nennen, ist wirksam, aber ohne dass es bewusst wahrgenommen wird.

Aber – wie ist denn das möglich? Michaela lachte, erschrocken über ihre beschränkte Auffassungsgabe.

Gerard versicherte ihr: Vieles, was unmöglich erscheint, ist möglich. Und vieles, was möglich erscheint, erweist sich als unmöglich.

Daran denkt Michaela jetzt – *Blindsehen*. Etwas, das wir »Sehkraft« nennen, ist wirksam, aber ohne dass es bewusst wahrgenommen wird.

So wie Leiden, unbeschreibliches Leiden, wirksam ist, die Erinnerung daran sich aber in Amnesie auflöst wie Regentropfen in Wasser, sodass es keinen *Leidenden* gibt.

Allein in Santa Tierra auf der Suche nach ihrem verschwundenen Mann.

Protestieren wollen – sie hatte gebeten, Knochenmark spenden zu dürfen, um ihn zu retten. Doch es hatte keine Garantie dafür gegeben, dass eine solche Maßnahme ihn tatsächlich gerettet hätte.

Als Witwe ist Michaela unermüdlich, wachsam. Das Witwenleben ist das Leben einer Büßerin, die ihr (bizarres, blutendes) Herz außen am Körper trägt. Nachts nur zwei oder drei Stunden zu schlafen hat ihre Sinne geschärft, glaubt sie. *Rasierklingenscharf.* Ihrer Schätzung nach ist sie seit ungefähr siebenhundertfünfzig Stunden Witwe.

Egal welche Route vom Vista Drive bergab Michaela einschlägt, sie findet zielsicher den Weg zum historischen Viertel von Santa Tierra – zur Plaza de la Catedral de Santa Teresa. Ein endloser Besucherstrom bewegt sich in die Kathedrale im spanischen Stil mit ihrer goldglänzenden Basilika hinein und aus ihr heraus, Touristen, die sich gegenseitig auf den Stufen des Gotteshauses bedrängen und mit ihren Handys Fotos machen. Die Stimmung ist festlich, feierlich. Ständig flattern Tauben umher, weiße Tauben. Am Mittag gibt es keine Schatten, und bei Sonnenuntergang werden die Schatten von grellen Lichtern ausgelöscht. Michaelas Strategie besteht darin, sich scheinbar ziellos zwischen den Passanten zu bewegen, sodass sie, sollte jemand sie beobachten, keinen Verdacht erregt. Doch sie ist erfüllt von Jagdeifer, sucht die ständig wechselnde Szenerie nach ihrem verschwundenen Mann ab.

Michaela, wo bist du?

Warum hast du mich alleingelassen?

Sie will protestieren: Sie hat ihn nicht alleingelassen. Es war nicht klar, wann er aufgehört hatte zu atmen. So lange hatte sie ihn verzweifelt fest an sich gedrückt. Atmete für ihn, in seine Lunge, die nach Luft lechzte, doch dann war etwas passiert, und sie hatte sich in dem Glauben gewiegt, dass es besser so war, dass sie weggehen und später wiederkommen könne; aber als man ihr erlaubte zurückzukommen, war in der Zwischenzeit etwas geschehen, und er war gestorben.

Das abgezogene Bett, der scharfe, giftige Desinfektionsmittelgeruch, der ihr in die Seele gedrungen war. Die grellweißen Wände. Leere.

Protestieren zwecklos – *Verzeih mir, Gerard!*

Ihn wieder hören, den letzten Stoßseufzer. Und dann – Stille.

Michaela ist in den letzten paar Wochen verwildert. Sie verbringt so viel Zeit außer Haus wie möglich, und wenn sie zu Hause ist – das heißt, in dem gemieteten Haus am Vista Drive –, lässt sie sich oft auf das ungemachte Bett fallen, das sie in einer Zeit so selbstvergessenen Glücks früher mit Gerard geteilt hat, kann kaum glauben, dass es einmal ihr gemeinsames war; in einen benommenen und unruhigen Schlaf, der von Husten- und Weinanfällen durchsetzt ist. Oft traut sie sich nicht, sich auszuziehen, in der vagen Furcht, in der Nacht geweckt und ins Krankenhaus bestellt zu werden – *Beeilung! Ihr Mann kann nicht atmen!* (Es ist unklar, ob man das Michaela unter so großen Schmerzen aus der linken Hüfte entnommene Knochenmark aufgehoben hat oder verderben lässt. Michaela meint sich zu erinnern, dass man ihr gesagt hat, es könne nur verwendet werden, wenn Gerard kräftig genug gewesen wäre, die Transplantation zu überstehen, aber auch an ihre Irritation wegen einer Weitergabe an eine medizinische Einrichtung mit einem erfahreneren Team …) Michaela setzt sich nur selten zum Essen hin und isst nie von ihr selbst zubereitete Mahlzeiten – das hieße, das Schicksal herauszufordern: plötzlich zum Krankenhaus bestellt zu werden, auf die Intensivstation, auf der Gerard mühsam nach Atem ringt.

Wie viel praktischer also, eine Dose Progresso-Suppe zu öffnen, die sie kalt mit einem Löffel herunterschlingt; eine Dose Kürbiskuchenmix, ebenfalls mit einem Löffel verschlungen; Hundertsiebzig-Gramm-Packungen Hüttenkäse, Apfelmus, Joghurt. Im Krebszentrum von Santa Tierra hatte die Frau des schwer kranken Patienten es sich angewöhnt, unangerührtes Essen von Gerards Tabletts zu stibitzen, und so isst sie nun, wenn sich die Gelegenheit bietet, wie wilde Tiere es tun. Wild ist auch ihre Erscheinung, androgyn und anonym. Michaela kleidet sich in einer Art sexueller Tarnung, lange Hosen sogar an sehr heißen Tagen, T-Shirts von Gerard, die ihr von den Schultern herabhängen, ein schäbiger breitkrempiger Hut zum Schutz ihrer empfindlichen Haut und dunkel getönte Brillengläser zum Schutz ihrer empfindlichen Augen. Ihr Haar fällt ihr wie das Gekritzel eines irren Stifts in einem losen Durcheinander über die Schultern, die wirre Mähne einer wilden Kreatur. Auf den Rücken geschnallter Rucksack, schändlich abgenutzte Laufschuhe. Niemand vom Institut würde sie erkennen, als die attraktive und (einst) sogar schicke junge Frau ihres Kollegen aus Harvard, Gerard McManus, identifizieren.

Sähen Michaelas Memoir-Studenten sie zufällig in diesem Zustand, wären sie bestürzt vor Entsetzen, Mitleid, Scham. Ihre Professorin!

Aber natürlich war Michaela nie ihre *Professorin*. Nur ein Anhängsel, ein Imitat.

Auf dem überfüllten, trubeligen Platz ist Michaela nur zu deutlich sichtbar. Niemand ist allein hier, nur sie.

Eifrig auf der Suche nach einzelnen männlichen Gestalten. Fast jeder ist mit mindestens einer anderen Person unterwegs, die meisten mit der ganzen Familie. Das Herz tut ihr weh, ihr Blick ist voller Neid. Sie hat kein Kind, und jetzt hat sie keinen Mann mehr. Außer Latinos und Native Americans sieht man im Zentrum von Santa Tierra nur selten einen einzelnen Mann, keine Touristen oder flüchtigen Besucher, nur Männer, die hier arbeiten.

Noch seltener sieht man jemanden, der oberflächlich Gerard ähnelt – weiß, in höherem mittlerem Alter, Tourist oder Besucher –, ohne Frau an seiner Seite.

Michaela blickt starr, fasziniert von gleichaltrigen Frauen mit Männern oder Familie; bei ihrem Anblick empfindet sie einen Anflug von Neid, sogar einen Schmerz in der Brust. Solche Frauen wirken auf Michaela wie in Licht gebadet, auch wenn sie ihr Glück gar nicht bemerken.

Jemand anderen als selbstverständlich nehmen – Michaela hat vergessen, was für ein Luxus das ist.

Sie hat Gerard nie als selbstverständlich genommen. Sie kannten einander nicht so lange, Michaela war ihm gegenüber nie ganz und gar *unbefangen*.

Das ist wohl charakteristisch für eine »späte« Heirat, vermutet sie – das Wissen, dass es ganz leicht hätte anders kommen können.

Bald nach ihrer Ankunft in Santa Tierra hatten Gerard und Michaela die schöne Catedral de Santa Teresa im ältesten Viertel der Stadt besucht. Vom hinteren Teil der Kirche verfolgten sie das Ende einer Messe, lange Reihen von Gläubigen, die sich mit zum Gebet gefalteten Händen und demütig niedergeschlagenen Augen der Kommunionbank näherten. Vierzig Jahre, sagte Gerard ironisch zu Michaela, seit seinem letzten Abendmahl.

Vierzig Jahre! Doch er erinnere sich lebhaft daran, sagte er.

Die Hostie – so groß wie eine Halbdollarmünze, weiß, sehr dünn, sehr trocken, geschmacklos. Man kaut sie nicht, sondern lässt sie im Mund zergehen.

Und das sind der Leib und das Blut Christi?, fragte Michaela.

Der Leib Christi, nicht das Blut. Das Blut wäre der Wein.

Gerard lachte, um zu zeigen, wie abwegig er solche Glaubensvorstellungen fand. Doch sein Lachen klang wehmütig, dachte Michaela.

Michaela wusste, er war nur formell als Katholik aufgewachsen, die Eltern waren keine frommen Kirchgänger gewesen. Michaela hatte als Mädchen mit Schulfreunden unitarische Gottesdienste besucht, war von ihren Eltern aber nicht religiös erzogen worden. Sie hegte keine romantisch-nostalgischen Gefühle für den Glauben.

Wenn die Menschheit eine Religion hat, dachte Michaela, muss es die Religion der Mitmenschlichkeit sein. Menschliches Gefühl, menschliche Liebe. Menschliche Verantwortung.

Liebe jedoch ist nicht so leicht zu erlangen. *Lieben* kann voller Angst und auch voller Glück sein.

Michaela hatte Gerard gefragt, ob ihm sein Glauben fehle, und er hatte geantwortet: Nein, natürlich nicht.

Wir sehnen uns nach Wahrheit, sagte Gerard. Nicht nach Illusion.

Ja! Das fand Michaela auch.

Falls die Wahrheit ein Trost ist. Wie die Illusion es sein kann.

Er sei sich nicht sicher, dass er je an Gott geglaubt hat, hatte Gerard nachdenklich hinzugefügt, aber er vermisse die »Gewissheit« jener Tage: den *Baltimore-Katechismus*, die Gebetbücher, die Rosenkränze.

Den unbeschreiblichen Trost eines um die Finger gewundenen Rosenkranzes. Jede Perle ein Gebet und jedes Gebet von Gott gehört.

Du vermisst die Möglichkeit, jemandem oder etwas wohlgefällig zu sein – denn wenn du Gott gehorchst, bist du Gott wohlgefällig.

Ein sehr simpler Glaube! Jedenfalls wurde er Kindern so nahegebracht.

In Amerika ist der christliche Glaube wie eine bedrohte Sprache, fand Gerard: Man möchte ihn instinktiv bewahren, so wie man bedrohte Arten instinktiv bewahren will. Aber vielleicht ist das ein vergebliches Ansinnen. Vielleicht wird alles geboren, gedeiht und stirbt irgendwann, und es ist unangebracht, aus lauter gutem Willen in diesen Kreislauf einzugreifen.

Was er wirklich vermisse, sei, Kind zu sein. Von seiner Mutter vorbehaltlos geliebt zu werden.

Er lachte – und hustete. (Wie so oft seit ihrer Ankunft in Santa Tierra.) Michaela lachte nicht, sondern protestierte, *sie* liebe ihn vorbehaltlos – »Jetzt liebe ich dich«.

Ja, vielleicht war Michaela eifersüchtig. Ist es noch. Auf alle, die Gerard McManus früher geliebt haben, bevor er ihr Mann wurde.

Betritt nun zitternd die schummrige Kathedrale. Oh, wie gefährlich! An genau den Ort zurückzukehren, wo sie einem Mann mutig ins Ohr geflüstert hat: *Jetzt liebe ich dich.*

Daran zurückzudenken, wie sie ihre Hand in Gerards Hand schob, als sie auf das Ende der Messe warteten, wie verwundert sie war über den mechanischen Singsang des Priesters, der fast spöttisch klang, wie ein Werbesong.

Die Luft heiß, trocken, sauerstoffarm, kaum bewegt durch zwei Meter hohe Ventilatoren, die an strategisch wichtigen Stellen auf dem Steinfußboden der Kathedrale standen.

Michaela fühlt sich schwach durch den Verlust, wie oft griff sie unerwartet nach Gerards Hand. So hatte sie nie nach der Hand eines anderen gegriffen – sie hatte Liebhaber gehabt, sie aber nie so rückhaltlos geliebt wie Gerard.

Vielleicht waren es auch gar keine *Liebhaber* gewesen. Eher Bekannte, männliche, mit denen sie schlief. (Nicht viele!) Aber keinen wie Gerard.

Spontan nach seiner Hand greifen, ihre Finger zwischen seine schieben. Beim Gehen oder Warten in einer Schlange. An überfüllten Plätzen. Eine Geste kindlicher Zuneigung.

Das Herz war ihr aufgegangen, so ein Glücksgefühl! Ihre Finger zwischen seine schieben.

Weil du mein Mann bist. Weil niemand anderes das Recht dazu hat.

In der Kathedrale fühlt Michaela sich fehl am Platz. Heute Nachmittag gibt es keine Messe – nur lange Kirchenbänke, grelle Buntglasfenster, hier und da Statuen. Schlendernde Touristen. Aber vor allem – Leere.

Wo haben sie und Gerard gestanden? Sie weiß es nicht mehr. Saßen sie für ein paar Minuten in einer der Kirchenbänke? Aber in welcher?

Die lebensgroßen geschnitzten Holzstatuen haben sie bewundert, für die die Catedral de Santa Teresa im ganzen Südwesten bekannt ist. Das weiß sie noch. In lebhaften Farben bemalt wie von der Hand eines fantasiebegabten Kindes, von einfacher Machart, aber keine ist bizarr, und manche findet Michaela recht schön. Da ist die Jungfrau Maria in zartblauem Kleid, das Gesicht sanft-puppenhaft, cremefarben; auf dem Arm das Jesuskind, mit einer Haut noch heller als ihre und einem sehr rosa Rosenknospenmündchen. Nur ein, zwei Schritte entfernt die traurige, lebensgroße Figur eines düster dreinschauenden Jesus in Prachtgewändern und mit Heiligenschein über dem Kopf, der die rechte Hand mit der Innenfläche nach vorn zum Gruß erhebt und überraschend volksnah wirkt.

Mitten auf Jesu Brust ein grotesk entblößtes, überlebensgroßes, von einer Lanze durchbohrtes und von aufgemalten tanzenden Flammen gekröntes Herz.

»Das heilige Herz Jesu«, klärte Gerard Michaela auf.

In dieser Darstellung hat Jesus ein mageres, bärtiges hispanisches Gesicht mit einem Ausdruck gelassener, edler

Resignation. Seine Lippen sind unnatürlich rot, die Augen glänzend schwarz wie bei einer Krähe.

Aber warum ist das Herz *entblößt*? – Michaela schauderte.

So ist die Tradition, erwiderte Gerard ein wenig steif.

Ja, aber *warum*?, insistierte Michaela.

Weil es Tradition ist, sagte Gerard. Es gäbe kein heiliges Herz Jesu, wenn es nicht *entblößt* wäre.

Und fügte hinzu, als Michaela stumm blieb: Traditionen zweifelt man nicht an.

Ja, aber *du* doch, wandte Michaela ein. Du hast Traditionen immer angezweifelt.

Immer, schmeichelt Michaela ihrem Mann. Halb bewusst, instinktiv. Der Sonne zugewandt, unwiderstehlich.

Die Kirche, das ist nichts als Tradition, sagte Gerard. Sie beruht nur darauf. Man glaubt an den Glauben. »Das heilige Herz Jesu« sei eine Frömmigkeitsform, die im siebzehnten Jahrhundert als Vermächtnis einer Nonne in die katholische Liturgie eingeführt wurde, die behauptete, neunzehn Tage nach Pfingsten eine Vision Jesu gehabt zu haben.

Eine Nonne! Eine einzelne, einzigartige Frau, die im siebzehnten Jahrhundert einen Beitrag zum römisch-katholischen Glauben geleistet hat. Die Nonne ist längst vergessen, aber das heilige Herz Jesu existiert noch heute, im einundzwanzigsten Jahrhundert.

Michaela zögerte zu fragen, was Pfingsten ist – wollte ihren Mann nicht noch mehr verärgern.

Denn niemand möchte über eine Religion ausgefragt werden, an die er nicht mehr glaubt, denkt Michaela. Darüber hätte Gerard sowohl verlegen als auch mit Abwehr gesprochen, so wie er indirekt und ausweichend über seine erste Ehe gesprochen hatte, die Jahre vor ihrem Kennenlernen »gescheitert« war.

Du brauchst nicht zu fragen, Liebes. Eigentlich willst du das gar nicht wissen.

Ich erinnere mich doch selber nicht mehr. Die Einzelheiten habe ich vergessen, und sie haben nichts mit uns zu tun.

Beim Betrachten des grell purpurroten heiligen Herzens Jesu mitten auf der Brust der Statue begreift Michaela, dass es naiv gewesen war, diese Tradition zu hinterfragen. Das bizarre Herz, das verletzte, blutende und brennende Purpurherz ist der Kummer, der nicht verborgen werden kann, ist das Leid, das man ertragen muss, ob Katholik oder nicht.

Das begreifen alle, die diese grelle Sehenswürdigkeit betrachten, fühlend. So wie sie den gebrochenen Körper am Kreuz begreifen.

Michaela wischt sich die Augen. Bloß keine Tränen mehr!, schwört sie sich.

Seit Gerards Einlieferung ins Krankenhaus hat sie mehr geweint als in den siebenunddreißig Jahren davor. Meist allein, im Verborgenen. Wo niemand sie sieht oder hört. Jetzt empfindet sie abgrundtiefe Scham, weil sie in Gerards Gegenwart zusammengebrochen ist, er musste die (verfrühte) Trauer seiner Frau ertragen.

Wankt zu einer Kirchenbank, um sich ein paar Minuten hinzusetzen und wieder zu Kräften zu kommen.

Das Gesicht in den Händen zu verbergen wie eine Kommunikantin, die demütig die heilige Hostie empfängt.

Aber wo bist du, meine liebe Frau. Ich warte auf dich.

Ein Gewirr weißen Gefieders! – auf den Stufen zur Kathedrale flattern geräuschvoll Tauben neben Michaela auf und kommen ihrem Gesicht mit ihren Flügeln unangenehm nahe.

Michaela verscheucht sie und hält sich schützend die Hände vors Gesicht, bis sie verschwunden sind.

Erinnert sich, dass Monate zuvor auch weiße Tauben um ihre Köpfe flatterten, als sie und Gerard aus der Kathedrale traten. Die Touristen waren nicht davon abzubringen, Brotkrumen für die Vögel auf die Stufen zu streuen, sodass sie in surrenden Schwärmen herbeikamen, als wollten sie fotografiert werden.

Was nun? Wohin gehen? Michaela weiß es nicht. Sie hat (noch) keine einzelne männliche Gestalt gesichtet, die ihr Interesse erregt hätte. Praktisch jeder, den sie hier auf dem Plaza Square im Herzen des historischen Viertels sieht, ist Tourist.

Am südlichen Rand des Platzes steht das gleißend neue Opernhaus von Santa Tierra, für das Michaela in einem Anfall von Begeisterung zwei Karten für eine Aufführung von *Orpheus und Eurydike* Anfang August gekauft hat.

Das war an einem hektischen Tag im April, eine Ewigkeit her. Was hatte sie sich dabei nur gedacht! – Es war doch klar gewesen, dass Gerard nicht mehr so viele Wochen leben würde. Und wenn doch, wäre er nicht in der Verfassung gewesen, in die Oper zu gehen.

Voller Bitterkeit gibt sie dem Onkologen Dr. N__ die Schuld. Wegen dessen unbegreiflicher Langsamkeit der tödliche Harnröhrenkrebs wachsen und wachsen konnte.

Für Michaela steht fest: Ohne ihn würde Gerard McManus noch leben.

Sie hat die (teuren) Opernkarten seitdem nicht mehr gesehen und vermutet, dass sie wohl weg sind.

Da ist das Café de Palomas Blancas, wo Gerard und sie an einem ihrer ersten Tage in Santa Tierra zu Mittag gegessen haben.

Zum ersten Mal Hand in Hand durch das historische Viertel gebummelt sind. Außer Atem wegen der Höhe, etwas benommen, schwindlig. Damals hatte es sich wie Flitterwochen angefühlt. Das Santa-Tierra-Abenteuer.

Michaela schluckt schwer. Wie ist sie nur zu dem Geist geworden, der durch sein eigenes abhandengekommenes Leben spukt …

Sie bittet um einen Tisch auf der Terrasse des Cafés, obwohl der Kellner ihn (wie sie weiß) lieber für ein Paar aufheben und Michaela als Einzelperson innen im Café platzieren würde; aber der Tisch steht in der Nähe des Tisches, an dem sie und Gerard Monate zuvor gesessen haben. Michaela sieht es förmlich vor sich: Gerard, der ihr aus dem Reiseführer über Santa Tierra vorliest, den er mit Anmerkungen versieht. War er nicht in seine Arbeit vertieft, achtete er in seiner Freizeit ebenso auf Kleinigkeiten wie bei seiner Arbeit.

Ganz schwach vor Erinnerung spürt sie, wie Tränen ihre Augen verschleiern. Wie nah sie dem anderen Tisch ist – an dem jedoch Fremde sitzen, nicht sie beide.

Ist versucht, sich bei den Kellnern des Cafés de Palomas Blancas zu erkundigen, ob sie sich an sie und ihren Mann vor einigen Wochen erinnern, aber natürlich wäre das vergebens.

Niemand schert sich um uns außer uns. Niemand schert sich um *mich*. Außer *dir*.

Auch wenn sie Gerard nicht sieht, ist es nach der Logik des Blindsehens möglich, dass ihr Gehirn seine Anwesenheit dennoch »sieht« – oder jedenfalls erfasst. Und wenn Gerard sie nicht sieht (so wie er sie nicht vom Fenster des Trauerbegleiters auf ihn herabblicken sah), »sieht« er sie womöglich mit einem anderen Teil seines Gehirns.

Deswegen arbeitet sie am redigierten Manuskript meist im Freien, in der Öffentlichkeit. Ist zu unruhig, um sich im Haus am Vista Drive aufzuhalten, in dem es merkwürdige, unerklärliche Gerüche gibt wie von ranzigem Essen, verrottetem Fleisch, schwachen Fäkaliengasen, obwohl (was Michaela veranlasst hat) alle Zimmer sorgfältig gereinigt worden sind und sie nie in der Küche Essen zubereitet; der Kühlschrank ist praktisch leer. Aus irgendeinem Grund packt die Trauer sie drinnen fester: Manchmal muss sie sich setzen, nach Luft schnappen wie eine Asthmatikerin … Bis der Schraubstock nachgibt und wieder Sauerstoff in ihre Lunge strömt.

Viel besser also, im Freien zu arbeiten, im Gewimmel von Fremden, in deren Augen sie anonym und somit unsichtbar ist. Und falls Gerard sie entdeckt, wird er sich freuen, dass sie so in die Arbeit an *Das Unbehagen am menschlichen Verstand* vertieft ist.

In den letzten beiden Wochen im Krankenhaus kann er nicht zufrieden gewesen sein mit dem liegen gebliebenen

Manuskript. Michaela beteuert ihm, sie wird das Manuskript seinen Wünschen gemäß druckfertig machen.

Du darfst mich nicht enttäuschen, Michaela. Ich habe doch nur dich.

Ein anderer Grund, weshalb Michaela das Manuskript überallhin mitnimmt: Sie will nicht riskieren, es im Haus zu lassen. So wie man auch kein Lebewesen zurücklässt – man riskiert nicht, dass ihm etwas zustößt.

Außerdem befürchtet sie, das Institut könnte sie vor die Tür setzen. Ihre Sachen in ihrer Abwesenheit auf die Straße räumen. Oder sie, schlimmer noch, zerstören.

Gerards Manuskript suchen und zerstören.

Michaela ist klar geworden, dass *Das Unbehagen am menschlichen Verstand* das Zeug zum Meisterwerk hat. Und mit seinen Fragen zum wissenschaftlichen Herangehen an indigene Sprachen (durch Weiße) ketzerisch sein könnte. Konkurrierende Historiker hätten guten Grund, es zerstören zu wollen.

Von den Fortschritten, die sie mit dem Manuskript macht, ist Michaela abwechselnd begeistert und entmutigt. Manchmal kommt es ihr vor, als wäre die Arbeit, die sie am einen Tag geleistet hat, schon am nächsten wieder verloren. Sie macht falsch nummerierte Seiten ausfindig und ordnet gleichzeitig andere Seiten falsch ein. Klebezettel sind verschwunden und mit ihnen wertvolle Lektoratsfragen. Gerards Randnotizen sind teils unleserlich, teils verblasst. Absätze im hinteren Teil des Manuskripts, die sie überarbeitet hat, damit sie klarer wurden, wirken beim Wiederlesen verzwickt und unverständlich auf sie, so als hätte Gerard sie in ihrer Abwesenheit stur und unsinnigerweise in ihren ursprünglichen Zustand zurückversetzt.

Sie arbeitet mittlerweile seit Monaten an dem Manuskript – oder sind es schon Jahre? Der rasch herannahende Abgabetermin ist nur neun Tage entfernt.

Wenn Sie mehr Zeit brauchen, Michaela … Sagen Sie einfach Bescheid.

Aber Michaela traut Gerards Lektor nicht. Nicht der Harvard University Press. Befürchtet, dass der Verlag Gerards Tod als Vorwand nutzen könnte, die Veröffentlichung seines Buchs wegen dessen Brisanz zu verschieben oder sogar zurückzuziehen.

Vor dieser Sorge will Michaela Gerard beschützen. So wie sie im Krankenhaus mit ihm geatmet, ihren Atem seinem angepasst und schließlich für ihn geatmet und seinen Atem durch ihren (kräftigeren) ersetzt hat, spürt sie, dass sie Gerard durch ihre Arbeit an dem Manuskript wieder zum Leben erwecken kann. Vertieft in seine Worte, ja in sein Denken. Deswegen beunruhigt es Michaela besonders, wenn sie im Manuskript Irrtümer und Fehler entdeckt, von denen sie sicher ist, sie korrigiert zu haben, und die sie erneut korrigieren muss.

Sorgfältig breitet Michaela das Manuskript auf dem Cafétisch aus. Ideal ist es nicht, aber sie kommt zurecht. An solchen Orten hat sie das Gefühl, am normalen Leben teilzuhaben. Sie ist kein einsamer Mensch, eine Frau, die ihren Mann und damit ihren Platz in der Welt verloren hat; inmitten der Touristenmassen schützt sie die Anonymität.

Eine Witwe muss einen Notausgang haben.

Diese Witwe hat genug Tabletten, um eine Herde Elefanten zu töten.

Michaela lacht. Eine heisere Stimme, die ihr neu ist. Gut!

Michaela lacht so oft wie möglich. Ihr Lachen klingt wie raues Würgen. Krächzen. Als ahmte eine Krähe menschliches Lachen nach.

»Ma'am?« – ein Kellner kommt auf sie zu, als hätte sie ihn gerufen.

Nicht so ehrerbietig wie der junge Kellner im Café Luz de la Luna. Auch älter, näher an Michaelas Alter, steht er dicht bei ihr und lächelt/grinst auf sie herab.

»Soll ich Ihnen noch ein Glas Wein bringen, Ma'am?«

Hat sie Wein getrunken? Eigentlich hatte sie Selterswasser bestellen wollen. Sie greift nach ihrem Glas und bemerkt überrascht, dass es fast leer ist. Tatsächlich, ein Weinglas, darin offenbar ein Rest (Weiß-)Wein.

Nicht gut, zu dieser Uhrzeit am Nachmittag zu trinken. Eine unbegleitete Frau im Café de Palomas Blancas. In weißlichem Sonnenschein, der ihren Augen sogar hinter dunkel getönten Brillengläsern wehtut.

Die Augen schließen und sich vorstellen: Gerard sitzt ihr gegenüber.

Oder: Gerard kommt in ein paar Minuten. (Sie sieht auf ihre Armbanduhr. Aber es ist Gerards Uhr. Einen Moment lang begreift sie nicht, warum sie seine Uhr trägt.)

Bedankt sich bei dem Kellner, bestellt aber keinen Wein mehr. Sondern Selterswasser. Mit gespielter Höflichkeit fragt er: Zitrone, Ma'am? – oder Limette?

Michaela lacht, die Frage ist so absurd. *Ihr Mann ist tot, möchten Sie lieber Zitrone oder Limette?*

»Limette. Danke.«

»*Gracias, señora.*« Der Wechsel ins Spanische, ins Touristenspanisch, ist eine Zurechtweisung, die Michaela ignoriert.

Sie wird dem dreisten Kellner ein ansehnliches Trinkgeld dalassen. Ihn mit ihrer Großzügigkeit überraschen. Auch wenn sie eine *Weiße* ist, eine *Amerikanerin*, eine *gringa*, hat er kein Recht, über sie zu richten, ohne sie zu kennen.

Kleine Windböen kommen auf und wehen Gruspartikel über den Platz. Michaela reibt sich die Augen. Seit fast einer Stunde blickt sie mit zugekniffenen Augen auf das Manuskript und kommt kaum voran. Liest wieder und wieder dieselben Absätze. Sie spürt etwas auf ihrer ängstlichen, furchtsamen Haut: Sie wird *angesehen.*

Aber als sie aufblickt, ist da niemand. Niemand, dessen Augen ihren begegnen.

Glaubt inzwischen, dass der Mann bei dem Gebäude des Trauerbegleiters tatsächlich Gerard war, den es zu ihr hinzog und der nun auf sie wartet, den sie aber nicht erkannt hat. Sie hatte Angst gehabt und gezögert. Etwas in ihr hatte sich geweigert zu erkennen, wer er war und dass sie mit ihm gehen musste. Sie hatte gedacht: *Natürlich ist es nicht Gerard. Gerard ist gestorben, seine sterblichen Überreste sind eingeäschert worden …*

Kaum hatte sie diesen Gedanken formuliert, »starb« Gerard zum zweiten Mal und verschwand. So war es. Diese

Erkenntnis ist aber nur im Rückblick möglich. Damals war sie zu verwirrt und verängstigt gewesen, um zu begreifen, was geschah.

Hatte gezweifelt, aber gehofft. Denn Zweifeln ist Hoffen. Wo kein Zweifel ist, kann keine Hoffnung sein. Die bittere Erinnerung an die Krankenhauswache, dass Hoffnung die tiefsten Wunden schlägt.

Hoffen, so viele Tage. Wochen. Den Mann, für den sie die Verantwortung trug, zum Leben, zum Atmen bewegen. In diesem Bemühen hatte ihre Seele sich verzehrt wie in einem Höllenfeuer.

Es war natürlich nicht Dr. N__s Schuld. Der Tod war in ihrer beider Lungen eingedrungen wie ein bösartiger Atem, unaufhaltsam.

Michaela blickt auf, beschattet die Augen – sieht einen älteren Mann im Rollstuhl, den ein etwa zwölfjähriger Junge am Café vorbeischiebt. Der (korpulente, rotgesichtige) ältere Mann ist *nicht* Gerard (sie merkt es sofort), doch sie durchströmt Mitgefühl für ihn, nicht Liebe, aber die Möglichkeit von Liebe. Denn er ist der Ehemann einer anderen, wenn schon nicht ihrer. Als wäre sie zu einer offenen Wunde geworden – das Herz in ihrer Brust entblößt, grell, bizarr wie das heilige Herz Jesu –, die sich nicht stillen lässt und endlos blutet aus Mitleid mit allen, die wie Gerard gelitten haben, so verzweifelt wünscht sie sich, deren Leid und so ihr eigenes zu lindern.

Sie würde nie begreifen, wie schnell – wie brutal – die Verhältnisse sich verkehrt haben. Gerard, der Beschützer und Tröster, der Stärkere; Michaela, die Unentschlossene,

Zögerliche, Schwächere. Innerhalb weniger Wochen, Tage war sie zu derjenigen geworden, die beschützen und trösten musste, und er derjenige, der von ihr abhängig war. *Meine Frau. Lass mich nicht allein, hol mich hier raus …*

Sie hat ihn so sehr umsorgen wollen. Ihr Hospiz sollte ein schöner Honigmond sein. Mit Musik und Blumen. Täglich frischen Blumen. Händchen halten, Küsse. Nur liebevolle Worte, keine Schuldzuweisungen, Verzweiflungsbekundungen. Keine Blutbilder mehr, keine »Vitalzeichen«. Kein Hinterherlaufen mehr hinter dem schwer greifbaren Onkologen mit der Fliege. *Scheiß auf ihn. Wer braucht ihn schon.* So lange und so tapfer Gerard weiterlebte, würde auch Michaela leben; und wenn Gerard sein Leben hingab, wenn ihm nichts mehr übrig blieb, als sein Leben hinzugeben, würde Michaela sich auf ihren eigenen Tod vorbereiten.

Ohne Eile. Ohne Hast. Ganz für sich. Ein schöner Tod, garantiert durch eine Fülle von Schmerzmitteln, Schlaftabletten, die sie über Jahre systematisch und entschlossen mit dem Instinkt eines Eichhörnchens gehortet hat, das in der Erde Nüsse vergräbt, um in einer (unergründlichen) Zukunft zu überleben. So viele Tabletten und Kapseln, wie sie mit Wasser herunterbekam, würde sie zur genau richtigen Zeit einnehmen.

Ein einzigartiger Tod, Ehefrau und Ehemann gemeinsam. So wie sie in der Blüte ihres Liebeslebens eins waren, verwandelt durch eine Wonne jenseits der Sprache, ja der Vorstellungskraft.

Aber das war nicht geschehen. Nichts dergleichen war geschehen. Es war etwas grausames anderes geschehen, das die fassungslose Hinterbliebene noch immer zu begreifen versucht.

»Gerard!« – Du erwachst aus einem Trauernebel, als du deinen Mann von der anderen Seite des sonnenbeschienenen Platzes in deine Richtung blicken siehst.

Später denkst du: Er muss dich zuerst gesehen haben. Sein Blick hat dich aufschrecken lassen, als würde elektrischer Strom durch deinen Körper schießen.

Ist es Gerard? – Ein Mann, etwa so alt und so groß wie er, der ganz still dasteht und dich intensiv beobachtet.

Dein Herz schlägt schneller. Du hast Angst davor, dass dieser Mensch, dieser Fremde dir zuruft: *Hallo! Ich glaube, wir kennen uns – Sie sind doch Gerard McManus' Frau?*

So angesprochen würdest du fliehen. Vor Pein. Die Zähne in einer Grimasse entblößt.

Doch der Mann, der Gerard ähnlich sieht, ist zu höflich, um dir quer über den Platz etwas zuzurufen. Er erkennt dich wohl doch nicht wieder. Aber irgendetwas an dir hat ihn angezogen, kein Zweifel.

Er ist größer, als Gerard war, schlanker, das Gesicht traurig, aber freundlich, die Augen leicht eingesunken wie bei jemandem, der krank war. Sein Kinn ist unrasiert, trotzdem hat er etwas Würdevolles an sich; er trägt ein kurzärmliges weißes Baumwollhemd, eine weite, blau gestreifte Seersucker-Hose, trotz der hellen Sonne aber keine Kopfbedeckung, kneift die Augen zusammen.

In seinen Mundwinkeln ein Lächeln – scheu, zaghaft – neugierig –, so wie Gerard dich angelächelt hat in der ersten Zeit eures Kennenlernens. Ein Lächeln so zärtlich, dass sich dein Herz vor Schmerz zusammenzieht.

Ohne zu wissen, was du tust, erhebst du dich und gehst auf den Mann zu wie eine Frau in einem Traum.

Es wird erwartet, dass du zerbrichst. Dass du, die Ehefrau, dich als schwach erweist. Dich an den Mann klammerst, der dein Mann war, völlig die Fassung verlierst. Die einfach nur die Arme um ihn schlingen, in Tränen ausbrechen will. Aber du wirst nicht schwach werden wie Orpheus: Zu viel steht auf dem Spiel.

Ein heikler Moment, wie wenn man einen Faden durch ein Nadelöhr führt. Eine falsche Bewegung, und alles verschwindet.

Die helle Luft hat sich verengt, du gehst durch eine Art Tunnel. Um dich herum verfließen Stimmen, Musik, Verkehrsgeräusche zu einem einzigen geschäftigen Getöse. Doch du siehst sonderbar scharf. Plötzliches lautes Hupen – rüpelhaft, misstönend: Du bist am Rand des Platzes in den Verkehr geraten und wärst von einem Auto angefahren worden, hätte der Fahrer nicht Zentimeter vor dir gebremst und dich angeschrien.

Gerard kommt herbeigeeilt, packt dich am Arm und zieht dich aus der Gefahr – »Entschuldigung! Hier, meine Hand …«

Weder Gerards tiefer Bariton, wie in deiner Erinnerung, noch das, was Gerard zu dir gesagt hätte; im echten Leben hätte er dich ausgeschimpft und nicht gelächelt.

Michaela! Pass verdammt noch mal auf, wo du hintrittst!

Aber womöglich hindert irgendetwas Gerard daran, dich genau zu erkennen und zu begreifen, wer du bist. Ein feuchter Schleier über den Augen. Verschwommene Sicht.

Er hat dich grob auf den Fußweg gezogen, weg von der gepflasterten Straße. Einen peinlichen Augenblick lang hält er weiter deine Hand – eine zierliche Hand in einer größeren.

Er ist ganz anders, als du ihn in Erinnerung hast, dieser Händedruck. Und doch ist er alles, woran du dich erinnerst.

Der kraftvolle Gerard, bevor Opioide seinen Geist trübten.

Der sexuell aktive, in der Erregung so warmherzige Gerard, bevor ihn der Schatten des Todes entmannte.

Auch wenn dieser Gerard anscheinend krank war, ist er jetzt (offensichtlich) genesen. Der Kopf wurde ihm geschoren (für eine Operation?), sein Haar ist dünn, metallisch grau nachgewachsen. Er ist wacklig auf den Beinen wie einer, der mit seinen Kräften haushalten muss, aber er hat es geschafft, schnell zu dir zu kommen, dich von der Straße wegzuziehen und vor Schaden zu bewahren. Erleichtert bemerkst du, dass dieser Gerard aufrecht geht, er ist (noch) nicht gebrochen von Schmerzen und deren medikamentöser Dämpfung.

Ist er der Mann, den du vom Fenster des Trauerbegleiters aus gesehen hast? Ist er der Mann, den du so viele Stunden in deinen Armen gehalten hast – den du gedrängt hast zu *atmen*?

Ein Leichtverwundeter. Einer von so vielen.

Du bist tief bewegt, erregt, hast Schwierigkeiten, Gerards Züge zu erkennen. So wie du Schwierigkeiten hättest, dich zu erkennen, trätest du nah an einen Spiegel heran. Heute, merkst du, trägt er nicht die schieferfarbene Baseballkappe, aber das könnte darauf hinweisen, dass die Zeit gewechselt hat – wenn es so ist, ist es auch ein anderer Gerard. Solche seismischen Veränderungen übersteigen dein Verständnis. Das kurzärmlige weiße Hemd könnte dir bekannt sein, aber die Seersucker-Hose hast du mit Sicherheit nie zuvor gesehen – es sei denn, hinten in Gerards Wandschrank in Cambridge hängt ein Seersucker-Anzug aus einer längst vergangenen Zeit, bevor du in sein Leben getreten bist.

»Kennen wir uns?« – Gerard lächelt dich fragend an.

»Ich – ich weiß nicht. Kennen Sie *mich*?«

Gerards verwirrter Blick wandert zu deinen Füßen und zurück zu deinem Gesicht, taxierend. Etwas wie Wiedererkennen treibt unterhalb seines Bewusstseins wie ein Schatten unter der Wasseroberfläche.

»Verraten Sie mir Ihren Namen?«

»Michaela.«

»Michaela! Ein schöner Name.«

Du hast Michaela nie für einen schönen Namen gehalten. Eher für eine Ableitung von Michael.

Als wäre eine Frau nur eine Ableitung von einem Mann, mit wenig eigener Identität.

Du fragst Gerard nach seinem Namen, und er nennt ihn dir, aber es ist ein enttäuschender, ein gewöhnlicher Name, du erfasst nur, dass es *nicht Gerard McManus* ist.

(Wirst später bezeichnend finden: Er hat dich nicht nach deinem Nachnamen gefragt.)

Spekulierst aber: Wenn diese Person tatsächlich Gerard ist, ist er ein in der Gegenwart existierender Gerard, also nicht der von vor mehreren Wochen. Wahrscheinlich schirmt ihn jetzt ein Schleier oder Film von dir ab. Er ist von der *anderen Seite*, er kann nicht identisch sein mit dem Mann, der dein Ehemann war; und erst recht kann er nicht denselben Namen haben, denn er kann ja nicht dieselbe Geschichte haben wie der Mann, der gestorben ist.

»Sie fragen mich, ob ich Sie kenne, Michaela. Nun, Kennen kann intuitiv sein. Kennen kann ohne Tatsachen auskommen.«

Der Mann ist von dir erregt, geschmeichelt, dass er die Aufmerksamkeit einer mehrere Jahre jüngeren Frau auf sich gezogen hat, aber (anscheinend) auch von dir verunsichert, die du ihn mit unverfrorenem Staunen und Verlangen anstarrst.

An einem Ort wie diesem liegt der Verdacht nahe, dass eine Frau, die sich so seltsam benimmt, getrunken oder Drogen genommen hat. Mit den ungepflegten Haaren, der unordentlichen Kleidung, dem starren Blick ist sie womöglich psychisch labil, eine Obdachlose.

Trotzdem, überlegt Michaela, kann es doch nicht so ungewöhnlich sein, dass Menschen einander an einem Samstagnachmittag im Mai an öffentlichen Plätzen, in Menschenmassen, in einer festlichen Kulisse wie der Plaza de la Catedral de Santa Teresa wiedererkennen. Frauen, Männer.

Die sexuell Benachteiligten und die sexuell Habgierigen. Zufallsblicke, nach denen Funken sprühen und Feuer lodern.

Der Mann mit dem unrasierten Kinn war einer, für den Frauen schwärmen, so viel ist offensichtlich. Sein Mund ist sinnlich, verlangt nach Intimität. Er trägt allerdings keinen Ring an der linken Hand. Wie seltsam, geradezu unnatürlich und grausam, dass dieser Mann offenbar niemanden hat, allein ist.

Dein Ehering ist zu groß für deinen Finger. Er rutscht herunter, du schiebst ihn wieder hoch, ein halbes Dutzend Mal am Tag. Der Mann hat mehrmals nachdenklich auf deinen Ring geschaut.

Er weiß es. Er erinnert sich.

Schwierig, mit ihm zu sprechen, aber auch zu schweigen. Würdet ihr euch nicht kennen – wäre da nicht die merkwürdige Anziehung zwischen euch –, hättet ihr euch aus Verlegenheit bestimmt längst voneinander abgewandt. Aber ihr seht einander weiter an, unsicher, so als würdet ihr darauf warten, dass der andere etwas sagt.

Er fragt dich, ob du in einem Hotel in Santa Tierra wohnst, und du antwortest, nein, in einem gemieteten Haus am Vista Drive. Aber den Vista Drive kennt er offenbar nicht.

»Das Haus ist in der Nähe des Instituts – des Instituts für Spitzenforschung von Santa Tierra. Haben Sie davon gehört?«

»Institut für … Nein. Ich glaube nicht.«

Aber doch, er erinnert sich. An irgendetwas.

Du siehst (begreifst du) eine Seite von Gerard McManus, die dir in den zwölf Jahren eurer Ehe verborgen geblieben ist. Ein Mann, der auf offener Straße mit einer fremden Frau ein Gespräch beginnt, erregt durch die Aussicht auf das Unbekannte und weder davon noch von ihrem seltsamen Verhalten verunsichert; ein Mann, der sich mit seiner eigenen Sexualität anscheinend wohlfühlt. Du erinnerst dich, dass Gerard in eurem gemeinsamen Leben zu den meisten Frauen kein entspanntes Verhältnis hatte, zumindest nicht zu den nicht berufstätigen. Ihm ging die Fähigkeit zum »Small Talk« ab – triviale Gespräche machten ihn verlegen.

Ja, Schweigen fand er oft natürlicher.

Doch wenn du deine Hand in seine geschoben und fest gedrückt hast, reagierte er schnell und herzlich. Und wenn du dich hinuntergebeugt hast, um ihn zu küssen, wenn er an seinem Schreibtisch saß …

Aber das ist der Ehemann, den ich liebe. Das ist der Mann, der mich liebt.

Und jetzt ist dir klar geworden, dass dieser Mann, der Mann mit dem rasierten Kopf und dem sinnlichen Mund, älter ist als der Gerard, an den du dich erinnerst und der erst achtundvierzig war, als er starb; dieser Gerard ist mindestens ein Jahrzehnt älter. Er war krank – ist aber nicht gestorben. An seinem linken Arm, unter dem Hemdsärmel gerade so erkennbar, hat er ein Tattoo – der Anblick schockiert dich, denn dein Gerard hatte (natürlich) nie ein Tattoo am linken Arm oder sonstwo an seinem Körper.

Du erinnerst dich, dass Gerard in einem der letzten Kapitel von *Das Unbehagen am menschlichen Verstand* voller Respekt auf die »chiffrierte« und »kodifizierte« Sprache des Körperschmucks der Native Americans zu sprechen kommt, will sagen der Tätowierungen; Tattoos der nicht indigenen Bevölkerung, die ihm beliebig und exhibitionistisch erschienen, hätte er vermutlich missbilligt.

Die Glocken der Kathedrale schlagen die Stunde: achtzehn Uhr. Die Sonne steht noch hoch am westlichen Himmel. Du spürst eine makabre Erregung, eine Sehnsucht nach Dämmerung, Nacht. Es wäre einfacher, diesen Mann mit in das Haus am Vista Drive zu nehmen und noch einmal mit ihm ins Bett zu gehen, als zu ergründen, wer er ist, was er ist, was ihr füreinander seid.

Dein Begleiter scheint das zu spüren. Er beugt sich dicht zu dir herunter. In seinen Augen winzige geplatzte Äderchen, die das Weiße in seinen Augen verfärbt haben, als hätte er Gelbsucht.

»Ich wollte gerade einen Cappuccino trinken gehen, Michaela. Leisten Sie mir Gesellschaft?« – Die Frage ist seltsam förmlich, als hinge viel von der Antwort ab.

Rasch antwortest du: *Ja*. Das würdest du sehr gern.

Dein Gerard hat Cappuccino geliebt. Du hast ihm im Krankenhaus mehrmals welchen gebracht in jenen letzten hoffnungsvollen Tagen, bevor klar war, dass er nichts mehr mit Freude würde essen oder trinken können, sondern nur noch mit der wehmütigen Erinnerung an Freude und schließlich sogar noch ohne diesen Trost; und dann hat er nie wieder einen Cappuccino getrunken. (Du warst auf eine grauenvolle Art erleichtert, als du ihn gefragt hast, ob du bei einem Starbucks um die Ecke einen Cappuccino für ihn holen solltest, und er mit einem traurigen Achselzucken erwidert hat: *Nein danke, Liebling. Nicht mehr. Spar dir die Mühe.*)

Doch dieser Mann ist kraftvoll, forsch. Hat keine Erinnerung an die schrecklichen Wochen des Wachens. Wagt es, mit einem Hauch von Galanterie deinen Ellbogen zu berühren, als er dich vom Kathedralenplatz wegführt.

Muss es also noch einmal durchlebt werden? – die unbeholfenen frühen Stadien deiner Liebe zu Gerard und Gerards Liebe zu dir? Nicht in Cambridge, Mass., sondern in Santa Tierra, New Mexico?

Panik überkommt dich: Liebe kann wohl kaum ein zweites Mal erblühen.

In Anbetracht der unergründlichen Schwierigkeiten, die der Geburt eines Menschen entgegenstehen, kann kein Mensch je (glaubhaft) ein zweites Mal geboren werden.

Und ebenso wenig kann Liebe (glaubhaft) ein zweites Mal geboren werden.

Keine andere Wahl, als neben diesem Gerard herzugehen. Du kannst dir den Rest des Abends ebenso wenig ohne ihn vorstellen, wie du dir erst vor Wochen den Rest deines Lebens ohne ihn vorstellen konntest. Es ist aufregend, macht dich nervös, wie dieser Gerard neben dir aufragt und dich wie aus Versehen mit dem Arm streift; ursprünglich, in Cambridge, hatte Gerard dich umworben und verfiel oft in Schweigen, während du nervös geplappert hast.

Wildes Gelächter droht deinem Mund zu entweichen. Du hast monatelang so wenig gelacht, dass du jetzt fürchtest, in hysterisches Lachen auszubrechen.

Denn komischerweise ist dieser Gerard gesprächiger als dein Gerard bei eurem Kennenlernen, weswegen du schweigsamer bist. Seltsam auch, dass du in seinem Lob der Schönheit von Santa Tierra und der San Mateo Mountains einen Widerhall des Lobs deines Gerards Monate zuvor hörst.

Schönheit, frappierend.

Monumental und surreal …

Aber die Luft – so dünn!

Du hörst dich lachen, obwohl diese Bemerkungen nicht sonderlich komisch sind. Komisch ist, dass sie ein Widerhall der Bemerkungen des anderen Gerards sind; aber das lässt sich nicht erklären. (Denn dieser Mann, der Fremde, hat sie ja nie zuvor gehört; für ihn sind seine Beobachtungen ganz und gar originell, und deine Reaktion grenzt ans Beleidigende.)

Warum ist alles, was zwischen dir und ihm passiert, plötzlich so komisch? – so beängstigend?

Das wilde Gelächter der Jugend. Der weiblichen Jugend.

Das wild lodernde Gelächter des (weiblichen) Körpers.

Unerträgliches Verlangen, in einen winzigen Höcker aus Gewebe gelenkt, das fast gänzlich aus Nervenenden besteht.

Doch bei achtloser, bei grober Berührung erstirbt alles in diesem Gewebezipfelchen pulsierende Verlangen im Nu und verschwindet, als hätte es nie existiert.

Willst dich erinnern: mit Gerard McManus schlafen. Zärtlichkeit, Ungeschick. Das Manövrieren nicht mehr junger, gelenkiger Körper. Verlegenes Lachen. Verzeihendes Lachen. Denn es muss ein erstes Mal gegeben haben, aber dein Gedächtnis ist leer und verschmiert wie eine nachlässig gewischte Wandtafel.

Weil ihr einander noch nicht liebt. Alles ist noch vorläufig, nimmt erst Gestalt an.

Du bist aufgeregt, und dir ist bange. Gehst mit diesem Fremden mit, der dich führt – wohin? Ihr habt den hell erleuchteten Platz hinter euch gelassen. Seid jetzt in einem Viertel mit schmalen Straßen. Obwohl du nicht viel zu deinem Begleiter sagst (deine Zunge fühlt sich angeschwollen an, ein Hindernis in deinem Mund), findet ein Austausch zwischen euch statt; die Luft um euch herum ist mit Reibungselektrizität aufgeladen. Und die wird immer dichter, wie aufgestautes Verlangen, das sich dem Unerträglichen nähert, dem Schrecken der Entladung.

Ein stechendes Verlangen, scharf zwischen den Beinen. Wochenlang – monatelang hast du nichts dergleichen gespürt … Dein Körper ist großteils abgestorben und verdorrt. Deine Haut eine Art weiße Hülse, am Haaransatz feine weiße Puderkörner. Würde man dich ausnehmen, wärst du innen hohl, wie eine Schaufensterpuppe. Dein Blut ist schon vor langer Zeit zu einer Art grobkörnigem Puder vertrocknet. Aber du lächelst nur, eigentlich fehlt dir das *Leben* nicht.

Posthum zu existieren ist tatsächlich einfacher. Ach, viel einfacher!

Aber jetzt begreifst du: Du hast deinen Mann Gerard auf einer anderen Seinsebene vor dir. Hier ist ein älterer Gerard, den du nie kennengelernt hast, der die Essenz von Gerards Ich, sein reinstes Selbst ist, (noch) nicht durch die Beziehung mit dir geformt.

Kein Wunder, dass ihr euch so unbehaglich miteinander fühlt und zugleich so hoffnungsfroh, so bebend vor Verlangen: Alles *nimmt* erst *Form an*.

Für den Cappuccino legt ihr einen Stopp in einem Café ein, dessen Terrasse mit Abfall übersät ist. Die Sonne zerläuft jetzt am Himmel wie Eigelb. Ihr betrachtet einander scheu, staunend. Du lachst, dein Begleiter muss etwas Geistreiches gesagt haben. Seine Augen sind zwar verfärbt durch geplatzte Äderchen, aber es sind schöne Augen. Er fragt, ob du allein in Santa Tierra bist, und du erwiderst, nein, bist du nicht. Er berührt die übergroße Männeruhr, die dir am Handgelenk herumrutscht. »Haben Sie einen Ehemann, Michaela?« – Die Frage ist ein verkappter Vorwurf.

Du sagst, dass du noch mit deinem Ehemann verheiratet seist. Er zurzeit aber nicht in deinem Leben sei.

Als hättest du ihm ein Rätsel aufgegeben. Er schaut verwirrt, misstrauisch. Schweißperlen auf der Stirn, die faltiger ist, als du anfangs gedacht hast, weil die Linien neben Augen und Mund tiefer sind. Als er die kleine, weiße Cappuccinotasse zum Mund führt, zittert seine Hand. Kein Mann will zum Narren gehalten werden – eine dumme Fehleinschätzung, eine sexuelle Blamage sollte zulasten der Frau gehen, nicht des Mannes. Denn in diesem Fall hat die

Frau die Aufmerksamkeit des Mannes gezielt auf sich gezogen; hat ihm unmissverständliche, aber (möglicherweise) unaufrichtige Signale gesendet. Doch er ist ihr nicht böse. Noch nicht. Erkundigt sich nach Gerard – nennt ihn aufmerksam *Ihr Mann* –, und du berichtest, dass dein Mann Wissenschaftshistoriker in Harvard war. Eine erbärmliche Prahlerei, die das *war* allerdings entkräftet. Dein Begleiter hört dir stirnrunzelnd zu. Er stützt sich mit den Ellbogen auf dem Tisch auf, der ärgerlich wackelt. Schwierig, ein sexuelles Drama für voll zu nehmen, das sich auf einem wackligen Tisch entfaltet! Dich interessiert das Tattoo. Auf dem sehnigen linken Bizeps des Mannes erkennst du den kobaltblauen Flügel (eines Vogels?) – (eines Adlerflügels?). Einer Ohnmacht nahe fragst du dich, ob dieser Mann auch anderswo tätowiert ist.

Doch auch er ist fast gestorben. Ist fast zur anderen Seite hinübergewechselt, du erkennst es an seinen blutigen Augen.

Spontan legst du die Hand auf die deines Begleiters. Für einen Moment ist er zu überrascht, um zu reagieren, umschließt dann aber deine mit seinen Fingern, fest.

»Können wir einfach eine Weile so sitzen bleiben? Bitte.«

Ihr sitzt da, die Finger verschränkt. Riesige Wolkenberge ziehen westwärts, verdecken die Sonne und setzen den Himmel in Flammen. In dir breitet sich große Ruhe aus.

Nach einer Weile sagst du leise: »Sie sind Gerard – nicht wahr? Ich denke, Sie müssen es sein.«

»Wer ist Gerard, Liebes? Ihr Mann?«

»Ich glaube, *Sie* sind mein Mann. Ich meine – hätten es sein können.«

Dein Begleiter lacht, sein Gesicht nimmt eine derbe rote Farbe an. Sein unrasiertes Kinn schimmert silbrig. Er spricht merkwürdig förmlich, so als übersetzte er aus einer anderen Sprache. »Ich würde mich sehr freuen, wenn Sie meine Frau wären, Michaela. Aber nun ja – das Schicksal hat es anders gewollt.«

Für eine Weile sitzt ihr schweigend da, immer noch mit verschränkten Händen.

Dein Herz schlägt ruhig, friedlich. Du erzählst diesem Mann, dass du ihn vor gar nicht so langer Zeit in genau dieser Stadt in deinen Armen gehalten hast. Ihm versprochen hast, dass er nicht leiden, nicht allein sein würde. Ihn stundenlang gehalten hast, als er um Atem rang und dann aufgehört hat zu atmen. Und dass du ihn noch länger gehalten hast, um ihm zu zeigen, dass du ihn beschützt. Du musst wissen – hat er dich wahrgenommen? In diesen letzten Stunden? Oder war es da schon zu spät?

Dein Begleiter denkt über diese Fragen nach. Sie scheinen ihn nicht zu überraschen oder zu verwirren. Ja, sagt er langsam. Er hat dich wahrgenommen – hat nie an dir gezweifelt.

Er nennt dich »Michaela« – wie Gerard es getan haben könnte, flüsternd.

Die Erinnerung an jene letzten Minuten bringt dich zum Weinen. An den letzten Atemzug im Leben eines Mannes. Den letzten Stoßseufzer.

Die Erinnerung an den Schrecken, der dich überkam, den du nicht hinter dir lassen kannst. Als du gemerkt hast, dass der Mann, den du in den Armen gehalten hast, aufgehört hat zu atmen.

Den gequälten Atem, die lange Anstrengung, das Herzzerreißende dieser (vergeblichen) Anstrengung wirst du nie vergessen. Den Todesmut, zu dem menschliche Wesen fähig sind, der erlitten werden muss und sogar für diejenigen, die es miterleben, unbegreiflich ist.

Doch die Erinnerung daran ist kein Trost für den Mann, der gelitten hat. *Den letzten Atemzug getan hat. In deinen Armen.*

Es sei denn, in diesem Straßencafé in Santa Tierra könnte es einen Aufschub geben.

Eine Extrazeit. Ein Händeumklammern. *Das* ist *Gerard – doch er weiß nicht, dass er gestorben ist.*

Begreifst: Du darfst seinen Tod nicht einräumen, sonst wird er wie Eurydike ein zweites Mal »sterben«. Wird dir entschwinden, du wirst ihn ein zweites Mal verlieren.

Zitterst jetzt, wirst durchgeschüttelt. Klapperst mit den Zähnen. Hörst dich zu Gerard sagen, dass du ihn mehr denn je liebst. Ergreifst fest seine Hand, hebst sie hoch und bedeckst sie mit Küssen.

Die Knöchel dieser Hand, mit borstigen Haaren besetzt.

Er ist überrascht. Ist erschrocken, erregt. Sagt: »Du kommst besser mit mir, Liebling.«

Legt einige Geldscheine auf den Tisch. Zieht dich hoch. Du taumelst gegen ihn, er legt für einen Moment seine Arme um dich, bevor du ihn wegschiebst, dich fängst. Du hast seinen Herzschlag gespürt – sein Verlangen. Blut ist dir ins Gesicht gestiegen, Tränen laufen dir aus den Augen. Verrückt vor Verlangen, ihn mit in das Haus am

Vista Drive zu nehmen. Du würdest ihn noch einmal umarmen, würdest ihn noch einmal trösten, noch einmal in seine Lunge atmen, und dieses Mal würdest du ihn nie und nimmer aufgeben.

Doch er hat andere Pläne. Hört dir kaum zu. Zieht dich über eine Straße auf einen ärmlichen Markt, auf dem Lebensmittel, lebende Hühner und Ziegen, loser Mais, Keramik, Webarbeiten und Schnitzereien, Türkisschmuck, Kunst verkauft werden.

Ist hektisch und erregt, nicht so kultiviert, wie er gewirkt hat. Irgendwo hier wohnt er – oder? Ist kein Tourist wie du.

Führt dich an Verkaufsständen vorbei, manche schon mit für die Nacht heruntergelassenen Gittern. Ein starker Geruch nach Alkohol, zu Boden gefallenen Lebensmitteln. Kreischendes Gelächter, das Hupen einer Auto-Alarmanlage, das dich nervös macht.

»Ist nicht mehr weit. Komm schon!« – Zieht dich am Arm, die Finger um dein Handgelenk.

Hier sind die Gesichter nicht von den hellen, festlichen Lichtern des Platzes erleuchtet. Jetzt dringt eine harte, zischende Sprache an dein Ohr, keine, die du kennst.

Nicht Englisch, nicht Spanisch. (Kiwaanisch?)

Riesige, segelschiffförmige Wolken verdunkeln den Himmel. Hinter den Bergen ein horizontaler Strom flüssigen Feuers, so schön, dass dir Tränen in die Augen schießen.

Ihr seid ein ganzes Stück gegangen, du bist außer Atem. Hier gibt es nur wenige andere weiße Touristen. Sondern vor allem Männer mit finsteren Gesichtern. Die Haut dunkel, ein dunkles Oliv. Sehr schwarzes Haar, schwarz wie Tinte. Sehr schwarze Augen ohne Pupille, nur mit Iris.

Dein Begleiter zieht dich weiter die mit Abfall übersäte Straße entlang. Du könntest ihn nicht mehr davon abbringen, selbst wenn du es wolltest. Er wohnt in der Nähe, das steht fest. Hat sich in einem nahen Hotel ein Zimmer gemietet. Nicht in einem der strahlend neuen Hotels bei der Kathedrale. Du stößt gegen den Bordstein, als etwas verschwommen Weißes gegen dich flattert – ein weicher Klumpen in deinem Gesicht. Der Mann, der Gerard ähnlich sieht, flucht und schlägt mit der Faust nach der weißen Taube, bricht ihr dabei das Genick, sodass sie zuckend zu Boden stürzt.

Du hast keine Zeit, vor Schreck zusammenzufahren. Möchtest nicht provozieren, dass diese Faust dein Gesicht trifft.

Während dein Begleiter dich weitertreibt, nimmst du flüchtig primitive Gemälde, Schnitzereien wahr. Er hat dich zu einem indigenen Markt gebracht. Tiere mit stumpfen vorstehenden Schnauzen, gierigen Äuglein, gebogenen Hauern. Tiere mit räuberisch gebleckten, von Speichel glitzernden Reißzähnen. Raubvögel, zusammengerollte Schlangen, die Augen schimmernde Münzen. Weyaki, Gott des Chaos, in Gestalt eines fetten, plumpen, glotzäugigen Ochsenfroschs. Du starrst auf primitive Zeichnungen weißhäutiger Menschen – weiße Männer, uniformierte Weiße, die mit Knüppeln auf dunkelhäutige Menschen einschlagen, sie zu Boden stoßen, auf Rippen, Bäuche, Gesichter treten.

Uniformierte Soldaten auf Pferden, die aus nächster Nähe mit Gewehren auf Indigene schießen, die schon zu Boden gegangen sind. Massaker an indigenen Frauen und Kindern, aufgehäufte nackte Leichen. Ein Pueblo-Dorf, ein brennendes Kreuz.

Grinsende Gesichter von Weißen, Totenkopfgesichter. Münder, aus denen Blut tropft.

Weiße Frauen mit aufgeworfenen roten Lippen, kreideweißer Haut, Rougeflecken auf den Wangenknochen wie Clowns. Weiße Frauen, die in lächerlich hohen Schuhen umherstaksen, in eng anliegender Kleidung, die die Knochigkeit ihres Brustkorbs, ihres Beckens, ihrer spitzen kleinen Brüste betonen. Sehen sie uns so?, denkst du. Sehen sie *mich* so.

Du bist hier fehl am Platz. Gehörst hier nicht hin. Die Augen der Fremden erspähen dich, zornig.

Weiße Schlampe! Weiße Schlächterin!

Mörderische Rassistin!

Du wendest dich ab, verängstigt. Hass auf dich glüht in ihren Augen. Willst einwenden, dass nicht du es warst, nicht du es bist, nicht du bist die *mörderische Rassistin*. Es stimmt, du bist eine *weiße Frau*, aber du bist keine *mörderische Rassistin* – du nicht!

Musik liegt hier nicht in der Luft, die jetzt erfüllt ist mit Spottrufen, Hassrufen. Bevor du dich abwenden kannst, trifft eine Faust dein Gesicht. Du stolperst. Gehst auf die Knie. Blut spritzt auf dein weites T-Shirt, tropft dir aus der Nase. Dein Begleiter, dem du in deiner großen Not vertraut hast, hat sich angeekelt gegen dich gewendet.

Ist das Gerard? Dein Mann? Der dich von sich stößt, dich öffentlich zurückweist?

Rufst ihm nach: *Gerard!* Wie ein verängstigtes Kind nach seinen Eltern ruft: *Lasst mich nicht hier! Lasst mich hier nicht allein!*

Binnen Minuten hat sich der Himmel nächtlich verdunkelt, die Luft ist dünn und kalt. Die Sonne hinter dem Horizont verschwunden. Ein gleißend weißer Mond ist aufgegangen. Keine Gnade für die *mörderische Rassistin*!

Die Lichter von Santa Tierra sind meilenweit entfernt. Du bist an den Rand der Wüste gebracht worden. Krampfhaft zitternd bist du zum Altar des grausamen Schädelgottes der Wüstenhochebene gebracht worden – des Dämonengottes *Ishtikini*. Pueblo-Gott des zahnlosen Lachens, Gott der leeren Augenhöhlen, Tiergott, Gott der Knochenberge, Aasfressergott, Kannibalengott, im Begriff, die Körperorgane zu verschlingen, sobald kein Leben mehr in ihnen pulsiert: Herz, Hirn, Lunge, Niere, Leber, Magen, Gedärm, Genitalien.

Die Dämonengöttin Skli rennt schreiend auf dich zu. Schlägt ihre Klauenfinger in dein Gesicht. Zwischen ihren Beinen tropft Blut. Arme packen dich fest, fest um den Brustkorb, du kannst kaum noch atmen, als Skli ihre rasierklingenscharfen Klauen zwischen deine Beine und nach oben in dich hineinstößt in heißem, krampfendem Schmerz.

Schreie eines verwundeten und verängstigten Tiers, schrecklich anzuhören.

Fällst schließlich, fällst schwer, schmachvoll auf die Erde, die feucht ist von deinem dunkel hervorquellenden Blut. Zu schwach, um nach Hilfe zu rufen oder auch nur den Kopf zu heben.

47

Morgendämmerung

Aufgewacht vom Getöse wilder Papageien in der Schlucht hinter dem Haus! Es klingt, als würden sie getötet, aber als Michaela sich barfuß und (wer weiß wie wahllos) angezogen auf die Terrasse hinauswagt, sieht sie im Laub unter sich nichts als ein flüchtiges Flügelgestöber in Strahlendgrün, Blutrot.

Steht ganz still, lauscht. Ans Geländer gelehnt, schaut nach unten.

In Erwartung einer Mitteilung – welcher Mitteilung? Im Bann der wilden Schreie und der Barbarei des Trauerns.

Begreifen: Dein Mann ist tot. Er kommt nicht zurück. Doch du lebst. Du musst zu deinem eigenen Leben zurückkehren.

48

Die gute Witwe

»Ja. Verstehe.«

An dem Morgen geht Michaela ran, als das Telefon klingelt, statt es zu ignorieren, wie sie es wochenlang getan hat.

Statt sich ängstlich davonzumachen. Sich die Hände auf die Ohren zu pressen, aus dem Zimmer zu laufen.

Später beginnt sie selbst Telefonate zu führen. Verspätete Telefonate, hoffentlich nicht *zu späte.*

Ungeöffnete Post (nachgesandt aus Cambridge, Mass.), in einem Zimmer, das sie kaum betritt, auf einen Tisch geworfen und wochenlang missachtet, beginnt sie in diverse Stapel zu sortieren.

Zitternde Hände, rasendes Herz, muss sich selbst ermahnen: *Atme! – atme*, schwankt aber nicht, fällt nicht in Ohnmacht, obwohl ihr Blutdruck in den letzten Wochen gefährlich niedrig ist, oft muss sie den Kopf zwischen die Beine hängen, in äußerster Schwäche musste sie die Stufen zum zweiten Stock hinaufkriechen, *wund vor Trauer, wahnsinnig vor Trauer, gebrochen vor Trauer wie eine Schlange, der ein riesiger Stiefel aufs Rückgrat getrampelt ist.*

Muss begreifen: Bald ist es Zeit für sie, Santa Tierra zu verlassen.

Bald ist es Zeit, das Haus am Vista Drive zu räumen, das bis Ende August gemietet ist.

Und bald auch Zeit, ihre Aufgaben als Witwe von Gerard McManus und als Verwalterin des Nachlasses von Gerard McManus zu übernehmen, dessen Testament beim Nachlassgericht des County Middlesex in Cambridge, Massachusetts, einzureichen und in einem ordentlichen Verfahren zu eröffnen ist.

»Ja. Es tut mir sehr leid. Ich habe mich nicht gemeldet, dafür gibt es keine Entschuldigung …«

Seit Wochen vernachlässigt sie ihre Pflichten. Hat sich der Trauer ergeben. Hat sich erlaubt, psychisch und physisch zu verkommen. Hat es versäumt, wichtige Briefe zu öffnen und Kopien des Totenscheins ihres Mannes an die Kanzlei ihres Anwalts zu senden. Es versäumt, auf wichtige Anrufe, Mails zu reagieren, weil sie in der Zeit, in der sie auch nur die Entscheidung dafür oder dagegen hätte treffen müssen, vermutlich mit offenen Augen in allen schmerzlichen Details geträumt hat, wie sie und Gerard jahrelang im Safeway an der Massachusetts Avenue eingekauft, zwei – das ist effektiver – Einkaufswagen genommen, sich erst im Laden getrennt (Michaela begann mit den Frischwaren, Gerard mit Fisch und Meeresfrüchten) und an der Kasse wiedergetroffen haben, wo Michaela stets die Erste war, weil Gerard Zeit brauchte, um bestimmte Artikel, Zerealien, Kaffee, Orangensaft, auszusuchen, und nicht

»gehetzt« werden wollte; wie Michaela Gerard ausgelacht hat, weil er sich bemüßigt fühlte zu erklären, dass er im Safeway und anderswo (zum Beispiel in Museen) nicht »gehetzt« werden wollte, womit er sie (wie Michaela begriff) dafür rügte, zu schnell durchzurennen, wie etwa ein ungeduldiges Kind es tut; wie sie an guten Tagen daran gedacht hatten, ihre eigenen (Stoff-)Taschen mitzubringen: purpurrote Einkaufsbeutel vom Coop in Harvard, grüne von Greenpeace, zwei oder drei weitere, damals belanglos, heute mit Bedeutung aufgeladen, weil diese zerfetzten Lumpen Gerard McManus überlebt haben; wie kameradschaftlich sie beide die Einkäufe in den Kofferraum von Gerards Subaru Forester luden; wie sie im Haus an der Monroe Street, zu dem wie üblich Gerard sie gefahren hatte, die Einkäufe von der Garage durch den Nebeneingang ins Haus trugen; wie sie in der Küche die Taschen auspackten, die Dosen in Schränke, verderbliche Waren in den Kühlschrank, die Bananen in eine Obstschale auf dem Küchentresen; wie schön choreografiert ihre Bewegungen: »Gerard« – »Michaela«; wie sie gleichzeitig blind dafür waren, genau wie für die erstaunliche Tatsache, dass sie zusammen und am Leben waren; also dass »Gerard« und »Michaela« *gemeinsam am Leben* waren. In dem gemieteten Haus am Vista Drive in Santa Tierra begreift Michaela diese Wahrheit im dritten Monat ihrer Witwenschaft erst nach langen Minuten der Entrückung, und sie braucht noch mehr Zeit, wenn sie diesen »Gerard« und diese »Michaela« anschaut, die sie über irgendetwas reden sieht, die seit Betreten der Küche fast ununterbrochen reden, lächeln, lachen, worüber eigentlich? Was beansprucht sie so, während Gerard eine Tüte Tiefkühlerbsen in den Gefrierschrank legt (an die falsche Stelle, wie Michaela sieht, nicht in die Gefrierschublade zum anderen Tiefkühlgemüse, sondern ins Fach zum Tiefkühlbrot – aber sie korrigiert das jetzt nicht, sie wartet, bis Gerard sie nicht dabei beobachten kann), während Michaela auf Zehenspitzen Dosensuppen mit den Etiketten nach vorn ins dritte Fach im Schrank neben dem Kühlschrank räumt? Die Witwe kann aber nicht hören, was sie sagen, sie sieht ihre Mundbewegungen, hört das Gemurmel ihrer Stimmen; es peinigt sie, dass sie nicht weiß, warum Michaela lacht, den Kopf auf eine Art schüttelt, die zeigt, dass sie etwas (Absurdem, Scherzhaftem), das Gerard sagt, keinen Glauben schenkt, und jenes kleine, angedeutete Lächeln in Gerards Gesicht beweist, er weiß, er übertreibt, natürlich meint er es nicht ernst, das weiß Michaela doch, und so lachen sie gemeinsam, und in diesem Moment inniger Verbundenheit, des eindeutig eben Ehemann-und-Ehefrau-Seins, beginnt die Witwe in dem gemieteten Haus am Vista Drive hilflos zu schluchzen, hoffnungslos, weil sie all das unwiederbringlich verloren hat …

Wichtiger noch, die Witwe hat es versäumt, Briefe mit beglaubigten Schriftstücken zu öffnen, die ihr Gerards Anwalt gemäß dem Testament von Gerard McManus geschickt hat, das sie zur Testamentsvollstreckerin bestimmt, so wie sie auch zur Verwalterin von Gerard McManus' Nachlass, den Manuskripten, Akten und der privaten Bibliothek mit sechsundzwanzigtausend Bänden, bestimmt wurde.

Sogar versäumt, das (zweiunddreißigseitige) Testament (nochmals) zu lesen, das ihr die Anwaltskanzlei gemailt hat. (Gerards Testament dürfte für Michaela natürlich keine Überraschungen enthalten: Sie haben ihre Testamente zur selben Zeit gemacht, vor einem Jahrzehnt, vor vier Jahren beim selben Anwalt aktualisiert und mit großteils identischen Bestimmungen.) (Hat Michaelas Testament auch zweiunddreißig Seiten? Sie hat seit Jahren nicht hineingeschaut und keine Ahnung.) Nun, die Witwe kann nicht erklären, was mit ihr los ist. Wo Gerard sich doch so offensichtlich auf sie verlassen hat.

Indem er *meine Frau Michaela* zur Testamentsvollstreckerin bestimmt hat. Zur Hauptbegünstigten. Ihr sein unschätzbares Manuskript anvertraut hat.

Seine Kinder, ihre Stiefkinder. Die angeheirateten Verwandten.

»Hallo? Hier ist Michaela. Ja – ich … Es tut mir so leid …«

Immer ein Wagnis, mit Gerards Familie, Freunden zu telefonieren, mit denen, die ihn geliebt haben, aber Michaelas Augen bleiben diese Prüfung hindurch trocken, und sie stottert und stammelt nicht – oft.

»… er hat mich gebeten, dir zu sagen, dass er dich liebt – geliebt hat …«

Es schnürt ihr die Kehle zu, sie kann nicht weitersprechen. Um Himmels willen *Atme! – ein verdammter Atemzug nach dem anderen.*

Wahrscheinlich sind ihre Tränenkanäle ausgetrocknet. Trauer dringt ihr wie öliger Schweiß aus allen Poren.

Zu kompliziert, Gerards Familie zu erklären, dass sie ihn zu Beginn seines Krankenhausaufenthalts gebeten hat, sie kontaktieren zu dürfen, er aber abgelehnt hat. Aus Stolz oder was immer. Und dann war es schon bald zu spät gewesen.

Doch niemand macht Michaela Vorwürfe. Nicht die Tochter und nicht der Sohn. Im Gegenteil, beide sind überrascht und erleichtert, dass ihre gleichgültige Stiefmutter endlich anruft.

»… ja, er wollte, dass ich dich von ihm grüße. Ganz am Schluss hat er …«

Nichts davon entspricht auch nur annähernd der Wahrheit. In der Qual, dem Opioid-Delirium seiner letzten Tage hat Gerard kaum noch registriert, wie Michaela ihn in den Armen hielt, auf die Stirn küsste.

»… gesagt, wie sehr er dich liebt, es tat ihm so leid, dass er nicht besucht werden wollte …«

Um eine gute Witwe, eine gute Ehefrau zu sein, muss man lernen, überzeugend zu lügen.

Während Michaela wieder zur Besinnung kommt, wird sie auch ihre (verkümmerte) Fähigkeit zu lügen wiederherstellen.

Es ist nicht selbstverständlich, dass sie mit Gerards Kindern, Verwandten, engen Freunden spricht, denn früher tat das meistens Gerard, nicht Michaela; und es ist nicht selbstverständlich, dass sie für Gerard spricht, als könnte er nicht für sich selbst sprechen.

Seltsam, so oft den Namen *Gerard* zu sagen. Als ob er weit weg wäre oder irgendwie nicht in der Lage dazu.

»Ja. Du hast recht. Gerard hat sein Testament erst vor ein paar Jahren aktualisiert. Deswegen denke ich, dieses Testament ist …«

Mit ruhiger, sachlicher Stimme, als wäre ihr Leben nicht entzweigebrochen, kein Scherbenhaufen zu ihren Füßen.

Ist das meiste am Leben Hochstapelei?, fragt sie sich.

Nur als sie nach Gerards Tod krank war. Nur da war Michaela keine Hochstaplerin.

Andere haben solche Verluste allerdings überlebt. Jetzt ist Michaela an der Reihe.

Ihr Körper war krank, Wasser floss aus ihrem Gedärm, in ihren Beinen pochte es heftig, hinter ihren Augen zuckte stechender Schmerz. Baden hat sie zu viel Kraft gekostet – Duschen viel zu sehr aufgeregt –, sie hat sich kaum die Mühe gemacht, sich nach dem Besuch der Toilette die Hände zu waschen.

Wozu? – Es interessiert niemanden, ob deine Hände von Bakterien wimmeln.

Doch jetzt wird sie duschen. Wenn sie ihr Leben fortsetzen, ihre Pflichten als Witwe erfüllen will, muss sie zumindest duschen, ihren Körper von den sauren animalischen Gerüchen der Trauer, der Verzweiflung befreien. Kochend heißes Wasser, sich zwischen den Beinen einseifen, wo die Dämonengöttin Skli ihr mit rasierklingenscharfen Klauen eine blutige Wunde geschlagen, sie gedemütigt hat.

Eine offene Wunde, zwischen ihren Beinen. Michaela berührt sich vorsichtig und stellt überrascht fest, ihre Finger sind nicht blutig.

Ein Bluterguss am Unterkiefer, wo die Faust sie getroffen hat.

(Hat Gerard sie geschlagen? Sie erinnert sich an den Ausdruck von Zorn in seinem Gesicht, verblüffend. Nie zuvor in ihrem gemeinsamen Leben war Gerard kurz davor gewesen, sie zu schlagen.)

Irritierend der Anblick von Haaren im Duschabfluss, Haaren zwischen den Borsten von Gerards Haarbürste. Jedes Mal, wenn Michaela sich die Haare wäscht, bürstet und kämmt, fallen ihr massenhaft Haare aus.

Michaela weiß: Gewichtsverlust führt zu Haarverlust. In ihrer Verwilderung hatte sie sich angewöhnt, im Stehen zu essen, zu essen, was sich in der Hand halten lässt, sich keine Zeit für die Zubereitung von Essen zu nehmen, weil sie sich genierte, allein zu essen, wie ein Tier es tut.

Beschlagener Spiegel, darin ihr geneigter Kopf, so wie ein Tier den Kopf neigt, bevor der tödliche Schlag ihn trifft.

Umschattete Augen, die auf umschattete Augen blicken, entsetzt, wie erschöpft sie aussieht, wie kränklich blass ihr Gesicht, Gerard wäre bestürzt.

Meine Schöne.

Was hast du dir angetan?

»… sobald der Erbschein erteilt ist. Auf jeden Fall.«

Michaela hat von ihrem gemeinsamen Anwalt in Cambridge erfahren, dass Gerards Nachlass »eingefroren« ist, bis das Nachlassgericht des County Middlesex den Erbschein erteilt hat. Gerards und Michaelas gemeinschaftliche Bankkonten sind (teilweise) eingefroren, bis das Testament bestätigt worden ist. Das ist das übliche Vorgehen, nichts, was Anlass zu Sorge gibt. (Michaela kann sich sicher sein.) Aber es ist wichtig, möglichst bald einen Termin beim Nachlassgericht zu vereinbaren, teilt E. L. Erickson ihr mit.

»Natürlich, ja. Ich – ich fliege zurück, sobald …«

Michaelas Stimme bleibt unsicher in der Schwebe. *Zurückfliegen* – wohin?

Sie wird nie nach Cambridge, Mass., zurückkehren, das weiß sie. Nie in das Haus in der Monroe Street zurückkehren, bei dessen Betreten sie tot umfallen würde.

»… hier alles erledigt ist.«

Erledigt. Was für ein Wort! Michaela verzieht höhnisch die Lippen.

Ihrer Entschlossenheit in den letzten paar Tagen zum Trotz ist Michaela unfähig, sich zum (nochmaligen) Lesen von Gerards Testament zu zwingen. Sie empfindet das gleiche Entsetzen wie vor Jahren, als sie und Gerard in Ericksons Kanzlei vor Zeugen ihre Unterschriften unter ihre Testamente gesetzt haben.

Wie korrekt ihr wart, zum Fürchten! Schrecklich.

Wie ungemein korrekt zu begreifen, dass diese Dokumente das Ende eurer Existenz bestätigen.

Dennoch: Es ist von großer Bedeutung, dass die Witwe in das Haus in der Monroe Street, Cambridge, zurückkehrt.

Nur dass sie sich nicht erinnern kann, warum.

Als Erstes, bevor du auch nur deinen dummen Koffer hinaufträgst, bringst du dich um.

Wie immer du das anstellst, dir fällt schon etwas ein.

Aber natürlich! – Eine Möglichkeit gibt es, schließlich befindet sich direkt am Haus eine Garage, anders als in dem gemieteten Haus in Santa Tierra, das keine Garage hat.

In dieser Garage kann Michaela die Fenster und den unteren Rand der Schiebetür mit Handtüchern abdichten, damit keine Abgasschwaden entweichen können. Sie hat gelesen, das Einatmen von Kohlenmonoxid führt erstaunlich schnell zum Tod – bei idealen Bedingungen, in einer abgedichteten Garage, innerhalb von drei bis fünf Minuten.

Sie kann also problemlos eine Handvoll Schlaftabletten aus ihrem Tablettenvorrat schlucken, ein oder zwei Gläser Wein trinken, sich hinter dem Lenkrad entspannen, Gerards Lieblingssender WCRB-FM (klassische Musik) hören und wegdämmern, während der Motor tödlich leise schnurrt, viel, viel länger als drei bis fünf Minuten unbemerkt.

Ja, Liebling. Komm!

Deine Hand in meiner.

* * *

Erben hat etwas Unehrenhaftes. *Weiterleben* etwas Erniedrigendes.

Seltsam, Michaela hat kaum einen Gedanken an Gerards Testament verschwendet. An eine Erbschaft. *Ihre* Erbschaft – der Gedanke daran weckt Unbehagen in ihr.

Erinnert sich dunkel, dass Gerard sein Testament ganz konventionell abgefasst hat. Sein Besitz geht großteils an die *hinterbliebene Ehegattin*. Mehrere andere, kleinere Vermächtnisse an Gerards Kinder und an Wohlfahrtsorganisationen, denen er jahrelang gespendet hat.

»... nein danke! – Ist nicht nötig, Lucinda. Alles im Griff.«

Muss die ernsthafte (Stief-)Tochter, die in Seattle lebt, davon abbringen, nach Santa Tierra zu fliegen, um der (Stief-)Mutter zu helfen. Als ob Michaela nach all dem, was sie durchgestanden hat, Hilfe benötigt, jetzt!

Alles, was sie tut, wird sie allein tun.

Bitte bitte bitte – *allein*.

Panik bei dem Gedanken, dass Gerards Verwandte sich verpflichtet fühlen könnten, nach Santa Tierra zu kommen und sie zurück nach Hause zu begleiten.

Obwohl Michaela (vermutlich) dankbar dafür ist, dass Gerards Familie ihr ihr (unerklärliches) Verhalten anscheinend verziehen hat.

Als ob Michaela ebenfalls gestorben wäre. Aber sie ist nicht gestorben.

»Wir waren unsicher, was wir tun sollten, Michaela«, sagt Lucinda zögernd, »du hast ja nie zurückgerufen oder unsere Mails beantwortet. Wir hatten keine Ahnung, wie krank Dad war, bis eine Verwaltungsangestellte des Instituts sich an uns gewandt hat. Sie sagte, sie sei eine enge Freundin von dir und du hättest ihr erlaubt, uns über Dad auf dem Laufenden zu halten ...«

Michaela lauscht mit zunehmender Verwunderung.

»Ich habe nie jemandem erlaubt, mit euch über Gerard zu reden! Ich kenne die Frau nicht mal.«

»Sie sagte, sie sei eine Freundin von dir – Iris –«

»Nein! Sie ist keine Freundin von mir.«

»Sie sagte –«

»Nein!«

So aufgebracht, Michaela legt auf.

So aufgebracht, Michaela geht nicht ran, als Lucinda zurückruft. Schlagartig ist Michaela von kalter Wut, Zorn erfüllt. Solche Gefühle hat sie seit Monaten nicht mehr empfunden.

Stolpert auf die Terrasse aus Rotholz, lehnt sich weit über das Geländer, die Hände auf die Ohren gepresst.

Nein nein nein nein nein.

Als sie schließlich die Hände senkt, hört sie nur noch die Schreie der wilden Papageien unten in der Schlucht.

Am nächsten Tag ruft Michaela ihre (Stief-)Tochter an, um sich zu entschuldigen und zu erklären: Derzeit braucht sie keine Hilfe.

In ihrem neuen, vernünftigen Zustand bereut sie das Verhalten der anderen, wie eine tollwütige wilde Kreatur von Trauer umnachteten Michaela. *Das ist jetzt vorbei.*

Die (gute, vernünftige) Witwe beabsichtigt, ihre Verpflichtungen zu erfüllen. Hat den Todesbann abgeschüttelt, wird ihm nicht wieder erliegen.

Rechnungen bezahlen. Schecks ausfüllen. Banaler kann man sich nicht (wieder) mit der Welt verbinden.

Das Banale und die Buße werden in der Witwe eins.

Das Banale und das Unerträgliche werden in der Witwe eins.

Michaela hat nämlich in Gerards Schreibtisch in dem gemieteten Haus eine Mappe mit (unbezahlten) Rechnungen gefunden. Von Cambridge nachgesandte Rechnungen, von Gerard beiseitegelegt, als er die Lungenentzündung bekam, und schnell vergessen, als er um sein Leben kämpfte.

Gerard zahlte Rechnungen normalerweise am Monatsende online. Jetzt sind manche überfällig. So auch seine Krankenversicherung.

Wie beschämt er wäre, denkt Michaela. Dass er es versäumt hat, Rechnungen zu bezahlen. Versäumt hat, die alltäglichen, normalen Aufgaben zu erledigen, die er in ihrer Ehe sonst so routiniert und kompetent erledigt hatte.

Dich im Stich gelassen durch Sterben.

Eine trostlose Aufgabe, das Bezahlen von Rechnungen. Und jetzt neuere Rechnungen und bald schon eine Flut von Rechnungen vom Krebszentrum von Santa Tierra … Aber Schecks ausfüllen kann tröstlich sein in einer Zeit, in der nichts wichtig ist, denn es ist naturgemäß eine einsame Tätigkeit, Schecks auszufüllen, wer Schecks ausfüllt, vermisst seinen Ehepartner nicht, und Michaela macht sich klar, dass sie damit fortfahren kann, bis das Geld zur Neige geht, und falls/wenn das geschieht, ist klar, dass Gerard alles für sie vorbereitet hat, dass ihr Leben zur Neige geht.

Ich bin hier, ich verlasse dich nicht, liebste Michaela.

Ich hab deine Hand. Ich warte.

Die traurigste Witwenpflicht, weil die absonderlichste und herzzerreißendste: die Asche ihres Ehemanns heimzubringen in das Haus in der Monroe Street, Cambridge, wo er viele Jahre gelebt hat.

Hätten Gerard und Michaela, als sie das Haus im Januar so unbekümmert zurückgelassen haben, geahnt, dass einer von ihnen in einer Urne *zurückgebracht werden* würde …

Michaela ist nach wildem Gelächter zumute. Aber bei der Witwe ist Gelächter der Auftakt zu hysterischem Weinen und daher nicht ratsam.

Andeutungsweise haben die (erwachsenen) Kinder davon gesprochen, »Dads Asche zu verstreuen« – in den Catskills, in einem Bergbach hinter der Hütte in Roxbury, die einst Gerards Großeltern gehört hat, wo Gerard (darin sind sich alle Verwandten einig) »auf der ganzen Welt am liebsten war«.

Michaela hat von diesem mythischen Ort in den Catskills gehört, kein Strom, keine Innentoilette, längst von Fremden erworben, aber in den zwölf Jahren ihrer Ehe hat Gerard nie Anstalten gemacht, Roxbury zu besuchen, reiste im Sommer lieber ins Ausland; aber sie hat keine Einwände gegen diese Pläne, die sie sich höflich anhört.

In Wirklichkeit hat sie nicht vor zu erlauben, dass Gerards Asche irgendwo wie Abfall verstreut wird. Welch ein barbarischer Brauch!

Obwohl sie begreift: *Es ist nur Asche. Es ist nicht Gerard.*

Spielt im Bett im Haus am Vista Drive, aus dem man sie bald vertreiben wird, im Kopf durch, wie sie die Urne mit Gerards Asche mit ins Flugzeug nehmen wird. Sie wird die Urne nicht mit dem Gepäck aufgeben. Wird sie nicht versenden. Wird nicht riskieren, das sie verloren geht.

Bei der Sicherheitskontrolle wird sie die Urne zur Überprüfung vorzeigen.

Diese Urne enthält die Asche meines Mannes, die ich heimbringe.

Traurig und respektvoll wird man die Witwe an der Sicherheitskontrolle durchwinken.

Zweifellos wird einer der NSA-Beamten murmeln *mein Beileid, Ma'am.*

So wie andere Passagiere kleine Hunde ins Flugzeug mitnehmen, in Transporttaschen, die sich unter den Vordersitz schieben lassen, wird Michaela die Urne, die Asche, die *eingeäscherten sterblichen Überreste* ihres verstorbenen Ehemanns mit ins Flugzeug nehmen und unter ihren Vordersitz schieben.

Wie lächerlich das Leben doch ist, denkt Michaela erschüttert.

Wenn der *Mensch* auf *Materie* reduziert wird – obszön.

Viel weniger schändlich, einfach zu sterben. Und seltsam, dass nur so wenige andere daran gedacht oder den Mut gehabt haben, entsprechend zu handeln.

Der stechende Ekel im Bauch, weil die Witwe noch lebt und der Ehemann tot ist.

Doch als Michaela die Szene (zwanghaft) durchspielt, wird ihr klar, dass nicht alle Sicherheitsbeamten die Witwe mit Respekt behandeln. Einer inspiziert vielmehr misstrauisch die Urne in ihrem weinroten Stoffbeutel, den sie zum Durchleuchten auf das Förderband gestellt hat.

Obwohl sie den Beamten mehrfach mitgeteilt hat, dass die Urne die *Asche* ihres Mannes enthält, und obwohl die Urne einen Stempel mit der unmissverständlichen Aufschrift *G. McManus. Kapelle zum Wohlklang, Santa Tierra, NM* trägt, erklärt der NSA-Vorgesetzte Michaela streng, man werde die Urne zwecks Überprüfung öffnen müssen.

Schlimmer noch, es falle der Witwe zu, die Urne unter den Augen mehrerer Sicherheitsbeamter zu öffnen. Michaela hat die Urne noch nie geöffnet, nie den Wunsch verspürt, ihren Inhalt zu betrachten, hat sich dafür nie stark genug gefühlt und daher keine Ahnung, wie sich die verdammte Urne öffnen lässt, deren Deckel ganz fest sitzt.

Drehen? Anheben? Mit *Kraft*? Michaelas Gesicht ist rot vor Ärger, Angst, Schuldgefühlen.

(Niemand vom Sicherheitsdienst? *Nicht einer?*)

Zuletzt bekommt sie den Deckel ab. Macht schnell die Augen zu, bringt es nicht über sich zu betrachten, was sich in der Urne befindet, verbrannt und auf sieben Pfund sechzig Gramm reduziert.

Sicherheitsbeamte prüfen den Inhalt der Urne, indem sie mit einem Stift, einem behandschuhten Zeigefinger in die Asche stoßen, darin stochern, rühren. Ihre Rohheit ärgert Michaela, sie wagt aber keinen Einspruch. Ist bestürzt, als man sie brüsk auffordert: *Ma'am? Bitte treten Sie hier rüber.*

Es gibt Zweifel bezüglich des Inhalts der Urne. Trotz der auf die Urne gestempelten Kennung.

… müssen Sie bitten, hier zu warten, Ma'am. Bis wir herausgefunden haben, was genau sich in diesem Behältnis befindet.

Ähnelt *Asche* irgendeiner Sorte Rauschgift? Kokain, Haschisch?

Michaela darf in ihrem Handgepäckkoffer fieberhaft nach der Quittung des Krematoriums der *Kapelle zum Wohlklang* suchen. Sie zeigt sie dem NSA-Beamten, der sie ausführlich mustert, aber ernst den Kopf schüttelt.

Ma'am, es ist uns nicht möglich festzustellen, ob dieses Dokument zu diesem Behältnis gehört. Beziehungsweise, wenn dieses Dokument zu diesem Behältnis gehört, ob nicht eventuell sein vorheriger Inhalt entsorgt und gegen eine andere Substanz ausgetauscht worden ist.

Nun beginnt die Witwe so hilflos zu weinen, wie sie es sonst nur tut, wenn sie allein ist.

Von Tränen entstellt, wird das menschliche Gesicht rot, aufgedunsen. Dic Sicht der verquollenen Augen ist eingeschränkt.

So heftig zu weinen, so offen – eine Art Nacktheit.

Solche Scham! In ihrem Bett, schweißgebadet, elend, schlaflos sieht Michaela voraus, wie sie unter den Augen verwirrter Mitreisender verhaftet wird.

Die Untersuchung des Urneninhalts durch ein gerichtsmedizinisches Labor kann Tage, eine Woche dauern. Wochen. Zeit, in der man Michaela nicht fliegen lassen kann. (Wo wird sie dann eigentlich *bleiben*? Sie wird das Haus am Vista Drive geräumt haben müssen; die entsetzliche Szene wird sich im Flughafen von Albuquerque abspielen.) Vielleicht wird Michaela wirklich bald unter dem Verdacht verschwörerischen Schmuggels von Betäubungsmitteln auf einem Inlandflug festgenommen.

WITWE EINES KÜRZLICH VERSTORBENEN HARVARD-PROFESSORS FESTGENOMMEN VERDACHT AUF MITGLIEDSCHAFT IN EINEM DROGENSCHMUGGLERRING

Schweißgebadet! elend! – Inzwischen hat Michaela den Gedanken an Schlaf aufgegeben.

Mein Gott! – Stirb einfach.

Bring dich um, mach mit der Farce ein Ende. Genau dafür besitzt du doch den Tablettenvorrat.

Nein. Sie hat ihre Meinung geändert. Gibt den Plan auf. Nimmt Gerards Asche mit ins Flugzeug. Verstaut sie im (aufgegebenen) Gepäck. Sie hat eine neue, faszinierende Idee: Sie nimmt die Urne mit in die Garage, wenn sie sich, wieder in Cambridge, mit Autoabgasen umbringt; wird die Urne neben sich auf den Beifahrersitz stellen im Wagen in der Garage in Cambridge, die sich bei Musik von Gerards Lieblingsradiosender WCRB-FM mit dünnen, grauen Abgaswolken füllen wird.

Komm endlich, küss mich. Ich warte.

49

»Bevor noch etwas passiert«

Du erinnerst dich, gesagt zu haben: *Nein, danke.*

Höflich und bestimmt, zu allen: *Nein, bitte. Kommen Sie nicht.*

Und doch läutet es. Kurz darauf klopft es.

Du erinnerst dich, du hast die Tür (natürlich) abgeschlossen, aber zu deinem Schrecken wird sie aufgestoßen – »Hallo? Michaela? Sind Sie da?«

Eine kehlige weibliche Stimme, vertraut. Aber für einen Moment erkennst du sie nicht.

Früh am Morgen bist du davon aufgewacht, dass der Schraubstock sich um deinen Brustkorb zuzog. Hast nach Luft gerungen. Die Schreie wilder Papageien in der Schlucht, verwechselt mit deinen rasenden Gedanken.

Hast nicht damit gerechnet, dass ein Eindringling *auf einen Sprung vorbeikommt.*

Ein Spion des Instituts. Du hattest abgelehnt.

Kauerst jetzt im Badezimmer. Zerzaust, nur halb bekleidet. Das Letzte, wonach dir der Sinn steht, ist ein Besucher. Ein Eindringling.

Hast gerade in dem hell erleuchteten Badezimmer den

Tablettenvorrat inspiziert. Schlaftabletten, Schmerzmittel. Plastikbehälter, aufgereiht auf der Ablage neben dem Waschbecken. Angesammelt über Jahre.

Genug, um einen Elefanten zu töten.

Kitzel der Vorahnung, Erwartung. Denn du bist unschlüssig, was du mit den Tabletten tun sollst. Im einen Szenario, dem vernünftigen, spülst du sie die Toilette hinunter, in kleinen Portionen natürlich, damit die Toilette nicht verstopft. In einem anderen Szenario, dem beglückenderen, nimmst du die Tabletten mit nach Cambridge, Mass., sicher verwahrt im Handgepäck.

Das kommt vor der abgedichteten Garage, vor dem Selbstmord mit Kohlenmonoxid. Vor dem stundenlang laufenden Motor, der einschläfernden Musik.

»Michaela, machen Sie auf! Ich bin's, Iris …«

Natürlich, es ist die Stimme von Iris Esdras. Zorn, Entsetzen machen sich in dir breit.

Die Stimme bebt vor Sorge, dem Kitzel einer solchen aufgezwungenen, aufdringlichen Sorge. Iris Esdras, der du erklärt hast, du wärst nicht zu Hause, wenn sie vorbeikäme, nie, wann immer sie auch käme. Doch nun hat sie sich Zugang zum Haus verschafft. Ist entschlossen, dir zu helfen, hat sie gesagt. Entschlossen, dich daran zu hindern, dich weiter selbst zu verletzen. (Denn sie ist davon überzeugt, dass du dich selbst geritzt hast, dich heimlich auf immer schlimmere Arten selbst verletzt hast.) Jetzt steht sie direkt vor der Badezimmertür, und du siehst entsetzt, dass die Tür nicht abgeschlossen ist und es fürs Abschließen zu spät ist, denn wenn du abschließt, weiß Iris, dass du es tust und nur Zentimeter von ihr entfernt hinter der Tür stehst.

Du siehst erschrocken, wie der Türknauf sich dreht. Iris stößt die Tür nicht *auf* – noch nicht. Prüft nur (diskret), ob sie abgeschlossen ist.

Ist sie abgeschlossen, könnte ein Notfall vorliegen. Würde Iris schließen. Dann wäre energisches Eingreifen erforderlich: die 911 wählen.

Sirenen am Vista Drive am frühen Morgen, bevor die Sonne ganz aufgegangen ist. Sanitäter, die sich Zugang zum Haus verschaffen, sich an der kauernden, weinenden, nur halb bekleideten Frau, die sich in eine Badezimmerecke verkrochen hat, vergreifen …

Daher keine andere Wahl, als die Tür zu öffnen. Als hättest du gerade erst gemerkt, dass Iris nach dir ruft.

»Ah, Michaela! Gott sei Dank geht es Ihnen – gut …«

Echte Erleichterung im weiß gepuderten Geisha-Gesicht der Frau. In den stark geschminkten Augen. Du wappnest dich gegen die erstickende Umarmung.

»… mir Sorgen um Sie gemacht, Liebes!«

Liebes. Seit wann nennt Iris Esdras dich *Liebes*.

Du bist willenlos, leistest keinen Widerstand gegen ihre Umarmung. Deine Arme hängen am Körper herab wie bei einer Marionette. Dir fällt keine Erwiderung ein, die nicht feige, gefällig wäre. Du willst keinen Ärger, willst nur in Ruhe gelassen werden.

Denn Gerard hält Abstand, wenn andere in der Nähe sind.

Der Geruch von talkumgepudertem Fleisch, Kosmetika.

Glänzend rot bemalte Fingernägel. Iris Esdras' Gesicht leuchtet wie ein Plakat. Schwarz gefärbtes Haar mit dem Scheitel in der Mitte ihrer (sehr weißen) Kopfhaut und zu einem straffen Knoten gebunden. Sie hält sich aggressiv-selbstbewusst wie eine Flamencotänzerin, obwohl sie kräftig ist, einen üppigen Busen, Hüften hat. Sie trägt fließende Schals, knöchellange Röcke, genoppte Tops mit tiefen Ausschnitten, die den Ansatz ihrer großen, wabbeligen Brüste freigeben. An den Füßen goldene, vorn offene Sandalen, die Fußnägel lackiert und glitzernd.

Du versicherst Iris, dass es dir gut geht, aber sie bezweifelt das. Fasst dich an die dünnen Schultern, starrt dir ins Gesicht wie in einen Abgrund. Macht dir Frühstück, sagt sie. Du bist zu dünn. Es geht dir nicht gut. Erledigt Anrufe für dich – das Institut wird für deinen Rückflug aufkommen, Businessclass.

Du dankst Iris, willst ihr begreiflich machen, dass du Santa Tierra jetzt noch nicht verlässt. Es gibt Verschiedenes, um dessen Erledigung Gerard dich gebeten hat, und das wirst du tun. Hast eigene Verpflichtungen in Albuquerque.

Iris schüttelt skeptisch den Kopf. Verpflichtungen in Albuquerque? Sie ist verwirrt, argwöhnisch.

Bittest Iris um einen Gefallen: Würde sie wohl, gleich heute Morgen, die hässlichen geschnitzten Dämonengötter aus dem Haus schaffen, die du beim Einzug vorgefunden und weggeräumt hast … Einer ist hier im Bad, unter dem Waschbecken, zwei andere sind im Garderobenschrank. Ishtikini, Skli, Weyaki … Du bist dir nicht sicher, wie man die Namen ausspricht.

Iris lacht und versichert dir, dass keine anderen Stipendiaten sich je über die Kunstwerke in diesem Haus oder einem anderen Institutsgebäude beschwert haben. In der Regel freuen sie sich über ihre Unterkünfte und Möbel. Was genau meinen Sie, fragt Iris: welche »Götter«?

Du erklärst: der Aasfressergott, die Göttin der Schöpfung und Zerstörung, der Gott des Chaos … Es sind Pueblo-Götter, wie du glaubst.

Nein, sagt Iris. Es sind »Scherzgötter« – »Schattengötter« – keine authentischen Pueblo-Götter.

Was soll das heißen?, fragst du. Keine »authentischen« Pueblo-Götter?

Iris schüttelt amüsiert den Kopf. Als ob es vergebliche Liebesmüh wäre, dir die Hierarchie der Pueblo-Götter erklären zu wollen.

Die Skulpturen in diesem Haus sollen nicht *reale Götter* darstellen, sagt Iris. Das sei alles, was du wissen müsstest. Die Dämonen, die du aufgezählt hast, seien oft Gegenstand von Kunst, weil die »höheren Götter« – die »authentischen Pueblo-Götter« – nicht als Figuren dargestellt werden dürfen und daher die »niederen Götter« – insbesondere Ishtikini und auch die weibliche Skli – beliebt sind.

Du zuckst zusammen, als die Namen laut ausgesprochen werden. Bittest Iris: »Schaffen Sie sie bitte einfach weg.«

Iris' scharfer Blick ist zu deinen nackten, gekrümmten Füßen gewandert. Sie sieht, denn wie sollte es ihrem scharfen Blick entgehen, dass deine Zehennägel lang und schartig sind wie sprießende Klauen. Genauso wenig entgeht ihr, dass wochenlange Vernachlässigung nicht so schnell wettzumachen ist, auch wenn du vielleicht kürzlich geduscht hast; zwischen deinen Zehen ist eine Schmutzschicht sichtbar.

Welchen Unterschied es denn mache, wendet Iris vernünftig ein, ob sich im Haus »hässliche« Schnitzfiguren befinden, wenn du es ohnehin bald räumst.

»Bitte – nehmen Sie sie einfach mit. Jetzt«, sagst du stammelnd.

Zitterst inzwischen schlimm. Siehst im Badezimmerspiegel dein totenblasses Gesicht. Siehst, wie du dich hinunterbeugst, um die Schranktür unter dem Waschbecken zu öffnen. Über dir Iris Esdras' wild geschminktes Gesicht mit dem starren Blick. Deine beiden Hände packen die Ishtikini-Figur mit dem grotesk übergroßen Schädel, dem heulenden Mund, dem bleistiftdünnen erigierten Penis, eine Figur aus festem, dunklem, geschnitztem Holz, erstaunlich schwer für ihre Größe.

Siehst, wie deine Hände die Dämonenskulptur über Iris' Kopf heben und sie schnell und kraftvoll darauf niedersausen lassen. Die überrumpelte Frau schreit leise auf, ungläubig. Krallt sich taumelnd und strauchelnd an dir fest, an deiner Kleidung und stürzt schwerfällig auf den bereits rot bekleckten Fliesenboden. Von oben siehst du, dass ihr Schädel geborsten, die kreideweiße Kopfhaut aufgeplatzt ist, ein Hautfetzen lose herabhängt …

Schaust auf sie hinab. Dir ist, als wäre dein Gehirn paralysiert worden. Aus kurzer Distanz sieht Gerard im Spiegel zu, wartend.

Hütest dich, dich nach ihm umzudrehen. Wendest du den Kopf, wird er verschwinden.

Komm jetzt zu mir, Michaela.

Du hast alles getan, was du hier tun musstest.

Wendest dich wieder Iris Esdras zu, die dich fragend ansieht.

Sie sagt noch einmal, dass die »Scherzgötter« kein Problem darstellen dürften, du sollst die Schnitzfiguren doch einfach lassen, wo sie jetzt sind, wenn du sie hässlich findest. Es ist harmlose Volkskunst, die manche reizvoll und andere »hässlich« finden.

Sie hilft dir gern dabei, Kisten versandfertig zu machen und deinen Heimflug zu organisieren. Das Institut wird dir ein Businessclass-Ticket besorgen, wenn du das Haus bis zum ersten Juli geräumt –

Fällst ihr ins Wort: »Bitte gehen Sie. Nehmen Sie das mit, und gehen Sie. Jetzt.«

Hältst den hässlichen Aasfressergott in der Hand. In beiden Händen. Streckst ihn ihr entgegen.

Sagst, als Iris zögert: »Dann gehen wenigstens Sie! Bevor noch etwas passiert.«

50

Die Untersuchung

Leg dich hin! Flach auf den Rücken! Entspann dich, da auf dem Untersuchungstisch!

Lockere die Muskeln, die Knochen! Lass die Gedanken los, die dir aus dem Gehirn schwappen wie lauwarmes Wasser aus einem zitternden Pappbecher!

In dem Papierhemd, das deine Blöße nur notdürftig bedeckt, entspann dich!

Deine oberste Pflicht ist es, am Leben zu bleiben.

Endlich hast du einen Termin bei Dr. W__ gemacht.

Dr. W__ wurde dir von Dr. M__ empfohlen.

Dr. M__ wurde dir von (deiner Freundin) Iris Esdras empfohlen.

Sehr niedriger Blutdruck, hat Dr. W__ festgestellt.

Herzrasen. »Erregung.«

Erhöhte Temperatur (37,7 Grad).

Das Blutbild dürfte Blutarmut, Kaliummangel anzeigen.

Gewichtsverlust, beträchtlich. Haut: blass, feuchtkalt.

Fühlst dich schwach, fiebrig. Benommen. Bist anfällig für plötzliche Kopfschmerzen, Augenschmerzen. Blitze vor

Augen wie Wetterleuchten können auf eine Hirnarterienverletzung hindeuten. Dein Innenohr pocht. Dein Innenohr juckt wie verrückt. Am liebsten würdest du dir einen spitzen Draht in den Gehörgang stoßen – bloß, damit das Jucken endlich aufhört. *Verglühst du gerade bei lebendigem Leib? Ist Trauer eine Feuersbrunst, die dich bei lebendigem Leib verglühen lässt?*

Dr. W__ horcht mit einem Stethoskop deine Lunge ab. Brust, Rücken. Dr. W__ fordert dich auf zu husten.

Dr. W.__ horcht dein Herz ab. (Herzschlag beschleunigt!)

Umfasst mit seinem (behandschuhten) Zeigefinger und Daumen deine Fußknöchel, um zu prüfen, ob sie geschwollen sind.

Eine Fachschwester führt ein EKG durch. (Kalte) Elektroden werden dir auf Brust, Hals, Bauch gesetzt.

Dann ein Echokardiogramm. (Kalte) Elektroden werden dir auf Brust, Hals, Bauch gesetzt. Um die Herzgeräusche genauer aufzuzeichnen und ein (potenzielles) Blutgerinnsel zu entdecken.

Hinlegen, ruhig atmen. Atmen, Atem anhalten.

Siebenundvierzig fordernde Minuten, und für eine Weile kannst du dem gespenstischen *Rauschen* deines Herzens lauschen und, wenn du magst (du magst nicht), auf einen Bildschirm schauen und das geisterhafte *Rauschen* deines Herzens mit den Augen verfolgen.

Eine undichte Herzklappe, bestimmt. Ein gebrochenes Herz.

Du liegst, atmest und hältst, atmest und hältst, denn es gibt eine Lücke zwischen Atmen und Nichtatmen, eine

Zäsur. Du liegst still, hellwach und lebendig. *Die oberste Pflicht der guten Witwe ist es, am Leben zu bleiben.*

Mit der Zeit hörst du unter und zusätzlich zu dem *Rauschen* deines Herzens ein tieferes, mühsameres, schmerzhafteres *Rauschen*. Ein heiseres, mühsames Atmen.

Ein vertrautes Atmen. Furchterregend, dieses Atmen.

Hörst es und sagst dir: *Nein. Ist es nicht.*

Denn du hast ihn gehalten, als er starb. Als er ins Nichtatmen verfiel und starb. Hast ihn gehalten, bist mit ihm gestorben und lebst doch weiter, dein Leben ist ein Fluch wie ein endlos blendendes grelles Licht, wie Augen ohne Lider, verdammt zum Blindsehen.

Inzwischen, Wochen nach dem Tod deines Mannes und Wochen nach der Einäscherung seiner sterblichen Überreste im Krematorium der Kapelle zum Wohlklang, bist du willens einzuräumen, dass Gerard nicht mehr lebt. Sagst dir aber – noch – nicht: *Mein Mann ist gestorben*. Sagst nicht: *Mein Mann ist tot*. Bist aber in der Lage zu sagen: *Mein Mann lebt nicht mehr.*

Das Atmen wird immer lauter. Anfangs scheint es von unter dem Untersuchungstisch zu kommen, aber jetzt kommt es anscheinend von woandersher. Aus einer Lüftungsöffnung in der Wand? Aus dem Echokardiogramm-Bildschirm? Von einem von der Luft bewegten Ligaturfaden?

Ein Schnaufen, dumpf, gepresst. Ein Ringen nach Luft, ein Würgen, schrecklich anzuhören. Als bedeutete Atmen atmen wider Willen, wider Wollen. Als wäre Atmen als solches eine Tortur. Als wäre der *Atem* eine Tortur wie Nägel, die in Fleisch gehämmert werden. Als wäre das, was man *einatmet*, nicht bloß Luft.

Armer Gerard! – eine Art zähflüssige Substanz, ein flüssiges, faulig-grünes Gas in die Nasenlöcher, die Lunge einatmen zu müssen.

Gerard kämpft, leidet. Du erträgst sein Leiden nicht.

Nicht unser eigenes Leiden, sondern das Leiden anderer zerstört uns. Nicht unseren eigenen Tod fürchten wir, sondern den Tod anderer, die wir nicht überleben wollen.

»Nein. Aufhören.«

Du setzt dich auf, plötzlich. Mitten in der Untersuchung erträgst du keine Berührungen mehr. Erträgst es nicht mehr, deinem Herzschlag und dem Atemringen, das inzwischen das Zimmer erfüllt, zu lauschen.

Stößt das Gerät weg, das die verblüffte Schwester in der Hand hält. Zerrst mit den Fingernägeln an den Elektroden, schleuderst sie weg.

Weinst lautlos. Dein Gesicht jetzt zerknittert wie eine Maske aus Pappmaché.

Alle Worte, mit denen die Schwester dich beruhigen will, ignorier sie.

Dr. W__ ist herbeigerufen worden, aber bis er das Zimmer betritt, hast du dir schon aufs Geratewohl das Papierhemd heruntergezogen, deine Kleider übergeworfen und willst gerade gehen.

Exit, denkst du. *Exit*, *existieren*.

Bist nicht schnell genug, um zu entkommen. Keuchst, schwitzt in Dr. W__s Sprechzimmer, obwohl die Luft eisig ist.

Wie in der Leichenhalle des Krankenhauses, in die dein Mann gebracht wurde. Wo seine *sterblichen Überreste* sich befanden, bevor sie zum Bestattungsinstitut und Krematorium der Kapelle zum Wohlklang überführt wurden.

Dr. W__ ist Asiate, in jenem geheimnisvollen Alter zwischen neunundzwanzig und neunundvierzig. Seine Haut faltenfrei, die Augen sehr dunkel. Er lächelt dich mit einem Ausdruck mitfühlenden Unverständnisses an, während du ihm mühsam zu erklären versuchst, warum du das Echokardiogramm unbedingt verfrüht abbrechen willst.

»Ich – ich glaube nicht – dass ich hier sein sollte«, stammelst du töricht. »Ich glaube – ich sollte eigentlich anderswo sein …«

»Ach ja? Und zwar – wo?«

»Bei meinem Mann Gerard.«

»Und Ihr Mann ist –?«

»Mein Mann ist nicht in Santa Tierra.«

»Sondern – wo?«

»Er könnte in Santra Tierra sein, aber ich weiß nicht, wo.«

Dr. W__ betrachtet dich mit forschendem Blick. Wie einer, der fremde Schriftzeichen zu entziffern versucht.

»Er will mich bei sich haben. Ich – ich gehe bald zu ihm.«

»Aber hat das nicht Zeit bis nach der Untersuchung, Mrs. McManus?«

Das ist eine so vernünftige Frage, vorgetragen in einer vor lauter Sorge um dich gedämpften Stimme, dass du nur im Flüsterton wiederholen kannst: »Aber ich möchte auch bei ihm sein. Ich – ich sollte dort sein, jetzt.«

Krank vor Schuld. Scham.

Die oberste Pflicht der Witwe ist es, sich ihrem Mann anzuschließen.

Wir sind auf der Welt, um einander die Einsamkeit zu lindern.

Nirgendwo so einsam wie im Tod.

Dein Kopf wird leichter, ein Ballon mit Helium steigt auf. Diese Tortur ist bald vorüber!

»Mrs. McManus, haben Sie Familie? Eigene Angehörige? Ein Elternteil oder Eltern, an die Sie sich wenden könnten?«

Familie. Eltern. Dein Kopf ist schlagartig leer.

Am fernen Ende des Abgrunds deine liebevollen Eltern, noch nicht sehr alt, wenn auch knapp davor, an die du dich aber nicht wenden kannst, weil ein Infizierter sich nicht an die Lebenden wenden kann.

»N-Nein. Ich glaube nicht. Ich meine – wir stehen uns nicht so nahe. Möchte sie nicht beunruhigen. Kann sie nicht mit dem – dem, was passiert ist – mit meiner Trauer – belasten …«

»Freunde vielleicht? Zu Hause?«

Schüttelst den Kopf. *Freunde. Zu Hause.*

Am fernen Ende des Abgrunds, für dich so wenig von Bedeutung wie Fremde.

»Ich gehöre *hierhin. Dort* gibt es nichts für mich. Ich warte nur noch ab, wo – genau – ich hingehen soll.«

Was immer Dr. W__ diesen Worten – du hast ja nur ruhig Tatsachen festgestellt – entnimmt, er runzelt die Stirn und fühlt sich genötigt, eine Entscheidung für dich zu treffen:

veranlasst, dass du in die Notaufnahme des an dieses Gebäude angrenzenden Krankenhauses eingeliefert wirst.

»Sie werden im Rollstuhl hingebracht, Mrs. McManus. Sie sind in einem erregbaren Zustand, Ihre Sicherheit ist gefährdet.«

Du betrachtest Dr. W__ kalt. Gerard wäre beeindruckt von der Gelassenheit, Hochmütigkeit, mit der du es ablehnst, in die Notaufnahme eingeliefert zu werden.

Lehnst sehr entschieden ab, gibst nicht dein Einverständnis, niemals wirst du dich einverstanden erklären, in dieses oder irgendein anderes Krankenhaus eingeliefert zu werden, wirst keine Papiere unterzeichnen, und wenn irgendjemand dich einsperren will, wirst du klagen.

Verlässt jetzt dieses abscheuliche Krankenhaus. Sie können dich nicht festhalten.

Einen Menschen gegen seinen Willen einzusperren verstößt gegen das Gesetz! Du kennst deine Rechte als Bürgerin.

Dr. W__ will dir »gut zureden«. Aber du hast das Interesse an ihm verloren.

Bist durchaus in der Lage, aufrecht zu stehen. Bist zwar unsicher auf den Füßen, kannst aber gehen, deine Beine bewegen sich mit der Leichtigkeit schwerelos hin und her schwingender Marionettenbeine. Die Koordination deiner Gliedmaßen funktioniert einwandfrei! Du machst dich so groß, richtest dich so auf, wie Gerards New-Mexico-Reiseführer es dem Wanderer empfiehlt, wenn er auf einen Puma stößt. Außerdem soll man, um ihn zu verscheuchen, aggressive Laute von sich geben.

Auf keinen Fall vor einem Puma davonrennen, wird geraten.

Du und Gerard, ihr hieltet das für komisch. Sehr komisch. Habt gemeinsam darüber gelacht, belustigt.

Auf keinen Fall. Rennen.

Ruhig aus Dr. W__s Sprechzimmer hinausgehen, ohne zu rennen.

Deiner Erinnerung nach hast du dieses Labyrinth aus (fensterlosen, glimmend beleuchteten) Korridoren nie zuvor gesehen. Und weißt trotzdem, dass bald ein Fahrstuhl kommt … Wenn du in Bewegung bleibst, die Rufe in deinem Rücken ignorierst – *Mrs. McManus?* – *Michaela?* –, bist du in ein, zwei Minuten draußen im Sonnenlicht.

Geh, lauf ins Sonnenlicht. Lauf, lauf! Sieh nie zurück.

Auf dem Parkplatz keine Ahnung, wo du das Auto geparkt hast oder ob du überhaupt eins hast oder, wenn du ein (Miet-)Auto hast, welches es ist, hoffst oder willst glauben, dass du dich erinnern wirst, wenn dein gieriger Blick darauf fällt.

Michaela, zu viel für dich! Komm jetzt zu mir.

Es gibt einen Ort für dich, Liebling. Bei mir.

51

»Bring mich heim«

Hier ist der Schlüssel, Michaela. Hol den Wagen, ich komme vors Krankenhaus.

Gerard tastet in einer Tasche nach dem Zündschlüssel. Tastet im Krankenhaushemd nach einer Tasche, aber es hat keine Tasche, und da ist auch kein Schlüssel, nur dass Gerard doch einen Schlüssel gefunden hat, den er dir in die Hand drückt, und du nimmst ihn ihm ab, schluchzend vor Erleichterung, dass euer Leben sich in diesem Moment grundlegend geändert hat.

Kein Schlüssel zwar, der dir bekannt vorkommt, aber du umklammerst ihn mit den Fingern, als klammertest du dich an das Leben selbst, und als Nächstes findest du dich draußen in der dünnen, kühler werdenden Luft wieder, es dämmert, Scheinwerfer leuchten, du siehst dich die Betonstufen im an das Krebszentrum angrenzenden Parkhaus hinaufsteigen, keuchend vor Aufregung und Hoffnung, Gerards Worte im Ohr: *Hol den Wagen!*

In den vergangenen Monaten hast du oft in Parkhäusern nach einem Wagen gesucht, aber jetzt, glaubst du, zum ersten Mal mit einem Zündschlüssel in der Hand, was (denkst du) beweist, dass da ein Wagen steht, auch wenn du unsicher bist, welcher in den scheinbar endlosen Reihen dein und Gerards Wagen ist …

Du erkennst das Fahrzeug, wenn du es siehst. Wenn du die Zentralverriegelung betätigst, gehen die Scheinwerfer an.

Schlau denkst du: Ein Nummernschild aus Massachusetts wird zwischen lauter New-Mexico-Nummernschildern leicht zu erkennen sein.

Doch dann fällt dir ein: Der von Gerard gemietete Wagen hat Nummernschilder aus New Mexico. Nicht aus Massachusetts.

Suchst danach, kurzatmig, ängstlich. Es ist wichtig, in Bewegung zu bleiben, damit der Schraubstock um deine Brust sich nicht zuziehen und dir langsam die Luft abschnüren kann.

Aber dass Gerard auf dich wartet, versetzt dich in große Unruhe. Er wird schon ungeduldig sein, du darfst ihn nicht enttäuschen.

Liebe, das ist immer Verrat. Denn die Liebe ist nicht stark genug, um Extrembedingungen standzuhalten.

Doch dann hast du zu deiner eigenen Überraschung und Erleichterung den Wagen gefunden – die Lichter haben aufgeleuchtet, der Wagen ist angesprungen.

Fährst ihn aus dem Parkhaus. Vorsichtig, denn die Fahrbahn ist schmal. An seltsamen Stellen stehen Pfosten. Aller Vorsicht zum Trotz bist du mit der Beifahrerseite an einen Pfosten geschrammt, weil du durch den Seitenspiegel nicht viel siehst.

Sagst dir: *Der Spiegel ist die Vergangenheit. Die Vergangenheit ist verloren.*

Sagst dir: *Du kannst da nicht hin! Es geht nicht.*

Schaffst es irgendwie, die vielen Ebenen des Parkhauses hinunterzufahren, schaffst es hinauszufahren, musst nach rechts abbiegen, ums Karree fahren, und die sind hier groß; frustrierende Minuten vergehen, bis du die Vorderseite des Krankenhauses erreicht hast, wo Gerard auf dich gewartet hat, und dann siehst du, er ist nicht da, du siehst einen Fremden nach dem anderen aus der stockenden automatischen Drehtür treten, die verschwommenen Gesichter von Fremden, aber nicht Gerard; Angst steigt in dir auf, was nun? Dein Mann ist nicht da …

Dann ein lautes Klopfgeräusch auf der Windschutzscheibe.

Wendest dich um und siehst nun Gerard auf der Fahrerseite dicht neben dem Wagen stehen. Aber es ist nicht der Gerard, den du erwartet hast.

Das in der Regel so sorgfältig gebürstete Haar deines Mannes ist zerzaust, stellenweise scheint die Kopfhaut durch. Er steckt in einem fleckigen Krankenhaushemd, das ihm kaum bis zum Knie reicht, und ist barfuß. Seine Wangen hager, er hat Gewicht verloren. Seine Augen sind blutunterlaufen und starren dich an. Schrecklich, wie böse dein Mann auf dich ist, wie enttäuscht. Denn du hast anscheinend sehr lange gebraucht, um den Wagen vors Krankenhaus zu fahren.

Erschrocken bemerkst du, dass Gerard einen Infusionsständer neben sich herzieht, dessen Schläuche in seinen

einen blau verfärbten Arm Dilaudid und in den anderen blau verfärbten Arm eine Kochsalzlösung leiten. Und nun schlägt er auch noch wütend mit der Faust auf die Windschutzscheibe.

Lass mich rein! Lass mich rein! Bring mich heim!

52

Die Einsame

So einsam. Einsam, Sehnsucht nach Berührung.

Einsam, Sehnsucht danach, gehalten, beschützt zu werden. Beim Namen genannt zu werden.

So einsam, hab mich mit dem Tod verabredet.

Ich vermute, es ist Ihnen im Schlaf ins Ohr gekrochen.

Fieber, Entzündung, Jucken – dürfte ein bakterieller Infekt sein.

So weit fortgeschritten, dicht am Gehirn, drohende Gefahr einer Gehirnentzündung.

Warum gehen Sie erst jetzt zum Arzt?

Wo haben Sie die vielen Wochen gesteckt?

53

Offenbarung in Gestalt einer Taube

Der Nachmittag der letzten Unterrichtsstunde deines Seminars in Albuquerque.

Die Neuigkeit trifft dich aus heiterem Himmel, bevor du dich schützen kannst.

In Gestalt eines weiß gefiederten Vogels, der vom Himmel fällt, dein Gesicht trifft, bevor du dich schützen kannst: *Letitia Tanik ist gestorben.*

Reue überkommt dich. Das schlechte Gewissen.

Möchtest mehr wissen, aber es ist niemand da, den du fragen könntest.

Letitia Tanik ist gestorben.

Aber wie, warum? Du hast keine Ahnung.

Die Nachricht ist lapidar und mysteriös wie ein Rätsel. Du begreifst, du sollst es lösen, doch du bist außerstande, bist krank vor Schuldgefühlen, ekelhaften Schuldgefühlen, hast nun nicht nur Gerard im Stich gelassen, sondern auch die junge Frau, die du mittlerweile fast vergessen hattest.

Wachst auf, hustest, würgst. Das Gesicht nass von Tränen.

Denkst daran, wie Letitia dich in deinem Wagen umarmt, ihr warmes Gesicht an deinen Hals gedrückt hat. *Danke, Frau Professor!* Schon lange hat dich niemand mehr so innig und herzlich berührt.

Liegst im Bett, benommen vor Reue. Denn bestimmt – möglicherweise – ist Letitia gestorben. Sehr gut vorstellbar, dass sie Selbstmord begangen hat.

Du wusstest nicht, wie du mit ihr sprechen solltest, warst zu unsicher. Wusstest nicht, wie du die verstörte junge Frau dazu bringen konntest, sich selbst zu retten.

Seit du sie zur Notfalleinrichtung gebracht hast, hast du nichts mehr von ihr gehört. War sie nie mehr zum Unterricht erschienen. Hat deine Mails nicht beantwortet. Du hattest beschlossen, den Vorfall nicht zu melden, weil du es Letitia versprochen hattest.

Und so versuchst du dich nun in deinem Bett zum Aufstehen aufzuraffen, was tagtäglich die größte Anstrengung ist, so als wälzte Sisyphus nicht einen Felsblock den Berg hinauf, sondern sich selbst.

Vergib mir, Letitia! Auch dich habe ich im Stich gelassen.

54

»Danke, dass Sie mein Leben verändert haben«

Du fährst zur letzten Unterrichtsstunde deines Kurses in Albuquerque.

Endlich! – Semesterende. Nach dem du New Mexico für immer wirst verlassen können.

Nach dem du für immer von New Mexico befreit sein wirst.

Fährst daher auf der I-25 tunlichst auf der richtigen Spur. Hältst dich exakt ans Tempolimit.

Denn der (gespenstische) Zug am Lenkrad ist immer noch da. Ein Zug der Schwerkraft nach links.

Michaela, sei nicht so streng mit dir! Komm jetzt zu mir.

Es gibt einen Ort für dich, Liebling. Bei mir.

Auf der Fahrt von Santa Tierra nach Albuquerque quälst du dich mit der Frage, wie du Letitia Tanik auf annehmbare Weise hättest helfen können. Hättest du es nicht aus Dummheit, Feigheit versäumt. Denn Schüchternheit ist eine Form von Feigheit. Sich nicht einmischen wollen.

Nicht den Ärger der jungen Frau erregen wollen.

Nicht einräumen wollen, dass es Dinge gibt, die wir nicht

ändern können, weil es Menschen gibt, denen wir nicht helfen können.

In dir schrillt der Vorwurf: *Letitia Tanik ist gestorben.*

Das ontologische Mysterium des Todes: Die Toten verschwinden und kehren nicht wieder zurück außer in Träumen. Sie haben uns verlassen, und wir können sie nicht sehen, nicht mit ihnen sprechen, sie nicht berühren, nicht für sie atmen. Sosehr wir uns auch nach ihnen sehnen.

Steuerst dein Fahrzeug die I-25 entlang, den Blick starr geradeaus gerichtet. Auch wenn dir Tränen aus den Augen quellen und das Lenkrad weiter nach links zieht, schau geradeaus.

»Frau Professor!« – eine vertraute Stimme, als du gerade zum letzten Mal in das verputzte Seminargebäude treten willst.

Auf dem Gehweg läuft dir eine junge Frau entgegen, lächelt zögernd. Du kannst ihre Augen nicht sehen – eine extrem große Sonnenbrille mit sehr dunklen Gläsern und weißem Plastikgestell verdeckt das halbe Gesicht. Sie trägt ein langärmliges Shirt aus einem dünnen, durchsichtigen, aprikotfarbenen Material, unter dem ein BH zu erahnen ist, weiße, eng an ihren beachtlichen Oberschenkeln anliegende Cord-Shorts, vorn offene Sandalen. Von ihren Ohrläppchen baumeln glitzernde Kreolen, der Mund glänzt rot und glatt wie auf einem Plakat. Die Fingernägel sind leuchtend rot lackiert, wie die Fußnägel. Das Haar ist dunkelbraun, glänzend dunkelbraun, sehr kurz geschnitten, im Punkstil, der Nacken ausrasiert.

Du schaust, ohne zu begreifen. Erkennst dann – Letitia Tanik!

Nicht tot, wie du erst letzte Nacht geträumt hast, sondern quicklebendig und wie ein gescholtenes Kind vor dir stehend.

Bist völlig verblüfft, erleichtert.

»Letitia! Sie sind's …!«

Letitia lacht verlegen. Sicher ist sie erfreut, vielleicht geschmeichelt, dass du ihren Namen noch kennst und ihr Anblick dich (deiner Miene nach) tief bewegt.

»Frau Professor, ich hatte gehofft, Sie vor dem Seminar zu erwischen. Seit einer Weile das erste Mal, dass ich wieder auf dem Campus bin, aber – ich wollte Sie gern sprechen …«

Mit einem Wortschwall, der auswendig gelernt und dennoch aufrichtig klingt, entschuldigt Letitia sich dafür, nicht mehr zum Kurs gekommen zu sein und deine Mails nicht beantwortet zu haben. Sie beharrt darauf, dass der Kurs für sie sehr wichtig war. Dass *du* sehr wichtig für sie bist.

Entschuldigungen seien nicht nötig, erwiderst du. Bist so erleichtert, dass deine Studentin am Leben ist, dass du die ganze Zeit dümmlich lächelst.

Die Universität hat ihr Genesungsurlaub gegeben, erklärt Letitia. Sie hat ihren Hausarzt in Las Cruces davon überzeugen können, dass sie zusammengebrochen ist, so was wie das Pfeiffersche Drüsenfieber hatte, ist zu ihren Eltern zurückgezogen, wo sie viel geschlafen und ihre Mutter sie versorgt hat. Was das ist, »Pfeiffersches Drüsenfieber«, bekomme man am Computer selbst heraus, und da man sich beim »Studentenfieber« in erster Linie ausruhen soll, habe das ganz gut gepasst. – »Falls sie geahnt haben, meine Mutter vielleicht oder meine Schwestern, was wirklich mit mir los war, haben sie nichts gesagt. Nicht ins Gesicht jedenfalls.« Letitia lacht, wischt sich die Augen.

Du fragst Letitia, ob ihr Arzt in Las Cruces sie untersucht hat. Ein Blutbild gemacht hat. Aber sie tut deine Fragen achselzuckend ab.

Sagst ihr, sie sehe jetzt viel, viel besser aus. Es gehe ihr offenbar ja auch besser …

Ja. Viel besser. *Stimmt.*

Pflichtschuldig erzählt Letitia dir, sie habe sich bemüht, mit mehreren anderen im Kurs in Kontakt zu bleiben: Hat sich »richtig schlecht« gefühlt, dass sie sie enttäuscht hat und auch dich; an einem Kurs teilzunehmen bedeutet ja, die anderen in ihrer Arbeit zu unterstützen, aber diese »richtig beschissene Zeit« in ihrem Leben hat ihr so viel kaputtgemacht und Menschen verletzt, sie hat zum Beispiel Freunde verloren, weil sie sich nicht mit ihnen treffen oder wenigstens reden konnte, weil sie ihre Fragen nicht beantworten wollte und sie merkten, dass sie sich komisch benahm.

Du sagst Letitia, sie brauche sich nicht zu entschuldigen. Natürlich hast du Verständnis.

Verlegen teilt Letitia dir mit, dass sie auch heute Nachmittag nicht am Kurs teilnehmen kann. Jemand wartet auf sie, es geht einfach nicht.

Jemand wartet, geht einfach nicht – sie zeigt unbestimmt in Richtung Parkplatz.

Du möchtest lachen. *Natürlich* verpasst Letitia die letzte Unterrichtsstunde, auch wenn sie darauf beharrt, wie toll sie den Kurs fand, wie viel sie von dir gelernt hat und wie dankbar sie ist …

Als du Letitia fragst, was seit eurer letzten Begegnung passiert ist, zuckt sie ausweichend mit den Schultern.

»Na ja – so manches. ’ne Menge.«

»Was heißt das, Letitia? ’ne Menge?«

Letitia lacht noch einmal, wird rot. Sie will ihrer Professorin offensichtlich nicht erzählen, worüber sie so schrill lacht.

»Aber – Sie haben Genesungsurlaub? Bis zum Herbst?«

»Vielleicht länger. Kommt drauf an.«

»Sie kommen aber zurück? Schmeißen doch hoffentlich nicht ganz hin.«

»Na ja, kommt drauf an.«

Deine ehemalige Studentin will dir auf keinen Fall widersprechen, denn das würde die Unterhaltung in die Länge ziehen, die unbehaglich geworden ist, so als ob ihr euch auf einem schmalen Gehweg begegnet wärt und aneinander vorbeimüsstet, ohne euch zu berühren.

»Aber es geht Ihnen – gut, Letitia?«

»Habe ich Ihnen ja gesagt, Ma’am. Alles okay.« Letitia klingt allmählich gereizt, so als trätest du ihr zu nahe.

Gut. Okay. So etwas wie ein Code. Ihr benutzt beide Codes, seid euch aber beide nicht darüber im Klaren, was eigentlich mitgeteilt wird.

Trotzdem bist du ungemein erleichtert. *Am Leben, am Leben. Letitia Tanik ist am Leben!*

Kaum eine Stunde zuvor war dir übel gewesen vor schlechtem Gewissen. Weil du dachtest, du hättest der jungen Frau vielleicht das Leben retten können, und gescheitert bist, was nach dem Verlust deines Mannes den Rest deines Lebens überschattet hätte.

Dafür musst du noch immer büßen – für diesen Verlust. An diesem langen Tag in Albuquerque wirst du es vermeiden, darüber nachzudenken.

Als Letitia weiterspricht, begreifst du, dass du für sie eine Erwachsene bist – eine Autoritätsperson. Sie hat keine Ahnung, wie unbedeutend du an der Universität oder in der Welt bist. Hält dich allen Ernstes für eine »Professorin« – als Erwachsene verfügst du über Macht. Du hast zwei Memoirs geschrieben, zwei Bücher veröffentlicht. Ein paar Kursteilnehmer haben diese Bücher gelesen, vielleicht auch Letitia, denn zu Beginn des Semesters hat sie sich oft zu Wort gemeldet, sich eifrig beteiligt. Du entsprichst niemandem, den sie kennt, daher ist dir nicht zu trauen, nicht ganz.

Bist gleichzeitig jemand, den man besänftigen muss. Auch jetzt muss sie dich besänftigen, dich verführen. So verhält sie sich Fremden gegenüber.

Du hast gezögert, sie nach ihrem Vergewaltiger zu fragen. *Dem* Vergewaltiger.

Sie hat auf diese Frage gewartet. Was ist eigentlich aus dem Ingenieursstudenten geworden; hat sie ihn je angezeigt oder mit irgendjemandem außer dir über die Vergewaltigung gesprochen? Ist sie wirklich zum Arzt gegangen, gab es eine richtige gynäkologische Untersuchung? Du bezweifelst, dass der Täter angeklagt oder auch nur von Polizeibeamten befragt worden ist. Das spürst du.

Wenigstens wohnt Letitia nicht im selben Haus wie er. (Vermutest du zumindest.)

Aber: Wenn der Trauernebel sich gelichtet hat, siehst du wieder den jungen Mann ohne Hemd träge im dritten Stock am Balkongeländer lehnen, eine Dose Bier in der Hand; und erinnerst dich an eine andere Person, eine junge Frau, die auf dem Balkon einfach so zu ihm tritt oder ihn zur Rede stellt – das konntest du nicht erkennen.

Sie ist zu ihm zurückgekehrt. Zum Vergewaltiger.

Dir wird ganz flau. Ist das denkbar? – Du möchtest es dir nicht vorstellen.

Aber es steht dir nicht zu zu urteilen, denkst du. Nicht zu anzuklagen.

Nach all dem kannst du Letitia so etwas nicht fragen. Auch nicht, weswegen sie deine Mails nicht beantwortet hat.

Willst nicht in sie dringen. Nicht vorwurfsvoll, missbilligend klingen.

Letitia möchte das Thema wechseln. Sie hat in dem Kurs so viel gelernt, behauptet sie. Hat so viel von *dir* gelernt.

»Na ja, Tagebuch schreiben. Das hat mein Leben verändert, echt. Ich mein' – ich wusste, dass es Tagebücher gibt, hatte aber nie selbst eins angefangen. Ich schätze, ich dachte – was lässt man weg? Damit es nicht tausend Seiten werden? So wie – *Anna Karenina*? *Krieg und Frieden*? Als ich angefangen habe, hatte ich Angst, ich könnte nicht mehr aufhören. Die Worte purzelten nur so aus mir raus.

Was mir da passiert ist – wissen Sie –, vielleicht sind es schon tausend Seiten, aber online, kein richtiges Tagebuch, das irgendwer finden könnte. Ich konnte nicht zur Uni kommen, weil ich krank war, ich mein', ich war echt ganz schön krank, an manchen Tagen bin ich kaum aus dem Bett gekommen, war so müde, es war wirklich wie das Pfeiffersche Drüsenfieber. Aber ich hab geschrieben, ich weiß, ich bin zu spät dran für den Kurs, weil, vielleicht geben Sie mir ja ein Unvollständig, das wäre richtig, richtig nett, wenn Sie mir ein Unvollständig geben würden, aber vielleicht, wenn sie okay ist, die Geschichte, die ich geschrieben hab, wenn sie, na ja, vielleicht ein Sehr gut oder Gut – oder ein Befriedigend – verdient, könnten Sie mir ja diese Note geben statt einem Unvollständig? Ginge das? Ich weiß, ich hab Unterricht versäumt – ich weiß. Ich schätze, man kann durch einen Kurs durchfallen, wenn man Unterricht versäumt, zum Beispiel ein wöchentliches Seminar, und jedes Mal, wenn man es versäumt, ist es, als würde man drei Stunden verpassen, richtig? – Ich weiß das. Dafür übernehm ich die Verantwortung. Egal, hier ist« – Letitia gibt dir ein etwa dreißigseitiges Manuskript, du nimmst flüchtig den Titel wahr, »Notfall«. »Ist, na ja, ein Teil von was Längerem. Kein Memoir – mehr eine fiktionale Geschichte. ›Ausgedacht‹ halt.« Letitia lacht überdreht.

Gespenstisch: Blickst du Letitia Tanik an, siehst du in ihren dunklen Brillengläsern nur dein eigenes schemenhaftes Gesicht, *en miniature*.

Fast drei Uhr, dein Kurs beginnt. Mehrere Studenten sind auf dem Gehweg in Richtung Gebäude an dir und

Letitia vorbeigegangen. Sehen euch neugierig an; werden bemerkt haben, dass Letitias glänzendes dunkles Haar keine Neonstreifen mehr hat, sind aber nicht stehen geblieben, haben sie oder dich nicht angesprochen.

Ob sie über ihre Kommilitonin Letitia Bescheid wissen? Hat sie sich jemandem anvertraut? Vermuten sie – irgendetwas?

Aber was ist ihr passiert, weiß sie es eigentlich selbst?

Wie einer Erzählung Bedeutung verleihen. Wenn nicht klar ist, was eigentlich *geschah*, und es auch demjenigen, dem es *geschah*, unklar ist.

Machst dich darauf gefasst, dass Letitia dich umarmt wie damals im Auto, wagst nicht zu atmen, während du darauf wartest, dass sie dich ein weiteres Mal umarmt, aber (du bist nicht enttäuscht: du hast dich gewappnet) sie wendet sich bereits mit verlegenem Murmeln ab: »Danke, dass Sie mein Leben verändert haben, Frau Professor. Okay?«

Zuletzt eine banale Phrase. Ein Winken, ein mattes Lippenstiftlächeln, irgendwo wartet wer auf sie, und sie muss gehen.

* * *

»Niemand!«

Ein überraschender Anblick an diesem letzten Kurstag: Nicht einer deiner Studenten ist erschienen.

Den Seminarraum im Erdgeschoss der Memorial Hall betreten und zu deiner Bestürzung, Enttäuschung, Scham feststellen: niemand da …

Der lange ovale Tisch nimmt einen großen Teil des (leeren) Raums ein. Auf dem Boden eine weggeworfene Papiertüte, aus der ein bekleckerter Pappteller gerutscht ist. Mehrere hohe Fenster mit schmutzigen Scheiben, durch die schwaches trübes Licht einfällt.

Auch wenn niemand da ist und wohl auch niemand kommen wird, betrittst du den Raum, stellst deine Büchertasche auf den Tisch, stehst da und schaust, überlegst, lächelst dümmlich.

Welch eine Närrin du bist! Du bist am falschen Tag hergekommen.

Einen Tag zu spät, der Kurs ist vorbei.

Ein paar Studenten waren da, nicht viele. Sind wieder gegangen.

Du wirst sie nie wiedersehen.

Nein: Es war ein Missverständnis.

Du betrittst den Seminarraum erneut, zu einer anderen Zeit. Die Plexiglasscheibe zwischen dir und den anderen ist verschwunden wie ein Bann, der gelöst wurde.

Und bald wird die Erinnerung an die Plexiglasscheibe dir nur noch wie ein Traum vorkommen. Ein schlechter Traum von vielen.

Du hältst dich (noch) auf den Beinen und bist (noch) am Leben, und der Beweis dafür ist, dass sich, als du den Seminarraum im Erdgeschoss der Memorial Hall betrittst, darin Gestalten befinden – Gesichter –, die um einen langen, ovalen Tisch sitzen und auf *dich* warten.

Anfangs sind die Gesichter Kleckse, Flecke. Du kannst

sie nicht anhand ihrer individuellen Züge identifizieren – *sie haben keine Merkmale.*

Nach und nach »füllen« sich die flachen, glatten Flecke »auf« – werden »vertraut« –, scheinbar wie durch eine reine Willensanstrengung deinerseits; zu deiner Erleichterung fallen dir wie durch Zauberkraft auch ihre Namen wieder ein – *Melanie*, *Zora*, *Trev*, *Frankie*, *Brett*, *Wyn*, *Simon* …

Und, eine weitere Überraschung, die dich verblüfft und dir Tränen in die Augen treibt: Diese lächelnden Fremden haben dir einen großen, zerzausten Strauß mitgebracht: Gänseblümchen, Goldrute, Wiesenkerbel und Malven! Offenbar, um den Abschluss des Kurses zu feiern.

Sie mögen dich – wirklich? Diese Leute? Die fast schüchtern murmeln: *Hi, Michaela!*

(Denn du hast sie ermuntert, dich »Michaela« zu nennen – nicht »Frau Professor« und nicht »Mrs. McManus«.)

Ihr Lächeln flattert dir entgegen wie Schmetterlinge. Du lachst vor Freude, während deine Augen feucht werden. Freust dich ehrlich, dankst diesen aufmerksamen Menschen für die Blumen, die aussehen wie aufs Geratewohl selbst gepflückt, von einem verwilderten Feld geschnappt, als Wildblumen umso kostbarer. Sofort plant dein Kopf: Du nimmst den Strauß zu Gerard ins Krankenhaus mit. Überraschst ihn damit. In der Hoffnung, dass er deine Abwesenheit nicht bemerkt hat und erfreut und verblüfft ist, wenn du hereinkommst, als hättest du das Zimmer gerade erst verlassen. Denn dein Mann kann sich noch immer über Blumen freuen, obwohl die schiere Schönheit von

Blumen (vielleicht) inzwischen schmerzlich ist für seine von der Krankheit gelb verfärbten Augen. Vielleicht ist es abscheulich und grausam, Todkranken schöne Blumen mitzubringen …

Danke, danke! Ach, ich liebe euch …

Ein Gefühlsausbruch, den du unterdrückst. Es geht einfach – nicht.

Aber – das Feiern, das Gratulieren. Als begriffen deine Studenten, dass du sie vor deinem zerbrochenen Ich beschützt hast. Von deiner ansteckenden Verzweiflung, der (niederschmetternden) Tatsache, dass Sprache als Gegenspielerin nichts nutzt, hast du sie ferngehalten und auf diese Weise ermutigt.

Ja. Ich schaffe es wieder. Einmal noch.

Und wenn ich es schaffe, bin ich die Person, die es geschafft hat – dann bin ich diese Frau.

Du fühlst dich wie eine Schwimmerin, die mutig – leichtsinnig – in einen Fluss gesprungen ist, der vom Ufer aus friedlich gewirkt hat, sich aber als reißend herausstellt, zu reißend, um dagegen anzukommen, und der dich hilflos stromabwärts treibt. Du schlägst mit Armen und Beinen um dich, um dem Sog zu entgehen, schaffst es, mit aller Kraft zum fernen Ufer zu schwimmen und an Land zu stolpern, erschöpft und mit brennender Lunge – aber auf den Beinen.

Könnte er es wissen, wäre Gerard stolz auf dich.

Immer hat er deine Arbeit unterstützt: das Schreiben, das Unterrichten.

Die Ehejahre, als dein Mann dich geliebt hat und dein

bester Freund war und (ja) sein Leben für deins hingegeben, gewollt hätte, dass du ihn überlebst.

Vorbei. Musst jetzt weitermachen.

Beweg dich, los!

Für das letzte Kurstreffen hast du Makronen aus einer Bäckerei in Santa Tierra, Clementinen und südamerikanische kernlose rote Weintrauben, »Bio«-Nüsse und Linsenchips, Selterswasser mitgebracht.

Hast Plastikbecher, Pappteller und geblümte Papierservietten gekauft, die fröhlich herumgereicht werden. Überraschung, eine Party! Frankie hat selbst gebackene Cupcakes mit rosa Zuckerguss mitgebracht.

Trev steuert zwei Sixpacks Coors-Bier bei. Zora zwei Sixpacks Coca-Cola light.

Wie albern dir deine Befürchtung, diese Menschen lehnten dich mittlerweile ab, jetzt vorkommt. Denkst daran zurück, dass du meintest, sie durch die Plexiglasscheibe nicht hören zu können und sie dich auch nicht. Letzte Nacht hast du stundenlang wach gelegen aus Sorge, zum letzten Kurstreffen würde niemand erscheinen.

Während des Semesters hast du oft mitbekommen, dass Studenten sich außerhalb des Kurses treffen wollten, um weiter über ihre Texte zu sprechen. Hast Fremde in einer kleinen Gemeinschaft zusammengeführt, die dich, auch wenn der Anstoß von dir kam, ausschließen und überdauern wird.

Sei stolz darauf, Michaela. Versuch's wenigstens.

Deine Mission im Westen endet nun, denkst du. Ein (einzelnes) Flugticket ist gekauft. Kisten wurden gepackt und verschlossen. Das (unbewohnte, leere) Haus in der Monroe Street, Cambridge, wartet auf seine (neuerdings alleinige) Besitzerin.

Die ans Haus angrenzende Garage wartet. Auf das Fahrzeug, das auf Gerards Namen gekauft wurde und jetzt zu deinem Eigentum geworden ist.

Willst dir das Innere der Garage ins Gedächtnis rufen. Wie viel oder wie wenig Luft hereinkommt – eher mehr. Das klappernde Rolltor hat nie mit dem Pflasterboden abgeschlossen – da klafft bestimmt ein Spalt von drei, vier Zentimetern.

Kannst New Mexico aber nicht verlassen, ohne zu den Sehenswürdigkeiten gepilgert zu sein, die in Gerards *Lonely-Planet*-Reiseführer über New Mexico angekreuzt sind. Es sind nicht nur Sehenswürdigkeiten, sondern (vielleicht) Orte der Verbindung zur *anderen Welt* – wo die Grenze zwischen den Welten dünn ist. Von der einen in die andere Welt hinüberzuwechseln kostet keine übermenschliche Anstrengung. Ist nicht »unnatürlich«. Wenn du den Mut aufbringst, wirst du womöglich Gerards Geist gegenübertreten und ihn auftragsgemäß in die *andere Welt* begleiten.

In aller Ruhe stellst du solche Überlegungen an, während du deinen Kurs gleichzeitig mit mehr Geistesgegenwart als sonst leitest. Denn solche Überlegungen sind tröstlich.

Denn selbst Angst tröstet dich, wenn sie charakteristisch für dich ist.

Simon Khraw, einer der drei Männer im Kurs, hat laut eigener Aussage schon über dreihundert Seiten eines Memoirs über seine Kindheit und Jugend mit dem Titel *Leben im Werden* niedergeschrieben. An diesem Nachmittag legt er das dritte Kapitel vor, die Fortsetzung der Schilderung einer Lungenkrankheit (Bronchiolitis), an der er als Kind eines dysfunktionalen Arbeiterhaushalts in Albuquerque litt, erzählt in einem trockenen, komischen Stil.

Mit angespannter, zittriger Stimme liest er einen Abschnitt darüber vor, wie er mit zehn Jahren mehrere Male fast gestorben wäre, schnell in die Notaufnahme des Allgemeinkrankenhauses von Albuquerque eingeliefert, sogar intubiert werden musste, was dazu führte, dass seine Eltern ihm mehr und mehr grollten, ihn achtlos behandelten und sogar beschimpften. Erinnert sich, dass seine Mutter sich über ihn als gerade einmal Neunjährigen einer Verwandten gegenüber beklagte. »Mom sagte, klar, ich liebe Simon, aber ich würde lügen, wenn ich nicht zugeben würde, dass wir alle erleichtert wären, wenn er einfach – versterben würde.« Simon lacht schrill, presst sich die Faust vor den Mund.

Es ist eine schockierende Mitteilung. Niemand mag Simon ansehen. Da du neben ihm sitzt, streckst du – instinktiv – deine Hand nach ihm aus und legst sie leicht auf seine zitternde Hand.

Simon schreckt ein wenig zusammen. Eigentlich würde er seine Hand gern wegziehen, doch er widersteht dem Impuls.

Gequältes Schweigen. Obwohl es auch früher im Kurs schon schmerzliche Enthüllungen gegeben hat, hast du deiner Erinnerung nach nie jemanden berührt. (Letitia Tanik war eine Ausnahme, aber du hast sie auch nicht im Seminar, vor Zeugen berührt.)

Der Moment ist dann gleich vorbei. Die Diskussion beginnt, als wäre nichts Ungewöhnliches geschehen.

Aber was hast du getan, Michaela? Warum?

Hast oft bemerkt, dass Simon den Blick von dir abwendet, sogar wenn du ihn im Kurs direkt ansprichst. Er murmelt dann knapp *Ja, stimmt. Okay. Danke!* und tippt mit starrer Miene, teilnahmslos etwas in seinen Laptop.

Andere Male spürst du, wie seine glasgrünen Augen dich von der Seite ansehen, wenn er glaubt, du bemerkst es nicht.

Wie alt ist Simon Khraw? Schwer zu sagen.

Jungenhafte Züge, in ein gezeichnetes mittelaltes Gesicht gezwängt.

Jugend, Eifer, Hoffnung, in Ablehnung, Resignation, Groll gepresst.

Simon erscheint zum Unterricht stets in einem kurzärmligen weißen Baumwollhemd und weit sitzenden Chino-Shorts. Am Handgelenk eine teuer wirkende Digitaluhr mit schwarzem leerem Zifferblatt, das der Träger berühren muss, damit es ihm quasi heimlich die Zeit verrät.

Seine Haut wirkt seltsam faltenlos, zugleich trocken wie Pergament. Die Augen lebendig, aufmerksam, argwöhnisch wie die eines hyperaktiven Kinds, leicht hervortretend. Mit dem dicht gelockten, sandfarbenen Haar sieht er wie eine Schaufensterpuppe aus: künstlich, etepetete. Bei näherem Hinsehen bemerkst du, dass sein Haaransatz zurückweicht, dass seine knochigen Hände zittern, vielleicht vor Angst oder Eifer oder Ungeduld. In seiner linken Wange hat er anscheinend einen starren Nerv, was die Ausdrucksfähigkeit dieser Gesichtshälfte einschränkt, und an seinem hageren Körper nimmst du eine angestaute Kraft wahr – oder meinst, sie wahrzunehmen –, die es nach Entladung verlangt.

Passagen des Memoirs handeln von Informatikkursen am Cal Tec, aber ohne Jahres- und Altersangaben. Simon ist sicher nicht mehr *jung*.

Krankheit hat ihn vor der Zeit altern lassen. Krankheit und die Angst vor Krankheit.

Simon gehört zu den besseren Schreibern im Kurs, beteiligt sich aber nicht. Fehlte er, würde ihn vermutlich niemand vermissen. (*Du* würdest ihn nicht vermissen, nicht so, wie du deine gesprächigeren, extravertierteren Studenten vermissen würdest, die dich gelegentlich Michaela nennen und dir zulächeln.) Aus Schüchternheit oder Überspanntheit spricht Simon selten, und wenn, dann in knappen, elliptischen Sätzen, so als dächte er laut. Vielleicht – wahrscheinlich – hält er sich mit seinem Cal-Tec-Abschluss für seinen Kommilitonen überlegen, die überwiegend keinen Collegeabschluss haben; oder er ist als unsicherer Mann in der Gegenwart attraktiver junger Frauen, die ihn nicht wahrnehmen, gehemmt.

Arrogant/unsicher. Stur/verschlossen.

Die anderen respektieren Simon, auch wenn sie in seinem Beisein nicht besonders herzlich sind. Wenn über seinen Text diskutiert wird, ist er höflich-steif und tippt verkrampft in seinen Laptop, wehrt Lob ab, so als könnte er ihm nicht trauen; er lächelt nur selten. Bedankt sich aber bei jedem dafür, seinen Text gelesen zu haben und kritische Anmerkungen dazu zu machen; versäumt es nie, dir am Ende des Unterrichts zu danken; hat dir mit so etwas wie schüchterner Aggressivität die Hand geschüttelt – »Danke, Mrs. McManus.« (Hat dich im Gegensatz zu den anderen nie »Michaela« genannt.)

Ein Händedruck, ein Fremder. Ein leichter Schauder durchfährt dich, ist gleich wieder verflogen.

Du hast beobachtet, wie Simon langsam und bedächtig mit einem Stock zum Seminar lief und jüngere, flinkere Studenten ihn teilnahmslos überholten.

Er hat in keiner einzigen Stunde gefehlt.

Hast bemerkt, wie er dich von der Seite ansah.

Bildet er sich ein, dass ihr in einer inneren Beziehung zueinander steht? Bildet er sich ein, in dich verliebt zu sein?

Ausgeschlossen! Er hat doch keine Ahnung, wer du bist!

Bis zum Ende dieses letzten Kurstreffens sind zwei weitere Kapitel seines Memoirs vorgestellt und detailliert diskutiert worden, wohlwollend, aber hart. Die Partyspeisen und -getränke sind fast alle verzehrt. Die Atmosphäre ist immer noch festlich, aus dem Ballon ist kaum Luft entwichen.

Nach drei Stunden intensiver Diskussion bist du erschöpft, aber auch beschwingt, belebt. Hier ist etwas Bedeutsames geleistet worden. Deine Gedanken sind nicht abgeschweift wie sonst manchmal. Merkst, dass du dich in diesen drei Stunden so stark auf den Unterricht konzentriert hast, dass Leid, Kummer, Angst verschwunden waren.

Hast nicht ein einziges Mal an Gerard gedacht.

Ist es Trost oder Selbstquälerei?, wenn du durchspielst, was du Gerard über deine letzte Unterrichtsstunde erzählen wirst/würdest, die dir so viel bedeutet hat. So wie schon verschmutzte Luft jemandem, der verzweifelt zu atmen versucht, viel bedeuten würde.

Wie du ihm davon erzählen wirst. Fröhlich berichten, was es Neues gibt, ein Gespräch unter Eheleuten. Denn wenn du es deinem Mann nicht erzählst, wird dein Leben dem Vergessen anheimfallen.

Willst nicht prahlen, aber doch hoffnungsvoll erzählen, dass deine Memoir-Studenten Geschenke für dich mitgebracht haben, du warst überrascht.

Nicht nur die Vase mit Blumen, auch Karten, stapelweise, und einen kunstvoll verpackten Gegenstand, bis zum Ende des Unterrichts unter dem Tisch verborgen – seltsam geformt, groß wie eine Wassermelone und oben mit einer Ausstülpung, eingewickelt in Silberpapier, das beim Auspacken knistert.

Was ist das denn? – du machst große Augen, zu verblüfft, um zu lächeln.

Pueblo-indianisch, erklärt man dir.

Aus dem Reservat in Cases Grandes, das für seine Künstler berühmt ist …

Es ist ein (lebensgroßer) Hirschkopf, sinnreich aus unzähligen abgenutzten Lederstreifen gefertigt, von Heftklammern zusammengehalten, die wie kleine, glänzende Samenkörner aussehen. Die Augen aus trübem Glas, das ramponierte, ausgeblichene Geweih wohl »authentisch«.

Hörst dich den Studenten mit heller, anerkennender Stimme danken. Hörst dich die originelle und kunstfertige Skulptur bewundern. Dir versagt die Stimme, du schluckst schwer, um nicht zu würgen.

»Ein Andenken an New Mexico. Für zu Hause, Michaela.«

»Ein paar von uns sind letztes Wochenende nach Cases Grandes gefahren …«

Stammelst: vielen Dank. Oh, aufrichtigen Dank!

In deinen Fingerspitzen kribbelt es. Du senkst den Blick und bemerkst erschrocken, dass die winzigen glitzernden Samenkörner in dem ledernen Hirschkopf in Wirklichkeit Zecken sind – lebende Zecken. Von deiner Körperwärme aufgeweckt, sind dir ein paar auf die Hand gekrabbelt.

Willst die winzigen Insekten, nicht größer als Milben, unbemerkt abschütteln. Deine Studenten sollen es nicht sehen – du willst sie nicht in Verlegenheit bringen oder enttäuschen, auch wenn ein anderer Teil deines Verstands denkt, dass Zecken sich nicht in feuchten, verborgenen Körperteilen einnisten dürfen – Achselhöhlen, Genitalien, Innenohr. Im Nacken unter dickem, feuchtem Haar.

Die Karten öffnest du jetzt, bevor die Studenten gehen. Bist berührt von mehreren handgemachten Exemplaren in leuchtenden Primärfarben, fröhlich, herzlich – *Liebe Michaela, danke, dass Sie mein Leben verändert haben!* – die Worte verschwimmen vor deinen Augen wie Tränen.

Dann wird rasch der ovale Tisch abgeräumt, abgewischt. Es sind Erwachsene, die hinter sich aufräumen; einige sind Mütter, gewohnt, hinter allen herzuräumen. Pappteller, Plastikbecher, Servietten und Reste, leere Coors- und Cola-light-Dosen werden fröhlich in den Müll geworfen. Letzte Abschiedsworte, Handschläge und Umarmungen. Die Studentinnen umarmen dich – »Danke, Michaela!« Du bist wie geblendet von der Vision einer glorreichen Michaela, die das Leben anderer verändert hat, während ihr eigenes gerade wie ein angestochener Ballon kollabiert.

Halten Sie mich auf dem Laufenden, sagst du.

Und: *Sie werden mir fehlen. Schicken Sie mir neue Texte.*

Bald sind alle weg. Simon Khraw ist wohl als Erster gegangen, vielleicht sogar, bevor du den ledernen Hirschkopf ausgepackt hast. Seine Gleichgültigkeit lässt vermuten, dass *er* an diesem Unsinn nicht beteiligt war.

Auch eine Karte hat er dir nicht mitgebracht. Gut, denkst du.

Simon ist der Teilnehmer mit dem vielversprechendsten Text und zugleich der, von dem du in Zukunft nichts mehr zu hören hoffst.

Schaffst es, den Hirschkopf mit dem knisternden Silberpapier zu bedecken, erträgst den Anblick des hässlichen Dings nicht. Sobald der Korridor vor dem Seminarraum vollkommen leer ist, wirst du ihn auf einer Toilette in den Abfall werfen.

(Aber – wimmeln die Zecken darauf herum? Etwas krabbelt schnell deinen Arm hinauf. In der Achselhöhe kribbelt es.)

(In deinem linken Innenohr kribbelt es.)

Die Vase mit Gänseblümchen, Goldrute, Wiesenkerbel und Malven nimmst du nach Santa Tierra mit. Nicht so einfach, sie in deinem Wagen unterzubringen, hinten auf dem Boden, gestützt von Büchern, damit sie nicht umkippt und das Wasser ausläuft. Aber du willst es versuchen, denn die Blumen sind schön, und du bringst es nicht über dich, sie zurückzulassen.

Blinzel, wenn du mich hörst.

Blinzel, wenn du (noch) lebst.

Schaust auf der Toilette in einen Spiegel und stellst fest: Dein Gesicht ist wiederhergestellt!

Teile deines Körpers, die monatelang zu fehlen schienen, sind anscheinend wieder da, eine Schulter, ein oder zwei Finger, die linke Seite des Mundes.

Eine breite Haarsträhne, ein Ohrläppchen, so weiß wie das Blütenblatt eines Gänseblümchens. Tust vorsichtig einen tiefen Atemzug. Ist der Bann *wirklich* weg?

Machst dir klar: Du warst die Ehefrau eines Mannes und hast ihn sehr geliebt, aber jetzt wirst du ohne ihn leben.

»So geht es, Michaela, leb – genau wie heute.«

Das könnte Gerard dir raten. Wenn er merkt, dass er gestorben ist und du (noch) nicht.

»Ja, du bist gebrochen – am Boden zerstört … Aber auf andere wirst du nicht so wirken, daher darfst du ihnen aus Mitleid – mit ihnen – nicht dein Herz ausschütten.«

Kein ganzes Leben. Nie mehr ein ganzes Leben. Ein halbes Leben. Das *halbe Leben* der Witwe.

»Aber es kann von jetzt an dein Leben sein.«

Wärme, Hoffnung streift über dein Herz. Ein Gefühl wie die kleine, zarte, flüchtige Berührung eines Mottenflügels.

Du kannst. Du wirst.

Du schwörst es.

55

Halbes Leben

Wacklig, auf einen Stock gestützt geht er auf eine Bank an einer Bushaltestelle am Ascension Drive am Rand des Campus zu.

Lässt sich schwer darauf fallen, als wären ihm die Knie eingeknickt.

Und der Stock, der ihm aus den Fingern geglitten ist, fällt auf den Gehweg und rollt weg.

Er ist sehr müde oder benommen. Solche Dämmerzustände hat er nach Phasen starker Konzentration. Mühsam hebt er den Stock auf, denn niemand kommt ihm zu Hilfe, niemand ist in seiner Nähe.

Sollte er genau in dieser Stunde sterben, stirbt er allein. Zusammengesackt auf der Bank an der Bushaltestelle, einen Stock zwischen den Knien, nutzlos.

Beim Verlassen des Parkplatzes erkennst du die zusammengesackte Gestalt auf der Bank sofort: Simon Khraw. Weißes Hemd, Chino-Shorts.

Hast die Wahl zwischen mehreren Ausfahrten. Wenn du willst, kannst du den Ascension Drive problemlos umgehen und eine andere, kleinere Straße wählen.

Viel einfacher, so zu tun, als würdest du Simon Khraw nicht sehen, zumal er dich (anscheinend) nicht bemerkt hat. Aber dir tut der Mann mit dem jung-alten Gesicht leid, und so wählst du (wider bessere Einsicht) die Ausfahrt, auf der du dicht an der Bushaltestelle und ihm vorbeikommst.

Lässt das Fenster herunter, rufst ihm zu: »Simon? Hallo! Darf ich Sie nach Hause bringen?«

Darf. Nicht *kann*. Denn du begreifst, wie heikel es ist, einem »Gehandicapten« Hilfe anzubieten, die er nicht erbeten hat.

Simon blickt von seinem Laptop hoch, überrascht. Für einen Moment scheint er dich in deinem Fahrzeug nicht zu erkennen, und du fragst dich, ob er schlecht sieht. Dann schüttelt er verlegen oder verärgert schnell den Kopf: *Nein, danke*.

Bei genauerem Hinsehen würdest du vielleicht bemerken, dass seine pergamentblasse Haut sich dunkelrot gefärbt hat. Vielleicht bleibt sein Gesicht aber auch ungerührt, wie gelähmt.

»Nein? Sind Sie sicher, Simon? Wirklich, kein Problem …«

Simon. Ihn mit Namen anzureden wirkt aggressiv-lehrerhaft, besitzergreifend.

Hast keine Ahnung, wie weit entfernt Simon Khraw wohnt, aber so schnell gibst du nicht auf. Dies ist das *halbe Leben* der Witwe – sich anderen gegenüber wehrlos zeigen, Hilfe anbieten, die vielleicht aus Stolz abgelehnt wird.

So wie du Letitia Tanik Unterstützung angeboten hast, was immer dabei herausgekommen ist. *Probier's. Du musst es probieren*.

Es ist nicht Mitleid, was du für Simon Khraw empfindest. Wohl nicht. Mitgefühl vielleicht. *Und die Art, wie er dich angesehen hat.*

Bietest Simon so sachlich eine Mitfahrgelegenheit an, so vernünftig und ohne anzudeuten, dass du jemandem einen Gefallen tun willst, der aussieht, als wäre er darauf angewiesen, als hättest du ihn schon etliche Male nach Hause gefahren und als wäre heute Abend nichts Besonderes, dass du sein (scheinbares) Widerstreben besiegst, und so kommt Simon schließlich zu deinem Wagen gehumpelt und hievt sich mit gequälter Miene hinein.

Nach der Anstrengung einiger Meter schon außer Atem und schnaufend. Muss für die Mitfahrgelegenheit dankbar sein, ist aber auch missmutig, gedrückt.

Du weißt aus Simons Memoir, dass seine Form der Bronchiolitis unheilbar, aber, anders als Lungenkrebs, nicht »progredient« ist. Er hat gute Tage und schlechte. Er hat Tage, an denen er aus einem tragbaren Gerät reinen Sauerstoff atmen muss und jede körperliche Anstrengung schwierig ist, und Tage, an denen er mehr oder weniger normal atmen und ohne Stock laufen kann. (Ein-, zweimal in diesem Semester hast du auch schon gesehen, wie dieser »Spät«-Studierende fröhlich, mit großen Schritten auf dem Gehweg lief.) Heiße Windböen sind schlecht für ihn, weil sie Grus und Schadstoffe mitführen; kühle Luft tut ihm gut. Du entnimmst seinem Memoir, dass er sich seiner Familie entfremdet und sich ihr gegenüber eine Haltung »stoischer Gleichgültigkeit« zugelegt hat – nicht besonders überzeugend, hast du gedacht. Auch wenn man Simons quälend freimütigem, schonungslosem Memoir nicht entnehmen kann, ob er mit jemandem zusammenlebt oder eine »intime« Beziehung hat; ja, nicht einmal, ob er einen Betreuer hat, jemanden, der sich um ihn kümmert.

Sein Atem klingt wie das Rascheln von Disteln. Du zögerst, ihn zu fragen, ob alles in Ordnung ist, eine solche Frage könnte ihn kränken …

Knapp teilt Simon dir mit: Ja, es geht ihm *gut*.

»Wenn ich müde bin, trete ich weg. Aber nur für eine kurze Weile. Nichts von *Bedeutung*.«

Als hätte er deine Gedanken gelesen und missbilligte sie.

Wortkarg, wie unter Zwang lotst er dich zu seinem drei Meilen entfernten Haus. So dicht nebeneinander seid ihr beide befangen: die Dozentin und der Student.

Im akademischen Umfeld gibt es keine *Körperlichkeit*. Es geht um Begreifen der – *Köpfe, nicht Körper*.

Vorn in deinem Wagen sind die Umstände ganz andere als im Seminarraum. Plötzlich ist Simon Khraw *nah*. Unmöglich, sein mühsames Atmen, seine nervöse Nähe zu ignorieren. Krause, kastanienbraune Haare auf seinen hageren Beinen ohne sichtbare Muskeln.

Und – welcher Altersunterschied besteht (zwischen euch)? Die Aura der Autorität umgibt dich, unvermeidbar. Vielleicht lehnt Simon als älterer Student eine Lehrkraft ab, die jünger ist als er, noch dazu weiblich, das wäre verständlich.

Denkst: *Er fühlt sich unwohl mit dir als Frau. Das hier könnte ein Fehler sein.*

Doch einmal begonnen, muss die Szene zu Ende gespielt

werden. Du fährst, Simon leitet dich. Er achtet darauf, nicht die Stimme zu erheben, neutral zu sprechen.

Kein Entkommen aus dem, was du spontan in Gang gesetzt hast in deiner Einsamkeit und deren Widernatürlichkeit, in dem grauenhaften Alleinsein und Nichtalleinsein, das wie das systolische Schlagen eines einzelnen Herzens ist.

Während du dir der Anwesenheit des (angespannten, aufgeregten) Fremden neben dir bewusst bist, denkst du daran zurück, wie du Gerard McManus zum ersten Mal zu seinem Haus in der Monroe Street begleitet hast. Zwischen euch hatten sich rasch tiefe Gefühle entwickelt, innerhalb weniger Tage. Er hatte deine Bücher gekauft, beide vom einen auf den anderen Tag gelesen und wollte mit dir darüber sprechen. Was dich erschreckte, weil diese Reaktion von der anderer Männer abwich, die du kanntest und von denen ein oder zwei sich nie die Mühe gemacht hatten, auch nur ein Wort von dir zu lesen, wohl weil sie glaubten, wenn sie dich intim kannten, kennten sie dich auf eine Weise, die deine Bücher umging und überflüssig machte. Als du vom (lächelnden, aufgeregten) Gerard aufgefordert wurdest, sein karges, stattliches, altes Backsteinhaus zu betreten, erfasste dich panikartiger Schwindel, so als trätest du in deine eigene Zukunft ein, wehrlos.

Die Anziehungskraft der Zukunft – ist es das? Von einer großen, brodelnden Welle erfasst, in die Höhe geworfen und umhergewirbelt werden und in einiger Entfernung erschöpft und keuchend auf dem Sand landen.

Ich bin hier. Ich bin hier. Aber – wo?

Die erste Überraschung besteht darin, dass Simon Khraw in einem Viertel mit Einfamilienhäusern und nicht in einem Zweifamilien- oder Apartmenthaus wohnt. Armand Street 227 ist ein kleiner Holzrahmenbungalow wie andere in der Straße, fast unsichtbar hinter wild wachsenden Kakteen und Wüstensalbei und mit bis auf die Fensterbretter heruntergelassenen Jalousien. Der Vorgarten ist dünn mit geharktem Kies und herangewehtem Schutt bedeckt. Im schwindenden Licht sieht der Bungalow aus, als wäre er in einem gespenstischen Blau gestrichen, das kaum merklich wie radioaktiv leuchtet.

»Danke, Michaela. Es ist sehr nett von Ihnen …«

»Michaela« klingt unnatürlich aus Simons Mund, so als zwinge er sich, ein Tabuwort auszusprechen.

Mit abgewandtem Blick müht er sich damit ab, die Beifahrertür zu öffnen und seine Beine hinauszubugsieren, ohne den Stock fallen zu lassen. Seine Büchertasche stößt ihm gegen die Knie. Seine Atmung ist hektisch, rau, unregelmäßig. Aber du hast nicht vor, aus dem Wagen zu springen und zur Beifahrerseite zu laufen, um ihm zu helfen.

Bist im Begriff wegzufahren, aber Simon beugt sich hinunter und sieht dich durch das geöffnete Fenster an. Fragt dich mit gequälter Miene, ob du – eventuell – für ein paar Minuten reinkommen möchtest, bevor du nach Santa Tierra zurückfährst. Er kann dir Tee, Kaffee, Wein anbieten …

Seine unbeholfene Einladung rührt dich. Der Ausdruck in seinem Gesicht und die Hoffnung in seinen Augen.

Natürlich lehnst du rasch ab. *Danke, Simon, aber – nein. Es geht nicht.*

In Wirklichkeit hörst du dich sagen: »Na ja. Ich denke – ein paar Minuten …«

Wenn es nichts mehr gibt, wo du hinkannst. Niemand mehr geduldig oder ungeduldig auf dich wartet.

Sich niemand fragt, wo du bist. Ob du lebst oder nicht.

Denn das Zimmer im siebten Stock des Krankenhauses ist geräumt und gereinigt und desinfiziert worden, und jetzt liegt ein Fremder in dem Bett, das so lange das deines Mannes war, dass du dachtest, sein sterblicher Körper habe in der Matratze einen Abdruck hinterlassen.

* * *

Du klapperst mit den Zähnen vor Kälte. Nur dass es gar nicht kalt, sondern dreiunddreißig Grad heiß ist.

Es schadet doch nicht.

Ein spontaner Entschluss, unbedacht, achtlos – arglos.

Einen Studenten besuchen. Einen Spät-Studenten. Seit Erteilung der Noten offiziell ein ehemaliger Student. Nur für ein paar Minuten. Ein Mensch, den du nie wiedersehen wirst.

Wie entrückt. *Du*, wie entrückt. Von fern beobachtet Gerard seine Witwe fassungslos, missbilligend.

Was in aller Welt denkst du dir dabei, Michaela?

Ich bin dein Mann. Ich warte auf dich …

Einmal aus dem Wagen ausgestiegen kannst du es dir nicht einfach anders überlegen und wieder einsteigen, das wäre lächerlich! Nicht in Simon Khraws Beisein.

Einmal aus dem Wagen ausgestiegen und Simon mutig

auf dem farbigen ausgeblichenen Betonweg mit feinen Rissen gefolgt gibt es kein Zurück. Die Szene muss zu Ende gespielt werden.

Tatsache ist: Die Angst vor dem leeren Haus in Santa Tierra wiegt schwerer als die kleinere Angst vor diesem kleineren Haus, so wie die Angst vor deinem verstorbenen Ehemann schwerer wiegt als die kleinere Angst vor Simon Khraw mit seinem verwüsteten jung-alten Gesicht, der dich mit zugekniffenen Augen bewundernd ansieht.

Einer, der dich bewundert, wieder. Ein schäbiger Tausch.

Folgst dem Mann wie in Trance. Schwach, folgst einem spontanen Impuls. Prickelnde Angst, ein Hochgefühl. Willst doch nicht (wirklich) einem Fremden in einen Bungalow mit heruntergelassenen Jalousien folgen.

Verlotterte Kakteen, verwilderter Wüstensalbei und Lavendel, der so süß duftet, dass dir einen Moment benommen wird.

Der Geruch von Leichtsinn, mit dem von Lavendel verwechselt.

Schlimmer, der Geruch von Verzweiflung.

Aber jetzt bist du im Haus. Die Tür wurde (leise) hinter dir zugezogen.

Nervös entschuldigt Simon sich für den Zustand seines Hauses. Er hat – wie lange? – vielleicht ein Jahr lang – keinen Besuch mehr gehabt …

Das Innere des Bungalows flirrt von gefiltertem, gebrochenem Sonnenlicht. Fühlst dich schwindlig, so als befändest du dich im Innern eines Körpers zwischen warmen, lebenden Organen.

Die vor den Wohnzimmerfenstern heruntergelassenen Jalousien sollen die drückend heiße Sonne New Mexicos aussperren. Leise surrende Klimageräte in den Fenstern, keine zentrale Klimaanlage, leisten nicht viel.

Abgestandene Luft, ein Geruch nach – Vögeln, kann das sein? Sittichen, Papageien? Kakadus? – Der Teppich ist mit Federn übersät, manche leuchtend grün und rot, andere trüb-weiß. Aus einem Nebenraum dringt aufgeregtes Vogelgezwitscher.

Simon, dein unbeholfener Gastgeber, hat seine Büchertasche auf den Tisch gestellt. Reibt sich die schmalen Hände, unbewusst. Fixiert dich mit glasgrünen zugekniffenen Augen, als stündest du in einem strahlenden Licht, das ihn überwältigt. Das Unwahrscheinliche ist geschehen, wirklich? – Und was nun?

Simon hat sicher ebenso wenig damit gerechnet, dass du seine impulsive Einladung annimmst, wie du, dass du sie annehmen würdest.

Lächelt dir zu, lächelt bemüht, mit gerötetem Gesicht wie ein verlegenes Kind. Seine Zähne sind etwas klein für einen erwachsenen Mann, nicht ganz ebenmäßig oder besonders weiß; du stellst ihn dir als jemanden vor, der seine Zähne zwanghaft, mit irgendwie grimmiger Freude mit Zahnseide traktiert.

Ohne dich zum Sitzen aufzufordern, stammelt er, ob du gern Tee? Kaffee? Apfelsaft, Cranberrysaft? Gingerale? Wein? hättest.

Wein wäre hier fehl am Platz. Du kannst dir nicht vorstellen, an diesem Ort, mit Simon Khraw allein, *Wein* zu trinken.

Oder vielleicht: Eistee?

Ja. Eistee. Ihr seid beide erleichtert, ein angesichts der Hitze sehr vernünftiger Vorschlag.

Simon schüttelt weiter verwundert den Kopf, lächelnd, wie vielleicht ein Kind über ein Rätsel lächelt. Es ist für ihn schwer zu begreifen, dass du wirklich hier in seinem Haus bist, sagt er.

Obwohl er so etwas geträumt hat, erzählt er dir. Vor ein paar Tagen. Und zu Beginn des Memoir-Kurses im Januar.

Und was?, fragst du zögernd.

Dass du wirklich *hier* seist. In seinem Haus, hier. So, wie du es jetzt bist.

Nicht, dass er in dem Traum dein Gesicht deutlich gesehen hätte. Das nicht. Hat aber gewusst, dass du es warst …

Gerard hätte über dieses Thema nachgedacht: wie das träumende Gehirn die Identität einer Person zu »kennen« scheint, die im Traum keine Ähnlichkeit mit der realen Person hat.

Hörst dich lachen. Skeptisch. Nervös. Immer noch klapperst du vor Kälte mit den Zähnen.

Willst glauben, dass du sogar in deiner Verwirrtheit noch eine gewisse sexuelle Macht über ihn, den Mann, ausübst. Ihn, der fünfzehn Wochen lang dein Student war, dessen Texte du hart »kritisiert« hast, als wärst du ihm überlegen.

Willst glauben: *Dies ist kein Fehler. Nichts, was du bereuen wirst.*

Aber Simon wirkt jetzt nicht verärgert oder feindselig. Vielleicht hast du ihn die ganze Zeit falsch eingeschätzt.

Seine Augen glitzern, als wäre er tief bewegt, den Tränen nahe.

Er bewundert dich. Deswegen bist du zu deiner Schande hier.

Simon möchte noch etwas sagen, ist aber plötzlich außer Atem. Entschuldigt sich, will in die Küche gehen und den Eistee machen. Pfefferminztee, kündigt er an.

Vergisst (wieder), dich zum Sitzen aufzufordern. Du bist also dir selbst überlassen, zum Glück. Schlenderst im kleinen Wohnzimmer umher mit seinen ausgeblichenen, aber warmen Farben, dem durchgesessenen Sofa, den zerschlissenen Kissen, den Navajo-Teppichen und -Wandbehängen, Regalen, vollgestopft mit Büchern, auch Lehrbüchern, Fotografien heimischer Landschaften, die vermutlich Simon selbst gemacht hat – wie gemeißelt wirkende Sanddünen, Wüstenvegetation, Bergpfade, Berggipfel, leuchtend blauer Himmel. Auf Fliesen vor einem Kamin steht eine Gitarre, die benutzt aussieht, nicht neu. In einem Bücherstapel auf einem Tisch in der Nähe liegt eines deiner Bücher – dein erstes Memoir mit dem hellgrünen Cover, das filigrane Farnblätter oder eine Stickerei zeigt …

Fühlst dich für einen Moment eingesperrt, eingeschlossen. Wenn Simon das Memoir gelesen hat, ist er bis ins Innere deines wahrsten Ichs vorgedrungen, und kein Zurschaustellen altruistischen *halben Lebens* wird ihn täuschen können.

Denkst: *Aber ich kann jederzeit gehen. Müsste es nicht mal erklären.*

Flieh! Und leg einen Zettel mit ein paar hingekritzelten Worten auf den Kaminsims.

Wahrscheinlich gut, dass wir einander nie wiedersehen. Gut, Verwicklungen gar nicht erst entstehen zu lassen.

Machst aber keine Anstalten zu gehen. Freust dich auf Eistee mit Pfefferminzgeschmack, deine Kehle ist wie ausgedörrt.

Dieser ständige Wind, Windböen mit winzigen Sand- und Staubkörnern darin, die du in deine Lunge einatmest. *Durst ist ein ehrliches Gefühl.*

Beäugst in einem kleinen, angelaufenen Wandspiegel dein schemenhaftes Spiegelbild. Bist neugierig, was Simon Khraw in dir, oder von dir, sieht.

Stellst schockiert fest, dass ein Teil deines Gesichts schon (wieder) verblasst wie ein Aquarell, das im hellen Sonnenlicht ausbleicht.

Simon, strahlend vor Freude, kommt mit einem orangeroten Plastiktablett mit Gläsern, einem Krug mit Eistee zurück. Der Eistee mit Pfefferminzgeschmack stammt vermutlich aus einer Flasche im Kühlschrank, was dich erleichtert – er hat sich in der Küche keine Umstände gemacht. Hat einfach Eiswürfel in Gläser gefüllt, aus einer Flasche Pfefferminztee eingegossen und in jedes Glas einen Stängel Minze gesteckt. Ingwerkekse auf einem Teller, aus einer Packung. Simon plaudert nervös. Rührend, dass er sich die Zeit genommen hat, sich das Haar anzufeuchten und zu kämmen, nur ein wenig – dicht gelocktes, sandfarbenes Haar, das ihn wie eine Schaufensterpuppe wirken lässt, in einem weißen Anzughemd sieht er fast gut aus.

Ihr setzt euch. Einander gegenüber auf einen gepolsterten Rattanstuhl und ein gepolstertes Rattansofa. Befangen, hoffnungsvoll. Sprecht lauter, um euch über das Surren der Klimaanlage hinweg verständigen zu können, ein Gespräch, das du dir später aufs Geratewohl ins Gedächtnis zurückrufst, wie vielleicht einen Balanceakt im Zirkus, voller Staunen über die Vorführung als solche, nicht über ihre Kunstfertigkeit.

Höflich, diskret erkundigt dein Gastgeber sich nicht nach deinem (Privat-)Leben. Nimmt nicht Bezug auf dein Buch auf dem Tisch, bittet dich nicht, eine Widmung hineinzuschreiben und es zu signieren. Ist rücksichtsvoll, besonnen. Du musst einräumen, er ist ein intelligenter Mensch, und seine Intelligenz hat ein gewisses Raffinement. Vielleicht weiß er sehr wohl (vielleicht wissen es all deine Studenten), dass dein geliebter Mann erst vor wenigen Wochen gestorben ist, vielleicht hat er es in einer Lokalzeitung gelesen. Möchte aber vermeiden, dass du dich unwohl fühlst. Unterhält dich mit einem Bericht über die Wechselfälle in seiner Firma – *Khraw Software Consulting, Inc.*

Ja, er wäre fast bankrottgegangen, anfangs. Aber jetzt läuft es besser – viel besser.

Während Simon redet – weniger stockend inzwischen, fast prahlerisch, du bist sehr erleichtert, dass Simon etwas zum Prahlen hat, so wie eine Frau dankbar ist für die Virilität eines Mannes, nicht um ihret-, sondern um seinetwillen, dankbar dafür, dass er in ihrer Gegenwart keine sexuelle Demütigung erfährt –, lauschst du höflich, bist gebührend beeindruckt. Spürst mit plötzlichem Mitgefühl, wie die chronische Krankheit die Jugend dieses Mannes verwüstet und ihn zugleich jung, unverbraucht hat bleiben lassen.

Könntest, wenn du willst, sein Herz in die Hand nehmen.

Sein (jungfräuliches) Herz in deiner Hand drücken und drücken. Wenn du willst.

Ihr lacht viel, ihr zwei. Wie Verschwörer. Simons Humor ist exzentrisch, überraschend. Du hast schon so lange nicht mehr gelacht, deine Kehle ist von der Anstrengung ganz kratzig.

Der Eistee mit Pfefferminzgeschmack ist köstlich. Die Ingwerkekse sind nicht mehr ganz frisch, aber ebenfalls köstlich, dir läuft das Wasser im Mund zusammen. Bist jedoch bald satt, hast bald genug.

Keiner von euch erwähnt den Memoir-Kurs. Simon bettelt nicht um dein Lob, und du spendest ihm keins. Nach deinen Bemerkungen während des Semesters dürfte klar sein, dass du ihn für einen sehr guten Autor hältst, das heißt, für einen vielversprechenden, aber das Wort *vielversprechend* hat etwas ungemein Herablassendes. Daher vermeidest du es.

Ihr sprecht auch nicht über die anderen im Memoir-Kurs. Du und Simon könntet euch erst an diesem Nachmittag kennengelernt haben. In dieser Stunde. Simon Khraw müsste nicht einmal »dein Student« gewesen sein, einfach nur ein interessanter Mensch, dem du an der Bushaltestelle begegnet bist.

Doch er spricht über seine Gesundheit. Unmöglich für ihn, dieses Thema zu meiden. Du sollst wissen, dass sich seine chronische Erkrankung »in Remission« befindet. Sie ist seit mehreren Jahren »in Remission«. Natürlich hat es

»Schübe« gegeben – gelegentlich. Nicht so schlimm, dass er in die Notaufnahme gemusst hätte – zumindest nicht regelmäßig.

Am Salk Institute, am Johns Hopkins, an der Universität von Kalifornien, Berkeley, wird revolutionäre Forschung zu Lungenkrankheiten wie Bronchiolitis, Emphysemen, Lungenkrebs betrieben. Er hofft, sagt Simon, dass die Atemkapazität seiner Lunge eines Tages zu *neunundachtzig Prozent wiederhergestellt* sein wird.

Also ein normales Leben. Eines baldigen Tages.

Du lauschst fasziniert. Diese Worte fesseln dich. Du empfindest große Zärtlichkeit. Den Drang, die nervös gestikulierenden Hände des Mannes zu ergreifen, sie zur Ruhe zu bringen. Den Drang, seine Hände zwischen deinen zu drücken und ihn zu drängen – *Atme! Atme!* Du wirst ihm versprechen, ihn zu beschützen, wirst ihn in deinen Armen halten, wenn er dich braucht, wirst ihn in der Stunde der Verzweiflung nicht im Stich lassen.

Aus seinen Worten schließt du, dass er wahrscheinlich Ende zwanzig ist. Wäre er neunundzwanzig, würde er für neununddreißig oder älter durchgehen. Aber nur, wenn man ihn aus einem bestimmten Blickwinkel betrachtet. Sicher hat er nicht Gerards Alter, wie du zuerst (fast) gedacht hast. Du hast einen jungen, bislang unbekannten Verwandten vor dir, der Hilfe braucht, viel Hilfe, Aufmerksamkeit braucht, aber gutmütig, liebevoll und loyal ist; voller Angst, allein zu sein, allein nach Atem zu ringen, im Bett keine Luft zu bekommen, nachts zu ersticken, allein. *Du, du musst ihn retten. Deshalb bist du hier.*

Du hast das Gefühl, von einer mächtigen, verführerischen Flut erfasst zu werden, die deine Abwehr, deinen Widerstand wegspült. Hörst zitternde Hoffnung in der Stimme eines anderen. Glaubst alles, was Simon dir erzählt, jedes Wort, so wie du an die verstiegenen Pläne des adretten Onkologen mit der Fliege, Dr. N__, geglaubt hast, ein Napoleon, eifrig darauf bedacht, Tumore in die Vergessenheit zu zappen, einen sterbenden Mann der Vergessenheit zu entreißen, erinnerst dich noch lebhaft daran, dass der adrette Napoleon dir zu versprechen schien, dein Mann könne gerettet werden, während er (insgeheim) wusste, dass Rettung schon vor Einlieferung in die Notaufnahme nicht mehr möglich war. Glaubst alles, was Simon Khraw dir erzählt, denn im Grunde glaubst du gar nichts mehr, hast nicht nur den Glauben an *topaktuelle Forschung*, sondern auch an den Glauben selbst verloren. Bringst trotzdem in deinem lächelnden Gesicht Hoffnung zum Ausdruck. Strahlst Hoffnung aus wie eine reflektierende Oberfläche. Könntest zum Scherz anbieten (eines Tages: falls du eine vertraute Gefährtin von Simon Khraw wirst), Knochenmark zu spenden, um sein Leben zu verlängern, falls Knochenmark sein Leben verlängert. Das Leben des Betroffenen von Grund auf reinigen, weg mit der alten DNA, rein mit der neuen, neu anfangen mit einem neuen Immunsystem, eine Jungfrauengeburt, du bist Witwe, und dein Leben ist ohnehin nur ein halbes Leben, warum dich nicht in den Körper eines anderen pflanzen. Simon wird für den Rest seines Lebens in Remission sein, oder er wird nicht für den Rest seines Lebens in Remission sein. Er wird genesen, bis zu einem gewissen Grad – wird lernen, als »normal« durchzugehen. Oder er wird langsam abbauen und frühzeitig sterben, es sei denn, er baut ziemlich schnell ab und stirbt vor der Zeit.

All das glaubst du, gleichermaßen. An alle Möglichkeiten.

Merkst, wie du auf einen Navajo-Läufer vor dir auf dem Fußboden starrst. Er ist etwas ausgeblichen, aber du bestaunst die satten, feinen Brauntöne, den Weizenton, das Beige, das Rostbraun und Rostrot, Erdbraun und Hafermehlweiß und Tiefschwarz, ein Läufer, der ein Kunstwerk ist, ein Puzzle, in dem sich Sägemuster mit geometrischer Präzision überschneiden. Denn das ganze Leben ist ein solches Überschneiden solcher Möglichkeiten. Bis es beim Durchgang durch die Möglichkeiten zu etwas anderem als Leben wird und Tod genannt wird.

Mit gesenkter Stimme, als hörte jemand mit, erzählt Simon dir von einer Begegnung mit einem Priester, als er zwölf war.

Der ihn ermahnte, nicht seiner Krankheit wegen bitter, böse zu werden, sich nicht von Gott abzuwenden, sodass er sich lange Zeit verdammt große Mühe gab, nicht bitter, nicht böse zu werden, sich nicht von Gott abzuwenden, bis es ihm, als er eines Tages, mit fünfzehn, beim Sport zusammenbrach, nicht mehr atmen konnte und mit dem Rettungswagen in die Notaufnahme gebracht werden musste, wie Schuppen von den Augen fiel: Warum zum Teufel sollte er nicht bitter, nicht böse sein, sich nicht von Gott abwenden – »Ich hab's ja anscheinend nicht anders verdient.«

Als du Simons Haus verlässt, steht er ganz still da in der Erwartung, dass du ihn zum Abschied berührst, so wie du im Kurs (vielleicht) seine Hand berührt hast, aber du bewegst dich vorsichtig von ihm weg, lächelnd, weil du weggehen, seinen sehnsüchtigen Augen entkommen willst, wagst nicht, ihn zu berühren, gar zu umarmen, wie die Studentinnen in deinem Kurs dich umarmt haben.

Nein, nicht mal ein Händedruck zum Abschied. Zu gefährlich.

»Also. Ich hoffe, Sie lassen mich Ihr Freund sein, Michaela …«

Unbehaglich, als er dir nach draußen in die kühler werdende Luft des frühen Abends folgt. Zu deinem am Bordstein abgestellten Auto. Einen Brief aus der Tasche zieht, einen Brief in einem verschlossenen Umschlag, dir ist jetzt noch unbehaglicher zumute, trockene Lippen, trockener Mund, eigentlich hatte er ihn dir am Ende des Kurses geben wollen, war aber zu schüchtern gewesen. Jetzt ist er über Schüchternheit hinaus.

»Ach, zum Teufel, ich hab's schließlich geschrieben. Warum also nicht.«

56

Die Ehebrecherin

Heimwärts über die I-25. Am späten Abend.

Weniger Verkehr jetzt, aber wegen nächtlicher Bauarbeiten ist die Fernstraße auf zwei Spuren verengt wie eine Autobahn durch die Hölle.

Knirschende gelbe Räumfahrzeuge, hektisches, hämmerndes *Piepen*, Frontscheinwerfer gigantischer Sattelschlepper, die dich blenden. Aus Angst vor einem Unfall kriechst du mit zwanzig Meilen pro Stunde vorsichtig vorwärts.

Aus Angst vor Vergeltung. Die ehebrecherische Ehefrau.

Wenn du das Krankenzimmer betrittst – was wirst du sehen? Wird dein Mann bei Bewusstsein sein oder nicht, wird er dich erkennen, und wird sich ein Lächeln in seinem Gesicht ausbreiten, oder wird er leere, verängstigte Augen auf dich richten …

Dein Herz setzt aus, wenn du daran denkst. Kalter, öliger Schweiß rinnt dir über deinen schuldig gewordenen Körper.

Nachts nach Santa Tierra zurückkehren. Fast schon elf Uhr!

Noch nie warst du so viele Stunden vom Haus am Vista Drive weg. Fährst zitternd vor schlechtem Gewissen, Angst von der I-25 ab. Passierst Hinweisschilder nach Los Alamos, Santa Fe irgendwo in der Ferne.

… hebt er die Arme, um dich mit der letzten Kraft seines geschwächten Körpers ein letztes Mal zu umarmen, oder fixiert er dich mit kalten, wütenden Höhlenaugen, will er erfahren, wo zur Hölle du gewesen bist. Versucht er zu sprechen und kann es nicht, zu erschöpft, um sprechen zu können, zu erschöpft, um die flatternden Lider offen zu halten …

Den kurvigen Vista Drive hinauffahren. Das angesehene Wohnviertel oberhalb des Instituts komplett im Dunkeln. Unten glitzern die vereinzelten Lichter von Santa Tierra so frivol und belanglos wie Kerzen am Weihnachtsbaum.

Näherst dich dem Haus, das im Dunkeln fast nicht auszumachen ist. Jenem Haus. *Dem* Haus.

Ein Haus, das du mit einem anderen Menschen bewohnt hast. Jetzt ein leeres Haus, unerklärlich.

Dir ist mulmig zumute. Beim Zugehen auf ein dunkles Haus, dessen Fensterscheiben im Licht deiner Scheinwerfer schimmern.

Das Haus sollte eigentlich nicht vollkommen *dunkel* sein. Du hast während deiner Abwesenheit Lampen angelassen – so wie Gerard es immer tat. Und das Radio angestellt, um menschliche Stimmen vorzutäuschen.

Aber jetzt wirkt das Haus völlig dunkel. Fragst dich, ob auch das Radio ausgeschaltet wurde.

Der Mund trocken wie Asche. Gleich wirst du, die ehebrecherische Frau, entdeckt.

Auf der Garagenzufahrt, bei laufendem Motor. Seltsam lethargisch, die Glieder bleischwer. Denn es ist vielleicht ein Fehler, ins (dunkle) Haus zu gehen, nachdem du für unverschämt viele Stunden fort warst.

(Das im Leerlauf tuckernde Fahrzeug steht im Freien und nicht in einem geschlossenen Raum. Die Abgase steigen in den Himmel, harmlos. Keine Chance auf eine Kohlenmonoxidvergiftung, die dich aus deinem Elend befreien würde.)

Ein Kribbeln im linken Ohr, als sich ein weiß glühender, verbotener Gedanke immer tiefer in dein Gehirn eingräbt.

Lassen Sie mich Ihr Freund sein! Lieben Sie mich!

Schluckst schwer, dir ist übel vor schlechtem Gewissen. Scham.

Willst widersprechen: *Es gab keinen Ehebruch. Es gab kein Berühren von Händen. Es gab – nichts.*

Willst widersprechen: *Ich bin Witwe, eine Witwe hat keinen Ehemann. Eine Witwe kann keine Ehebrecherin sein.*

Schon auf dem ruckeligen Rückweg nach Santa Tierra hat deine Erinnerung an Albuquerque zu verblassen begonnen. Hitzeschleier wie ein Traum, verblassend.

Das Erregende und Begeisternde des letzten Kurstreffens – die Gesichter deiner Studenten. Ihre kostbaren Namen, die du dir gemerkt hattest – verblassend …

Gespenstisch blauer Bungalow in der Armand Street, fast unsichtbar hinter ungepflegten Kakteen. Bis zu den Fensterbänken herabgelassene Jalousien wie blicklose Augen.

Die Stunden, die du (unerlaubt) in Gesellschaft eines Fremden verbracht hast. Im Verlangen danach, dich um jemanden zu kümmern, dass sich jemand (um dich) kümmert. *Michaela, lassen Sie mich Ihr Freund sein.*

Es verblasst, alles. So harmlos wie weißliche Abgase im Freien.

Das Rätsel: Im Krebszentrum von Santa Tierra darfst du nicht weiter als bis zur Rezeption.

Denn irgendwie ist es dazu gekommen: Wenn du das Krebszentrum von Santa Tierra betrittst und mit dem Fahrstuhl in den siebten Stock (Onkologie) fährst, durch den Flur zu dem Zimmer läufst, jenem einmaligen Zimmer unter allen Zimmern der Welt, erwartet dich darin im Bett nicht Gerard.

Das Bett, das Zimmer, der Flur, der Aufzug, die Angestellte an der Anmeldung, die Fassade des Krebszentrums – all das ist (immer noch) da. Aber Gerard ist nicht mehr da.

Sehr schwer zu begreifen, dass du, wenn du für den Rest deines Lebens in allen Zimmern der Welt nach Gerard suchst, ihn nicht finden wirst.

Eine geistige Anstrengung wie das Begreifen imaginärer Zahlen. Ein Rätsel, das im Gehirn schmerzt.

Im Haus lässt dich ein schwacher Geruch nach etwas Organischem, Verdorbenem argwöhnisch die Luft durch die Nase einziehen. Schaltest rasch die Lampen ein, auch die, die du deiner Erinnerung nach vor deinem Aufbruch nach Albuquerque am frühen Nachmittag angestellt hast.

Im Haus ist es totenstill. Es läuft kein Radio, obwohl du (das weißt du genau) auch das Radio eingeschaltet hast –

beim Verlassen des Zimmers sind dir freundlich plaudernde Stimmen gefolgt.

Denkst daran, wie das tödliche Virus im Rückenmark lauert und den richtigen Augenblick abwartet, bis die Schwächung des Immunsystems es weckt.

Wie wir den Tod in uns tragen. Traulich, verstohlen im Rückenmark.

Und noch etwas ist seltsam: Die Lampen erhellen die Zimmer nicht ausreichend. Als wäre ein Gazeschleier zwischen dir und den Gegenständen, der sie verschwommen und unscharf wirken lässt wie Gegenstände unter Wasser.

Die Dämonengötter haben die elektrische Leistung aus den Glühbirnen gesogen – buchstäblich! Ein Angriff auf deinen Verstand, hinterhältiger als ein Gewaltangriff, weil so raffiniert.

Hattest Iris Esdras gebeten, die hässlichen Schnitzereien aus dem Haus zu entfernen, sie aber hatte dich nur ausgelacht.

Monate vorher hatte auch Gerard dich ausgelacht.

Ins Haus mitgenommen hast du die Vase mit Blumen, die dir deine Studenten geschenkt haben. Herabfallende Blütenblätter hinterlassen eine Spur auf dem Boden.

Du warst so lange weg! *Ehebrecherin.*

Ins Haus auch die Büchertasche mitgenommen, vollgestopft mit den Mappen der Studenten, dazwischengeschoben der verschlossene Umschlag, den Simon Khraw dir in die vor Schreck unwillige Hand gedrückt hat.

Diesen Umschlag machst du nie auf.

Niemals. Das nimmst du dir vor.

Du machst ihn nicht auf, niemals, das schwörst du, legst ihn dennoch auf die Kommode in deinem Schlafzimmer, verschlossen und ungelesen.

Beweis für die Unschuld der Witwe.

Den Brief hüten. Aber nicht lesen.

In ein paar Tagen wirst du den (ungeöffneten) Umschlag in deinem Handgepäck verstauen, das du auf den Rückflug nach Boston mitnimmst. Den Umschlag, vergessen in einem Kofferfach, in dem er (vielleicht) ungeöffnet und ungelesen liegen bleibt. Lange, nachdem du in die Monroe Street, Cambridge, zurückgekehrt bist.

Eines Tages von den Erben des Hauses zwischen deinen Sachen im Schlafzimmer entdeckt.

Nur dass du keine Erben hast. Dein einziger Erbe war Gerard.

Wirfst den Umschlag, den Simon Khraw deinen Händen anvertraut hat, nicht weg, verlierst ihn aber vielleicht, und ist er (mal angenommen) verloren gegangen, empfindest du einen Stich des Bedauerns, aber auch Erleichterung: Denn dann erfährst du nicht, was Simon dir geschrieben hat, was ihm so viel bedeutet hat und dir vielleicht das Herz schwer machen würde, wenn du es wüsstest.

Ungelesen wird der Brief vollständig aus deinem Bewusstsein verschwinden.

Etwas Mögliches, im Keim erstickt.

»Hallo? Hallo …«

Deine matte Stimme, im leeren Haus ohne Echo.

In Nachahmung von Gerard, der beim Nachhausekommen immer rief: *Hallo? Michaela? Bist du zu Hause?* – Es klang immer etwas fordernd.

In hochgestimmten Phasen aber auch: *Hallo hallo hallo, Liebling! Ich bin wieder da.*

Du hattest dich beeilt, ihn zu begrüßen. Ganz gleich, wie kurz er weg gewesen war.

Wie schön, den heimkommenden Ehemann zu begrüßen, als sähe man schon eine Zeit vor sich, in der er nicht mehr zurückkehrt, weswegen jede Rückkehr kostbar ist.

Solche Gedanken quälen dich an diesem Abend. Blickst dich in den (erleuchteten) Zimmern um, vergewisserst dich, dass du allein bist, nichts zu befürchten hast.

Doch das Alleinsein, das fürchtest du ja.

Eine Enttäuschung, die Blumen sind nicht mehr so schön. Wenig Sinn, sie nach Hause mitzunehmen. Wenn du vor Gerard damit prahlen wolltest, wie beliebt du bei deinen Studenten bist, ist die Rechnung nicht aufgegangen.

Hättest die Vase und die Blumen lieber in den Müll werfen sollen, zusammen mit dem ausnehmend hässlichen ledernen Hirschkopf.

Jetzt stinken deine Hände, deine Kleider nach abgestandenem Wasser. Das irgendwie auf den Teppich getropft ist.

Denkst: *Es ist der Tod, der dieses Haus betreten hat …*

Schüttest den Rest des verfärbten Wassers in den Abfluss, spülst den Geruch mit fließendem Wasser weg. Wirfst die Vase samt Blumen in den stabilen grünen Mülleimer neben dem Haus.

So viele Wochen, und noch immer hast du dich nicht an die dünne kalte Luft von Santa Tierra gewöhnt. An die

Wüstenhochebene. Und kalt ist es geworden, seit der Mittagszeit ist die Temperatur bestimmt um zehn Grad gefallen …

Machst dich bettfertig, indem du deine Schuhe neben das Bett schleuderst. Schläfst so gut wie vollständig bekleidet, eine Angewohnheit, seit Gerard ins Krankenhaus eingeliefert wurde und du damit rechnen musstest, dass das Telefon dich aus dem Schlaf riss: *Mrs. McManus? Ihr Mann ist in einem kritischen Zustand, kommen Sie bitte sofort.*

Dieser Anruf kam nie. Denn in den letzten Tagen vor dem Tod deines Mannes warst du bereits im Krankenhaus.

Liegst ganz still auf dem Bett. Zwingst dich weiterzuatmen, nicht aufzuhören zu atmen, denn Gerard erwartet selbst jetzt noch viel von dir.

Doch nach und nach lässt deine Kraft nach. Deine Lider zittern, deine Finger lösen sich. Das Telefon klingelt, vor Schreck greifst du nicht zum Hörer, obwohl du eine leise, schnelle automatische Stimme sagen hörst: … *ist doch nicht gestorben … in eine Rehabilitationsklinik gebracht … die Akten (zurzeit) verlegt … bitte diese Nummer anrufen, um den Rücktransport zu besprechen …* Aber du verstehst die Nummer nicht, und die Nachricht bricht ab.

Liegst auf dem Bett, die Hände auf der Brust gefaltet. Nicht *im*, sondern *auf* dem Bett. Ein entscheidender Unterschied, wie der zwischen *im* oder *auf* dem Grab liegen.

… bitte diese Nummer anrufen, um den Rücktransport zu besprechen …

Dein Gehirn ist leer. Eine Bewegung, und deine nach Brackwasser schmeckenden Gedanken schwappen über.

Wagst nicht, dich zu rühren, wagst nicht, an den nächsten Tag zu denken. Jetzt ist Nacht, eine sternenlose Nacht. Die Aussicht auf den nächsten Tag erfüllt dich mit Schrecken.

Und nach diesem Tag der nächste. Und *der nächste*.

Eine endlose Zukunft. Deine Sehkraft wird versagen, der Horizont ist so fern.

Denn das Unterrichten ist vorläufig vorbei. Jetzt treibst du auf ein brackiges Meer hinaus.

Willst dir die Freude des Unterrichtens ins Gedächtnis zurückrufen. Nur wenige Stunden her, in Albuquerque. Und deine Freude, als Letitia Tanik auf dich zukam und sich für lebendig erklärte.

Eine Freude, die nicht ohne ein gewisses Maß an nervöser Aufgeregtheit zu haben ist, aber fesselnd, faszinierend. Pulsierend von Leben wie ein prall mit Blut gefülltes Organ.

Allem Elend deines eigenen (geheimen) Lebens zum Trotz hoffst du, dass du das Leben von ein paar Menschen berührt hast, die sonst Fremde für dich wären.

Lächelst. Versuchst es. Eine Grimasse verzerrt deinen Mund.

Er hat dich schön gefunden. Hat dich mit liebenden Augen angesehen. Hat das grausige Lächeln der Witwe nie zu sehen bekommen, wenigstens der Anblick ist ihm erspart geblieben …

Und, noch erbärmlicher, die Eitelkeit einer Witwe.

Hörst: ein heftiges *Schnaufen* irgendwo im Haus.

Ungleichmäßiges Atmen, ein nervöses Geräusch wie Schilfrascheln. Hörst es schon eine ganze Weile, hast dir aber eingeredet, es wäre nur der Wind.

Woher kommt es? Aus dem Haus oder vielleicht aus der Schlucht dahinter?

Ruhelose Flügel, aufgeregte Flügel. Der Formationsflug schwarz gefiederter Vögel.

Bist jetzt hellwach. Reibst dir mit den Fäusten die Augen. Das *Schnaufen* klingt wie Lachen. Wie Hohn. Das Mitleiderregende deiner Hoffnung, deines naiven Glaubens, Arbeit könnte dich trösten.

Als könnte ein Leben mit Fremden die Leere deines Herzens ausfüllen.

Gedämpftes Lachen, du bist so erbärmlich.

Leiseres Lachen, du bist so jämmerlich.

Stehst aus dem zerwühlten Bett auf, das du wochenlang nicht frisch bezogen hast. Wozu auch, welch eine Verhöhnung der Vergeblichkeit: frisch gewaschene Kissenbezüge und Laken ohne einen Ehemann. Erhebst dich taumelnd, stellst überrascht fest, dass es vier Uhr früh ist.

Hast du nicht geschlafen, die vielen Stunden? Dein Gehirn summt wie eine Neonröhre. Das heftige, mühsame Atmen kommt aus der Nähe.

»Gerard?« – du sprichst leise, verhalten.

Dich ergreift Furcht, aber auch Hoffnung. Es war sehr schwer zu akzeptieren, dass Gerard dich alleingelassen hat.

Natürlich: Du begreifst, dass Gerard wohl nicht im Haus ist, denn er gilt seit dem dreizehnten April als *verstorben*. Von »seinem« Totenschein gibt es mehrere Exemplare. »Seine« Asche befindet sich in genau diesem Zimmer in einer Urne in einem weichen Stoffbeutel.

Und doch ähnelt das Atmen, das auf dein Gehör einstürmt, sehr Gerards Atmen in den letzten, schrecklichen Stunden seines Lebens.

Begreifst: Gerards Atmen hat nie aufgehört. Wenngleich zunehmend beschwerlich werdend, mit immer mehr Pausen zwischen den Atemzügen, wird es nie aufhören.

Trittst vorsichtig aus dem Schlafzimmer. Als du die Tür zum Flur öffnest, wird das Atmen sofort lauter.

Zu deiner Beunruhigung siehst du unter einer Tür am anderen Ende des Flurs einen schmalen Lichtstreifen, wo kein Licht brannte, als du zu Bett gegangen bist. Das Zimmer, ursprünglich als Gerards Arbeitszimmer gedacht, hat er selten benutzt, weil er lieber im Institut arbeitete, wenn sein Zustand es zuließ.

»Hallo? Ist da jemand? Wer – wer ist da?« Deine Stimme ist schwach, zittrig.

Tappst auf wackligen Beinen zu Gerards Arbeitszimmer. Zu dem Lichtstreifen unter der Tür. Krampfhaft zitternd, vor Kälte bebend, Schweiß, der dein fiebriges Gesicht hinabrinnt, ein Gesicht voller Scham, denn aus Feigheit hast du deinen Mann alleingelassen, der sich nur von dir in die *andere Welt* bringen lassen kann.

Eine Ehebrecherin, die sich in der Bewunderung von Fremden aalt. Eine Witwe, die hofft, ihre Verantwortung dem Toten gegenüber leugnen zu können.

Als du dich dem Zimmer am Ende des Flurs näherst, wird das Atmen lauter und mühsamer, wie das Atmen eines großen, verwundeten Tiers. Längere Pausen zwischen den Atemzügen, Ringen nach Luft – heiser, fauchend, quälend anzuhören.

Dir graut davor, zu der Tür zu gehen, aber du musst es tun. Die Schwerkraft zieht dich hin. Auf halbem Wege knicken deine Knie ein. Taumelst weiter, landest auf den Knien vor der Tür, wagst nicht, sie zu öffnen, presst nur deine glühende Stirn dagegen.

Verzeih mir, Gerard, ich bin nicht stark genug.

Ich kehre heim. Ich gehe weg von hier.

Stunden später erwachst du benommen und steif auf dem Parkettboden, nur halb bekleidet, barfuß. Keine Ahnung, warum du hier bist, was dich hergezogen hat. Pochende törichte Halsschmerzen. Deine Augen sind empfindlich und gereizt, als hätte Licht dich stundenlang geblendet.

Es ist überraschend spät, nach halb acht, gewöhnlich wachst du vor dem Morgengrauen auf und kannst nicht wieder einschlafen. Aber an diesem Morgen bist du erleichtert – das Haus ist sehr still. Bis auf die Schreie und Rufe der Vögel draußen und den dumpfen Trommelschlag deines Blutes ist es ganz still, friedlich wie ein Himmel voll leichtester, zartester Zirruswolken.

57

Die Annäherung

Komm zu mir, Michaela. Ich warte.
Dies ist der Ort des Übergangs.

Nur noch achtundvierzig Stunden in Santa Tierra.

Gebannt von der (Digital-)Uhr, die nur eine Richtung kennt.

Die Bordkarte mit deinem Namen ist ausgedruckt und liegt neben deinem Pass auf der Kommode. Haustürschlüssel, Autoschlüssel, die du für die Rückkehr ins Haus in der Monroe Street, Cambridge, brauchst. Die Kleidung, die du auf dem Flug tragen wirst, liegt auf einem Stuhl in deinem Schlafzimmer. Du hast dir sogar ein Taxi bestellt, das dich am Logan Airport abholt, was normalerweise Gerard gemacht hat. Bei der Aussicht auf *Heimkehr* schlägt dein Herz vor schwindliger Aufregung.

Eine *Heimkehr*, von Michaela McManus, allein, bewerkstelligt. Einer Frau, die, seit sie Ehefrau ist, selten allein gereist ist. Die nie von irgendwo allein zurückgekommen ist.

Gerards Bücher sind sorgfältig verpackt, mit UPS verschickt worden. Ebenso Kisten mit Kleidung. Mehr als die

Hälfte der Koffer ist gepackt – Gerards und deine. Heute wirst du die Schubladen, die Schränke vollständig leer räumen. Das Haus wird geputzt – du bestehst darauf, es selbst zu tun.

Die Dämonengötter – *Scherzgötter*, wie Iris Esdras sie genannt hat – willst du am Morgen deiner Abreise an ihre ursprünglichen Plätze im Haus zurückstellen; bis dahin bleiben sie dir aus den Augen.

Aus den Augen, aus dem Sinn.

Aus dem Sinn, aus den Augen.

Mir, Blindsehen.

Ja! Bald bist du die *Scherzgötter* los und siehst sie nie wieder.

Michaela, komm!

Am Mittag musst du das Haus verlassen, bekommst keine Luft.

Fährst zum Arriba County Historical Museum zwölf Meilen nördlich von Santa Tierra. Eine der Sehenswürdigkeiten, die in Gerards New-Mexico-Reiseführer angekreuzt sind.

Einer der möglichen *Orte des Übergangs*, falls es solche Orte gibt.

Bist trotz der brütenden Sommerhitze voller Hoffnung. Bald, bald!

Diese schreckliche Einsamkeit muss ein Ende haben, Michaela. Es ist Zeit.

Aufmerksam und in dem Wissen, (vielleicht) beobachtet zu werden. Wenn ein Mensch nirgendwo anwesend ist, ist er überall anwesend.

(Wenn *er* dich beobachtet – was sieht *er*?)

Beim Arriba County Historical Museum musst du eine Viertelmeile entfernt parken, weil ein Teil des Parkplatzes Baustelle ist. Trottest durch den Sonnenschein, der zittert wie die Hitzewellen eines Brennofens, sodass dir, beim Museum angekommen, Schweiß die Stirn und an den Seiten hinabrinnt und du keuchst.

Beeilung, Beeilung! Du bist spät dran!

Am Museumseingang eine Rollstuhlrampe neben den Steinstufen. Dir fällt ein Mann etwa in Gerards Alter auf, im Rollstuhl, steif aufgerichtet, als hätte er Schmerzen oder rechnete damit, den ein verdrossener, etwa elfjähriger Junge die Rampe hinaufschiebt; irgendetwas an dem Mann im Rollstuhl kommt dir bekannt vor, die Schultern, der erhobene Kopf, sogar seine legere Kleidung, kurzärmliges Karohemd und Khaki-Shorts. Sein Gesicht ist zur Hälfte von einer weißen Schirmmütze verdeckt, die dir neu zu sein scheint und schief auf seinem Kopf sitzt.

Da es dem Jungen anscheinend schwerfällt, den Rollstuhl die Rampe hinaufzuschieben, fragst du: »Darf ich helfen?«

Riskant, sich in das Leben Fremder einzumischen. Zu deiner Überraschung murmelt der missmutige Junge: *Danke!*

Seltsam, es ist kein Elektrorollstuhl. Oder er funktioniert nicht ordentlich. Mit Mühe schiebst du den (schweren, sperrigen) Rollstuhl die Rampe hinauf und durch die Automatiktür ins Museum. Bist dankbar, dass du dich nützlich machen kannst. So frei heraus und ohne das Zwiespältige von *nützlich*. Wie du schon länger nicht mehr *nützlich* gewesen bist.

Erinnerst dich, wie Gerard in eine Rehabilitationsklinik gebracht wurde, nicht gestorben ist, sondern fälschlicherweise aus dem Krebszentrum entlassen und (irgendwie) irrigerweise in eine dir unbekannte Rehabilitationsklinik gebracht wurde. Ein simpler (wenn auch entsetzlicher, unerhörter) Fehler, nicht gerade selten im Computerzeitalter. Erstaunlich, dass Gerard die ganze Zeit ohne dein Wissen in einer für dich unzugänglichen Parallelwelt am Leben war …

Was ja nur logisch ist: Wenn Gerard nicht am dreizehnten April dieses Jahres aufgehört hat zu leben, sondern weitergelebt hat, weicht seine äußere Erscheinung jetzt erheblich von der am dreizehnten April ab.

Doch du erkennst – und bist kurz enttäuscht, nicht aber wirklich überrascht –, dass der Mann im Rollstuhl doch nicht Gerard ist. Er hat kaum Ähnlichkeit mit ihm, ist zehn Jahre jünger, fünfzehn Kilo schwerer, hat nicht sein kultiviertes Auftreten, sondern etwas Dreistes an sich, und (dennoch) durchfährt es dich, wenn du dir vorstellst, dass Fremde, die euch drei in diesem (flüchtigen) Moment zufällig sehen, wohl annehmen: *Ehefrau, Ehemann, Sohn.*

In diesem flüchtigen Moment wallt Stolz in dir auf. Dass du nicht allein bist, nicht ungeliebt, nicht die bedauernswerte Hinterbliebene, sondern die Frau von jemandem, ja sogar die Mutter von jemandem. Seht nur!

Im Gegensatz zu dem Jungen, der dir für deine Hilfe gedankt hat, nimmt der Mann im Rollstuhl dich kaum wahr:

zuckt nur mit den Schultern und ächzt, als er den Rollstuhl wieder selbst übernimmt, die Räder mit geschickten Händen schnell und ungeduldig dreht und davonrollt.

Weil er dich nicht liebt. Er kennt dich nicht mal.

Am Schalter ein Einzelticket kaufen. Aber als du den ersten Raum betreten willst, bemerkst du, dass man dir zwei Tickets gegeben hat, du hältst zwei (Erwachsenen-) Tickets in der Hand, erinnerst dich nicht, ob du zwei bezahlt hast oder nur eins. Das lässt sich nicht klären, ohne dass du zurückgehst und den Ticketverkäufer fragst, du hast nicht auf den Preis geachtet und die Quittung dagelassen.

Ein Ticket zeigst du einem Aufseher, das andere stopfst du dir verlegen in die Tasche.

Das historische Museum mit seinen Exponaten, Installationen und Endlosvideos vom rauen Wildwestleben ist eine beliebte Touristenattraktion; in den wichtigsten Räumen drängen sich die Besucher, Familien mit Kindern, darunter Kleinkinder in Buggys. Die beliebtesten Videos zeigen nachgestellte Schlachtenszenen, Scharmützel mit Pfeilhageln, Kanonenfeuer. Zusammenstöße zwischen Indigenen und bunt gekleideten spanischen Eroberern. Uniformierte US-Soldaten bei der Verfolgung indigener Gegner, beim Abfeuern von Gewehren. Videos von Cowboys auf Pferden, dem Zusammentrieb von Vieh. Rodeos. Wilde Fluchten. Galoppierende Pferde. Du starrst fasziniert andere Besucher an. Empfindest Neid, Ehrfurcht. Fremde, verbunden durch die einfachsten Erfordernisse – sich (unaufhörlich) um die Bedürfnisse der Kinder kümmern. Aber auch durch beiläufige Bemerkungen, Blicke, ein Stirnrunzeln, ein Lächeln, als wäre nichts im Leben so wichtig wie die Beziehungen zwischen Familienmitgliedern, ein klebrig-weiches Spinnennetz, das Individuen verbindet, die sich ansonsten vielleicht wenig füreinander interessieren, ja, voneinander abgestoßen wären.

Keine andere Einzelperson zu sehen. Nur du.

Und in den Augen dieser anderen bist du unsichtbar.

Ungeliebt, ein Niemand. Nirgends.

Wäre Gerard hier, würde er zuerst die am wenigsten frequentierten Exponate im dritten, obersten Stockwerk des Museums erkunden: Archivmaterialien, darunter Verträge, Landkarten und Tagebücher; primitive Messer, Speere, Bogen und Pfeile, Pfeilspitzen; rostige Werkzeuge, Perlenschmuck, Ledermokassins, Federkronen, die einst Oberhäuptern der Apachen, der Navajo, Pueblo-Stämme gehört haben. Er würde sich die Daguerreotypien von Indigenen, weißen Siedlern, US-Soldaten, Pueblo-Dörfern und Begräbnisstätten ansehen. Die Kunstwerke und Skulpturen, abgenutzten Webarbeiten und lebensgroßen Repliken von Wohnstätten der Stämme samt dem Rauch von Holzfeuern. Würde skeptisch ein Diorama mit melancholisch aus leeren Augen dreinblickenden Wachsfiguren, rotfleckigen männlichen und weiblichen Gestalten, Erwachsenen und Kindern, betrachten, das das *Leben im Apachendorf Fort Still um 1847* darstellen soll.

Gerard würde sich in Ruhe die Informationen an den Wänden durchlesen, Kopfhörer ausleihen und sich aufmerksam die Tonaufnahmen anhören. Wenn du unruhig wurdest und unbedingt zu einem anderen Raum weitergehen wolltest, hat er noch verweilt.

Manchmal wurdest du ungeduldig. Du spürst starken Neid: Könntest du doch nur wieder ungeduldig mit deinem Mann werden …

Spontan nach seiner Hand greifen, nur Zentimeter von deiner entfernt. Seine langsam reagierende Hand in deine nehmen, sie ganz fest halten.

Wie ist es möglich, dass du lebst und ich noch immer tot bin!

Doch nein: Eigentlich wolltest du sagen: *Wie ist es möglich, dass du tot bist und ich noch immer lebe …*

Im nächsten Raum liest du von Indigenen, die zu Millionen von spanischen Eroberern, Kolonisten abgeschlachtet wurden. Liest von einer entsetzlichen Geschichte der Ausbeutung, Versklavung, auch durch die römisch-katholische Kirche. Jesuitenpriester, katholische Missionare, spanische Missionsstationen, Kirchen, errichtet in der Wildnis, um die Wildnis zu zähmen. Liest von indigenen Kindern, die aus ihren Familien gerissen und gezwungen wurden, in katholischen Waisenhäusern zu leben, und deren Stammesnamen durch christliche Namen ersetzt wurden, die nicht mehr ihre Muttersprachen sprechen durften. Liest von Kindern, die aus Waisenhäusern flohen und nach Hause zurückkehrten oder es versuchten. Die auf der Flucht getötet wurden oder Selbstmord begingen. Eine unerzählte Geschichte der kolonialen Vergangenheit Amerikas: die Kinderselbstmorde. Vom Militär durchgeführte Massaker, Lynchmorde. Skalpierungen.

Bis auf die Grundmauern niedergebrannte Dörfer. Tode, verursacht durch Ansteckung: Pocken, Masern, Syphilis, Tuberkulose. 1491 lebten in Nordamerika schätzungsweise hundertfünfundvierzig Millionen indigene Menschen, 1691 war die Bevölkerung um fünfundneunzig Prozent dezimiert.

Das heißt, einhundertachtunddreißig Millionen indi-gene Menschen wurden ausgerottet.

Ein Genozid! Hunderte von Jahren, bevor das Wort auf-kam.

Nichts davon überrascht dich. Nichts davon sollte dich überraschen.

Dir bekannt, aber vergessen, im Nebel des Ungefähren und der Mutmaßungen, wie du dir die in Lichtjahren ge-messene Entfernung zwischen Erde und Sonne nur ge-merkt hast, um sie wieder zu vergessen, in derselben Kate-gorie des bekannten Vergessenen oder vielmehr vergessenen Bekannten.

Mit klobigen Kopfhörern lauschst du der Aufnahme ei-nes jahrzehntealten Interviews mit Pueblo-Kindern. Viel-leicht waren es Kinder, die von zu Hause entführt und ge-zwungen wurden, in katholischen Waisenhäusern zu leben, wo ihnen furchtbare Dinge angetan wurden und sie sich selbst furchtbare Dinge antaten, die Kinder sprechen sto-ckend Englisch, so schrill, dass du ihre Worte nicht ver-stehst, und manchmal bricht und versagt ihnen die Stimme, und du hörst nur noch Rauschen und Weinen.

Es sei denn, du bist diejenige, die weint. Wischst dir tö-richt die tropfenden Augen, den traurig schlaffen Mund.

Schaust dich um, aber keiner beobachtet dich. Kein Gerard.

Diese schreckliche Einsamkeit. Nicht mehr lange zu ertragen.

Nichts, was dich noch im Arriba County Historical Museum hält, denn Gerard ist offenbar nicht hier.

Doch noch während du dich ermahnst *Gerard ist nicht hier*, beschwörst du die lachhafte Möglichkeit herauf, dass *Gerard sehr wohl hier ist.*

Im zweiten Stock des Museums siehst du inmitten des Getöses aufgezeichneter »Apachen-Kriegsgesänge« den Mann im Rollstuhl, der eine Stunde zuvor so unhöflich zu dir war. Jetzt wird er nicht mehr von dem trotzigen Kind (das mit gelangweilter Miene in einiger Entfernung hinter ihm herläuft) geschoben, sondern manövriert sich selbstständig durch einen Raum mit vielfach vergrößerten, wandhohen Apachen-Kriegsmasken. Als du hinsiehst, hebt er den Kopf und blickt dich unter dem Schirm seiner Kappe hervor an, und die durchtriebene Boshaftigkeit seines Blicks erschreckt dich – *Gerard blickt dich an, aber ohne dich zu erkennen.*

Es ist unzweifelhaft Gerards Blick, aber einer, der dich zugleich »kennt« und nicht der Aufmerksamkeit für wert, nicht für wichtig befindet. Dieser Gerard blickt dich mit den primitiven, taxierenden Augen eines beliebigen Mannes an. Er hat dich nicht bei dem Konzert in Cambridge kennengelernt (vielleicht), an jenem Abend aber (vielleicht) flüchtig im Publikum gesehen. Oder in Cambridge. Ein denkbar flüchtiger Blick, ein (gesichtsloser) Mann, der eine (gesichtslose) Frau taxiert, der er in der Öffentlichkeit begegnet. Hinter der Maske seines Gesichts verbirgt sich ein Gehirn, das dein Gesicht (offenbar) wiedererkennt, doch ohne sinnvollen Zusammenhang: Du, die du seit mehr als zwölf Jahren mit Gerard verheiratet bist und ihn innig liebst, bist weniger als eine Bekannte für diesen Gerard, der dich nicht näher kennt und nicht eine Sekunde traurig wäre, erführe er von deinem Tod.

Es ist schockierend, verblüffend. Zu erleben, dass Gerards Blick durchtrieben, boshaft geworden ist. Dass der Mann nicht Gerard ist und dennoch *Gerard ist*, überfordert dich. So wie ein Vater sein eigenes Kind anblicken würde, ohne zu wissen, dass es seines ist, und ungerührt zusehen würde, wenn ihm vor seinen Augen der Schädel eingeschlagen wird …

Du stehst da, hilflos. Während der Fremde im Rollstuhl sich frech an dir vorbeimanövriert inmitten der Apachen-Kriegsgesänge, die so laut und erschreckend wild sind, dass Besucher der Ausstellung zusammenzucken und sich die Ohren zuhalten.

Du willst diesen Mann unbedingt ansprechen, anflehen: *Aber Gerard, erkennst du mich nicht? – Deine Frau Michaela. Wir lieben einander, sind seit zwölf Jahren verheiratet …*

So ein Appell wäre vergeblich, du weißt es. Dieser Gerard ist nicht dein geliebter Mann. Er ist nicht dein Freund, er meint es nicht gut mit dir, du wärst ihm lästig, bist nicht einmal sexuell anziehend für ihn, wirst von ihm kaum als *Frau* wahrgenommen. Und die Apachen-Kriegsgesänge würden deine Klageworte ohnehin übertönen.

Nicht enttäuscht! Vielmehr erleichtert.

Willst weg aus dem Arriba County Historical Museum, aber auf dem Weg hinaus entdeckst du eine Abteilung mit dem Titel *Indigene Götter & Dämonen des Südwestens*, die dich wider besseres Wissen anzieht.

Eine kleine Abteilung in einer Nische im Zwischengeschoss. Ein fensterloses Loch, in dem sich nur wenige andere Besucher eingefunden haben. Neonlampen an der Decke lassen Schatten verblassen und die ausgestellten Objekte seltsam flach wirken wie Cartoons.

Die Sorte Ausstellung mit viel historischem Material an den Wänden, die Gerard gefallen hätte. Die Figurendarstellungen reichen von einfachen Strichzeichnungen, wie ein begabtes Kind sie machen würde, bis zu aufwendigen Schnitzereien und Skulpturen, die als »Kunst« durchgehen könnten. Alle strahlen Urwüchsigkeit und Erhabenheit aus. Beim Nähertreten sträuben sich dir die Nackenhaare.

Du erkennst sofort den Aasfressergott Ishtikini mit dem grotesk vergrößerten Totenkopfschädel, den starrenden Augen und dem Schmerbauch, dem bleistiftdünnen erigierten Penis. Die größte Skulptur dieses Dämonengottes ist eine Schnitzarbeit, seltsam geduckt, mit gebeugten Knien, etwa dreißig Zentimeter hoch; die bedrohlichste ist kleiner, besteht aus Metallabfällen und Glasscherben und hat kleine Knopfaugen, die sich scheinbar in den Augenhöhlen bewegen und dem Betrachter folgen. Ein anderer Ishtikini, aus Birkenholz, hat den gleichen heimtückischen Gesichtsausdruck wie der, den du im gemieteten Haus unter dem Waschbecken im Badezimmer versteckt hast.

Dich schaudert, du schlotterst. Einer Beschreibung von Ishtikini entnimmst du, was dir vorher unbekannt war – nämlich, dass der »unersättliche« Dämonengott sich wie ein Schakal in lebende Körper graben und Gehirne, Herzen, Eingeweide, Genitalien verschlingen kann.

Ishtikini (der Aasfressergott, Totenkopfgott der Zuni-Pueblos) ist sowohl Gott als auch Dämon: mit unbändigen Gelüsten.

Skli ist in Gestalt mehrerer lüsterner Figuren, Zeichnungen und Schnitzereien vertreten, eine grotesker als die andere. Das bringt dich unweigerlich auf den Gedanken, dass nur Männer derart obszöne Bilder des »Weiblichen« erschaffen konnten – der schreiende O-förmige Mund, Hängebrüste wie die Zitzen einer Sau, die blutrote Vagina. Überraschend dann die Bildergeschichte einer zeitgenössischen feministischen Navajo-Künstlerin, die die Dämonengöttin als Actionheldin à la Wonder Woman darstellt mit übergroßer Designersonnenbrille, knallroten Lippen, raketenspitzen Brüsten, nackt bis auf schenkelhohe, fast bis zu dem blutigen Spalt zwischen den Beinen reichende Lederstiefel mit Sieben-Zentimeter-Absätzen – ziemlich schamlos! Auf einzelnen Bildern packt *Skli, unsere Super-Göttin der Schöpfung & Zerstörung*, weißhäutige Widersacher, weibliche wie männliche, beißt ihnen die Köpfe ab und weidet sie mit scharfen, glänzend rot lackierten Raubvogelklauen aus.

Du möchtest diese Aneignung der Dämonengöttin durch eine junge Künstlerin bewundern. Möchtest lächeln, nicht dir persönlich soll etwas angetan werden, bestimmt nicht *dir*.

In eine Art Comicfigur verwandelt wurde auch Weyaki, der Gott des Chaos, der glotzäugige, froschartig aufgeblähte Dämonengott, der für das Leid der Welt verantwortlich sein soll. Der anscheinend geschlechtslose Weyaki hat dich nie so erschreckt wie Ishtikini und Skli.

Am Ende des Raums befindet sich die Figur, die dir die größten Rätsel aufgibt: der lebensgroße Hirschkopf aus grob zusammengehefteten Lederschichten mit Glasaugen und »authentischem« Geweih … Ein Dämonengott wie die anderen? Ein »Scherzgott«? Seinen Namen, falls er einen besitzt, hast du nie erfahren.

Schlüpfst unter dem Seil durch, das die Besucher von dem Exponat trennt. Es ist gerade kein Aufseher in der Nähe, der dich zur Ordnung rufen könnte, du willst nur die Beschriftung unter dem Hirschkopf lesen, doch die Worte sind verblichen, unleserlich.

Berührst den Lederkopf, als wolltest du ihn streicheln. Betrachtest die glänzenden, samengroßen Heftklammern, die ihn zusammenhalten und hier anscheinend einfach Heftklammern sind und nicht (wie du im Seminarraum gedacht hast) lebende Zecken. Typisch für den Hirschkopf ist offenbar, dass er völlig kunstlos und dabei von greller, grotesker Künstlichkeit ist, so als wollte man die Kunst der Native Americans verhöhnen; das »authentische« Geweih wäre demnach auch Spott? – oder ein Schreckensschrei.

Aneignung der Natur durch die Kunst. Aneignung des Heiligen durch das Profane, Obszöne.

Bist dir aber nicht sicher. Weißt es nicht. Die Trauer spannt sich immer fester um deine Brust.

All die Dämonengötter sind für dich eine Qual, wenn sie dich mit ihren finsteren/leeren Augen ansehen. Schwer, nicht zu glauben, dass sie dir hier aufgelauert haben, dein ganzes Leben lang.

Aber warum hat Gerard dich zu ihnen gebracht? – Warum wollte er in der Phase seines Lebens, die seine letzte werden sollte, unbedingt gen Westen ziehen? Das ist das Rätsel.

Es kribbelt dir in den Fingern. Irgendetwas, mit bloßem Auge nicht erkennbar und nicht größer als eine Bleistiftspitze, krabbelt dir in zahlloser Menge schnell den Arm hinauf, als du vor dem Hischkopf stehst, blinzelst, schaust und (vergeblich) zu begreifen versuchst … Was immer du sehen möchtest, kannst du nicht *sehen.*

Und schon bald breitet sich Taubheit in dir aus, und du kannst nicht *fühlen.*

Innenohr. Infektion. Bakterien. Dicht am Gehirn.

Blinzel, wenn du mich hörst. Michaela?

Blinzel, wenn du (noch) lebst.

58

Der Glockenturm von San Gabriel

Komm, Michaela! Höher.

Eine Wendeltreppe hinaufsteigen. Beeilung!

Du musst heftig blinzeln. Tränen in den Augen. Staub, Sand in den Augen.

In einem Glockenturm neben einer »historischen« Lehmziegelkirche eine steile Treppe, die Stufen glatt, uneben und schief unter deinen Füßen wie ausgewaschener Fels.

Die schöne alte spanische Missionsstation San Gabriel de Isleta. 1597 von Franziskanerpatern gegründet. Kirche, Mauern und Glockenturm aus verwitterten Lehmziegeln, Friedhof, das sieben Meter hohe Kreuz, im violetten Dunst der Wüstenebene meilenweit zu sehen.

Der Grund, weswegen du hergekommen bist. Angezogen von dem Kreuz. Sieben Meilen westlich von Santa Tierra.

Was ist ein Kreuz anderes als ausgestreckte Arme. Ein angedeuteter Rumpf, etwas, das aufrecht zu stehen vermag, ausgestreckte flehende Arme.

Gerard hat die Missionsstation San Gabriel de Isleta in seinem Reiseführer mit einem Kreuzchen versehen.

Höher, höher. Beeilung!

Atemlos steigst du die Wendeltreppe hinauf. So enge Windungen, die Stufen so schmal, dir ist schwindlig wie einem Kind, das sich im Kreis dreht.

Heiße Windböen, die dir strohtrockene Haare in die Augen, den Mund wehen. Dir den Atem wegsaugen.

Von Weitem schlicht und schön, ist der Glockenturm von Nahem nicht so schön. Der Wüstenfels, von Frank Lloyd Wright Wüstenmauerwerk genannt, beginnt zu zerfallen. Die Stufen sind übersät mit Gesteinsbröckchen, unter den Füßen Vogelkot und die zarten Gerippe kleiner Vögel, winzige weiße Knochensplitter.

Du zuckst zusammen, als du auf diese winzigen weißen Knochen trittst!

Bist außer Atem. Spürst schon einen scharfen Schmerz in den Oberschenkeln.

Deine Beine sind es gewohnt, auf ebenen Flächen zu gehen, nicht, steile Stufen zu erklimmen. Deine Lunge ist (noch) nicht an die dünne Luft gewöhnt.

Schmerz ist kein Hinderungsgrund. Damit muss man rechnen. Gerard war in den qualvollsten Augenblicken ganz still, schrie nicht laut und wimmerte nicht, als die lange Nadel mit dem Kontrastmittel in seinen Bauch eindrang …

Bist entschlossen, die Spitze des Turms zu erreichen, bevor man dich aufhält. Ein spontaner Entschluss, du hattest keine Zeit zum Nachdenken – bist unter dem Seil hindurchgeschlüpft, ohne auf den Warnhinweis zu achten:

GLOCKENTURM WEGEN SANIERUNG GESCHLOSSEN

BAUFÄLLIG, NICHT BETRETEN

Er wartet in der Ferne. Nur dass du nicht weißt, wo.

Weswegen du hier bist. Weswegen du unbedingt bis zur Spitze des Turms steigen musst, um zu *sehen*.

(Auf ein Zeichen warten.)

Denn die schreckliche Einsamkeit wird enden. Das ist versprochen.

Die schreckliche Einsamkeit wird genau an diesem Tag enden, möglicherweise.

Genau in dieser Stunde. Vielleicht.

Der Zeitpunkt des *Übergangs*.

Wartet auf dich, diese Wochen über. Wird dich beschützen. Dich in die Arme schließen, damit du still bist. Damit du nicht verzweifelst, wie du dich verzweifelt innerlich verzehrt hast. Damit du dich nicht (weiter) selbst verletzen kannst.

Er wird dir vergeben, dass du ihn betrogen, ihn vergessen hast. (Aber du willst widersprechen: Du hast ihn doch nie vergessen!) Du bist aus Feigheit vor dem *Übergang* geflohen.

Komm, Michaela! Höher!

Keine vierundzwanzig Stunden mehr, bis du Santa Tierra verlässt. Deine Bordkarte ist ausgedruckt, ein Großteil deiner (und Gerards) Sachen gepackt. Die Kofferetiketten säuberlich ausgefüllt. Als Ausweis legst du deinen Pass vor.

In deinem Handgepäck der (noch ungeöffnete) Umschlag des armen jungen asthmakranken Mannes in Albuquerque, den du (du schwörst es) nicht zu öffnen beabsichtigst, den wegzuwerfen du aber (du gibst es zu) nicht über dich bringst.

Ich hoffe, Sie lassen mich Ihr Freund sein, Michaela.

Dir wird schwindlig beim Denken solcher (unerwünschten) Gedanken. Es sei denn, die Gedanken denken dich.

Ein Überfall aufs Gehirn. Etwas Weichflüssiges, Warmseimiges, Formloses, Unbedachtes ist unauffällig in dein Gehirn eingedrungen, eingesickert.

Und die Höhenluft, dünn wie eine Rasierklinge. Atme, atme!, lautet das Gebot.

Keine ausreichende Blutzufuhr zum Gehirn. Nicht ausreichend zur Abwehr der (gefräßigen) Invasion aus dem Gehirn.

Es besteht die Gefahr, dass du mit dem Fuß auf den abgetretenen Stufen mit den engen Windungen ausrutschst …

Kannst durch primitive Fenster in der Turmwand die Berge sehen – die San Mateo Mountains. Von hier wirkt die Bergkette anders als von Santa Tierra aus, steiler, weniger klar umrissen, teilweise hinter dem violetten Hitzeschleier verborgen wie ein Traum.

Näher am Glockenturm liegt der Rio de Piedras – der Fluss der Steine. Seltsamerweise ein hässlicher Fluss – er reflektiert nicht den (knallblauen) Himmel (des Westens), sondern schimmert grau wie eine riesige, geschmeidig dahinkriechende Schlange.

Auf halbem Wege zwischen den San Mateo Mountains und dem Rio de Piedras liegt der Cold Spring Canyon State Park, den Gerard im *Lonely-Planet*-Reiseführer ebenfalls angekreuzt hat.

In Santa Tierra hat er vor seiner Erkrankung oft davon gesprochen, in den Bergen und im Canyon wandern zu gehen. Er hatte Knieprobleme, eine milde Form der Rückenmarkstenose, die Zeiten ehrgeiziger Wanderungen lagen hinter ihm, wollte trotzdem eine der kürzeren Touren im Cold Spring Canyon mit dir machen. Bevor er krank wurde.

Zusammen hattet ihr euch Fotografien von Wanderwegen durch den Canyon angesehen. Steile, mit Indigo blau gefärbte Granitwände, vertikale Riefen im Fels wie uralte Hieroglyphen. Warnhinweise auf Klapperschlangen, Pumas. Überflutungen nach plötzlichen Regenfällen. Die kürzeste Wanderung ist fünf Meilen lang und beginnt an einer Stelle am Rio de Piedras.

Auf der Wendeltreppe näherst du dich dem freien Himmel. Deine Schädeldecke hebt sich. Grelles Licht! Hohe trübe Zirruswolken wie verblassende Gedanken.

Ein Schwindelgefühl erfasst dich, Übelkeit. Plötzlich ist die Trauer wieder da, der Schraubstock legt sich um deine Rippen, presst sie zusammen.

Spontaner Impuls, umzukehren …

Hab keine Angst, Michaela.

Nichts zu befürchten, Michaela.

Wartet Gerard in der Ferne? Von der Turmspitze aus wirst du ihm zuwinken, wie ein unbekümmertes Kind glücklich Eltern zuwinkt (die es nicht sieht).

Legst die Hand vor die Augen, willst unbedingt sehen, wo er ist …

Von unten ertönt eine scharfe Stimme: »Ma'am! Entschuldigung!«

Und: »Das Seil ist nicht ohne Grund da.«

Ein Aufseher hat dich auf dem verbotenen Glockenturm entdeckt. Ein junger mexikanischer Amerikaner. Falls es sarkastisch klingen soll, mildert seine Höflichkeit den Sarkasmus.

Diesem Aufseher, vielleicht der einzige in der Missionsstation San Gabriel, hattest du zu entwischen gehofft. Hattest ihn beim Betreten der Kirche bemerkt und so getan, als gehörtest du zu einer von einem Native American geführten Touristengruppe.

Nicht viel, und der Aufseher hätte dich auf der Treppe aus den Augen verloren. Nur ein paar Stufen, und du hast die Spitze des Glockenturms erreicht. Freier Himmel, heftiger Wind.

Michaela, Beeilung!

Michaela, ich warte.

Aber der Aufseher mit dem scharfen Blick ist dir nach oben gefolgt. Mit erhobener Stimme, streng: »Ma'am? Ich sagte – *das Seil ist nicht ohne Grund da*. Der Glockenturm ist *nicht geöffnet*.«

Du überlegst: Erreichst du die oberste Stufe, bevor er dich aufhalten kann? Würde ein junger mexikanischer Amerikaner es wagen, dich am Arm zu packen?

Keuchend und benommen stehst du am hüfthohen Geländer, presst deinen Körper dagegen, blickst, die Hände vor den Augen, in die Ferne in Erwartung eines Zeichens, während der Wind dich gierig, ungeduldig peitscht …

Doch nein. Du hältst auf der Treppe inne, ganz plötzlich.

Was tust du, Michaela? Nachdem du schon so weit gekommen bist.

Seine Stimme ist tonlos vor Enttäuschung, Missbilligung. Doch du hast keine Wahl, bist abrupt stehen geblieben. Ringst eine kurze Weile nach Atem, kannst weder vor noch zurück.

Ich kann nicht, nein. Kann nicht weitergehen.

Verzeih mir, Gerard. Ich habe dich ein weiteres Mal im Stich gelassen.

Hast kehrtgemacht, willst die Stufen hinabsteigen. Kleinlaut wie ein schuldbewusstes Kind, das man bei einer Missetat ertappt hat.

Entschuldigst dich beim Aufseher. Erklärst, dass du nur mit deinem Handy Fotos machen wolltest, wie es in anderen Missionsstationen, anderen Glockentürmen problemlos möglich war.

Aber der Aufseher lässt sich nicht so leicht beschwichtigen. Er ist verärgert, dein Verhalten hat ihn anscheinend erschreckt.

»… müssen doch das Schild gesehen haben, Ma'am. Überall sind welche. Bei solchem Wind besteht besonders oben Unfallgefahr …«

Ein Unfall auf der Turmspitze, ein Sturz übers Geländer. Kein Aufseher wünscht sich einen Todesfall in seiner Dienstzeit.

Wenn der Glockenturm wirklich gefährlich wäre, hätte man dann nicht eine Art Absperrgitter vor den Eingang genagelt, um Touristen vom Besteigen abzuhalten? So könntest du dein Durchschlüpfen unter dem Seil begründen. Traust dich aber nicht.

Tritt den Rückzug an, geh wieder nach unten. Entschuldige dich noch einmal beim Aufseher. Sprich deutlich, lächel ihn an. Verärgere ihn nicht noch mehr.

Er soll wissen, dass du wirklich nur eine dreiste Touristin bist, eine penetrante Weiße, eine unbedachte *gringa*, die Schilder und Absperrseile ignoriert, weil das *Weiße Privileg* dich genau dafür konditioniert hat; bist keine verzweifelte Frau, keine Frau, die, vor Trauer fast um den Verstand gebracht, in einem heftigen, heißen Wind auf einer Turmspitze ihr Leben aufs Spiel setzen will; er hätte nicht mitansehen müssen, wie diese Frau hinabstürzt, ihr Schädel birst, ihr Gehirn aufs abgetretene Pflaster spritzt …

Nein. Das ist nicht geschehen und war auch kaum zu erwarten.

Du schlenderst (gemächlich, lässig) zur Kirche hinaus. An einem Seitenaltar vorbei, auf dem massive brennende Kerzen im Luftzug flackern und vor dem eine einzelne weißhaarige Frau, das Gesicht fast völlig verdeckt von schmalen Händen, kniet und betet.

Inzwischen hat dein Herzschlag sich beruhigt, die stürmische Erwartung nachgelassen. Dein Kopf ist leer, du bist nicht länger in Gefahr.

Hoffst, dass niemand dich beobachtet hat. Eine lärmende Busladung Touristen hat den Vordereingang der Kirche erreicht und schickt sich an hineinzuströmen.

Ma'am! Das Seil ist nicht ohne Grund da – Gerard wird lachen, wenn du diese Worte wiederholst.

Eine jener stehenden Wendungen, die in eine Ehe eingehen, bis keiner der Partner mehr ihren Ursprung kennt.

Nur, dass solche Erinnerungen Frau und Mann verbinden, je trivialer, desto lieber, desto länger.

Stehen bleiben und ein paar Geldscheine in ein Gefäß für Spenden für die Missionsstation stecken – Fünf-Dollar-Scheine, einen Zehn-Dollar-Schein. Deine Buße.

Im Souvenirladen so tun, als wolltest du irgendetwas kaufen. Als wärst du eine typische Touristin. Kein Beben, Zittern, kein Schweiß auf der Stirn, als der Adrenalinstoß abklingt, mit einem Mal sehr müde, wacklig auf den Beinen. Sondern die Auslagen fixieren. Handgefertigte Lederwaren, Silber- und Türkisschmuck, Gebetszettel mit einem jungen, dunkeläugigen heiligen Gabriel darauf. Kleine Lehmziegelrepliken der Missionsstation San Gabriel de Isleta. Postkarten, Broschüren, Landkarten. T-Shirts, Kappen. Bücher des Sierra Club, der Audubon Society, *Spanische Missionsstationen im Südwesten. Eine illustrierte Geschichte*. Kinderbücher, eine Graphic Novel mit dem Titel *Eine Geschichte des Latino-Holocaust*.

Trittst in die helle, böige Luft. Ob der Aufseher dich meldet – wem? Und warum?

Allerdings kennt er ja deinen Namen nicht. Niemand kennt ihn. Niemand weiß, wo du bist. Auf der ganzen Welt gibt es (jetzt) niemanden, der weiß, wo du bist, oder sich im Mindesten dafür interessiert.

Dein Leben hat kein Ziel. Keinen Kompass.

59

Rio de Piedras

Aber natürlich gibt es ein Ziel: Du kennst es.

Der Ausgangspunkt für den Wanderweg am Rio de Piedras ist drei Meilen entfernt. Du fährst direkt hin, brauchst nicht auf ein Zeichen von Gerard zu warten.

Voller Hoffnung, Sehnsucht triffst du beim Cold Spring Canyon State Park ein.

Weil er an den anderen Orten nicht war. Von den im Reiseführer angekreuzten Orten ist nur noch der Flussweg übrig.

Weil es Zeit ist, du bist dir sicher. Die Zeit für den *Übergang.*

Keine zwanzig Stunden mehr bis zu deinem Flug von Albuquerque nach Boston. Daher muss, was geschehen wird, jetzt geschehen.

Als hättest du es geahnt, trägst du Wanderkleidung. Allerdings keine Wanderstiefel (auf denen Gerard bestanden hätte), sondern Laufschuhe und Baumwollsocken.

Khaki-Shorts, eines von Gerards weißen T-Shirts, die bei dir locker sitzen. Auf dem Kopf ein Hut mit Krempe, um deine Augen vor der Sonne zu schützen.

Weiß glühender Sonnenschein im Canyon! Allerdings ist der Himmel mehr und mehr von Wolken marmoriert und nicht mehr so grellblau wie über dem Glockenturm der Missionsstation San Gabriel.

Am Beginn des Wanderwegs, eine Viertelmeile vom glitzernden, in der Ferne gerade so sichtbaren Rio de Piedras entfernt, versammeln sich Wanderer. Ein loser Verbund Einzelner (Weißer?), angeführt von einem arroganten indianischen Macho, dem das glatte schwarze, von einem roten Haarband zusammengehaltene Haar bis auf die muskulösen Schultern fällt.

Weit und breit sticht nichts so heraus wie das rote Haarband.

Auf den ersten Blick wirkt er jung, Mitte zwanzig. Doch bei näherem Hinsehen merkst du, dass er in mittlerem Alter ist, mindestens vierzig, mit leicht gedunsenem Gesicht, kräftigen Nacken- und Beinmuskeln. Sein Verhalten ist offensiv-freundlich, er mustert die Wanderer und dich, mit belustigtem Spott, so als zählte, taxierte er sie.

»Hallo! Können mich alle verstehen? Mein Name ist –«

Ein rauer, schroffer Laut, etwas wie *Kwer-vo*. Der Schrei eines Vogels.

»– heute Ihr Führer bei Ihrem Aufstieg in den Canyon und zur Begräbnisstätte der Pueblos …«

Vor allem die, das weißt du noch, wollte Gerard sehen. Laut Reiseführer ist sie nur über den fünf Meilen langen Canyonweg erreichbar.

Du bist gespannt, aufgeregt. Schwach vor Erwartung. Für dich ist klar, irgendwo hier ist Gerard.

Tatsache ist: Wenn Gerard irgendwo ist, ist er *hier*.

(Allerdings nicht unter den Wanderern. Das ist unwahrscheinlich. Er wird auf dem Wanderweg auf dich warten.)

Der arrogante Macho mit dem Namen, rau wie ein Vogelschrei, gibt den versammelten Wanderern Anweisungen für das Verhalten im Canyon: niemals allein gehen, weil man sich binnen Minuten verlaufen kann, sich vorm Aufbruch vergewissern, dass man eine volle Flasche Wasser bei sich hat, bei Überhitzung oder Schwindel *nicht weiterlaufen*, bei plötzlichem Regen *nicht weiterlaufen* …

In diesen Steilwänden besteht immer die Gefahr *der Überflutung* infolge starker Regenfälle. Aber heute, verkündet *Kwer-vo*, ist es laut Wetterbericht »klar« – »ungefährlich«.

So klar ist der Himmel genau genommen nicht. Wolkenbänder über den Bergen, mineralgrau schimmernd. Die Sonne lässt sich davon aber nicht stören.

In exakt sieben Minuten geht es los, sagt der Führer mahnend. Bis dahin sollten die Wanderer die Toilette aufgesucht und ihre Vorräte aufgefüllt haben.

In der Canyon Lodge erwirbst du rasch eine Flasche Evian-Wasser und eine Packung Studentenfutter – Nüsse, Rosinen. Weißt nicht mehr, wann du zuletzt etwas gegessen hast. Bist etwas benommen, aber voller Vorfreude, Hoffnung.

Die Hütte ist klimatisiert, aber dein Körper scheint Hitze abzustrahlen. Dein Nacken ist unter dem Haar schweißnass. Hast du (leichtes) Fieber? Trauer hat sich so in deinen Knochen eingenistet, dass du dich nicht erinnern kannst, wann sie nicht in dir gebrannt hat. Fieber ist der verzweifelte Versuch, den Feind aus deiner Blutbahn zu vertreiben.

Niemand mehr da, der auf deine Gesundheit, dein Wohlbefinden achtet. Niemand, der sich um dich schert.

Tatsache ist, du nimmst Gerard übel, dass er *dich* im Stich gelassen hat. Du hast ihn nicht im Stich gelassen.

Auf der Damentoilette presst du dir mit kaltem Wasser getränkte Papierhandtücher aufs Gesicht.

Nur dass das Leitungswasser lauwarm ist, nicht kalt. Die billigen Papierhandtücher saugen sich voll und lösen sich in Sekundenschnelle auf.

Schreckliche Einsamkeit. Dein verbittertes Herz.

Kannst den Wanderweg nicht allein gehen …

»Ma'am? Irgendwas nicht in Ordnung?« – Jemand ist neben dir aufgetaucht, mit besorgter weiblicher Stimme.

Anscheinend hast du dich seltsam verhalten – vielleicht geschwankt.

Ja, nur ein bisschen schwindlig. Fieberrot.

Versicherst der besorgten Frau rasch, dass es dir gut geht. Verlegen, aber ja, gut.

Meidest ihren Blick. Meidest Mitleid. Besonders Selbstmitleid.

In scharfem Ton und mit Nachdruck: »Ja. Es geht mir *gut.*«

Schnell läufst du zu den anderen Wanderern. Das rote Haarband behältst du im Blick.

Du hast dich beklommen gefragt, ob Gerard weiß, dass du New Mexico planmäßig am nächsten Morgen verlassen wirst. Ob ihm klar ist, dass dies deine letzte Chance auf den *Übergang* ist.

Seltsam: Halb glaubst du, dass Gerard (wahrscheinlich, fast sicher) irgendwo im Canyon auf dich wartet, während du zugleich begreifst, dass er tot, dass Gerard zu (bloßer) Asche geworden ist, die bereits in einem der größeren Koffer liegt und die du eigenhändig in seinen Frotteebademantel gewickelt hast, damit nichts verschüttet wird.

Und doch ist logisch unanfechtbar: Wenn Gerard irgendwo ist, ist er *hier*.

Sehr wahrscheinlich hat der Führer mit dem Namen, rau wie ein Vogelschrei, irgendwie mit dem *Übergang* zu tun.

Das glatte schwarze Haar und die herausfordernde Arroganz des Führers erinnern dich an den Aasfressergott Ishtikini.

Du fragst dich allmählich, ob er Ishtikini *ist*.

Flink wanderst du weiter, überholst langsamere Wanderer. Zu Beginn ist der Weg nicht anspruchsvoll: flach, mindestens drei Meter breit, nur wenige kleine Geröllbrocken, übersichtlich. In gleichmäßigem Tempo überholst du Paare, Familien mit Kindern … Fragst dich, wie klug es ist, dass Eltern ihre kleinen Kinder auf diesen felsigen Weg mitnehmen, der bald beschwerlich sein wird.

Opfer für Ishtikini, sind wir das?

Der Gedanke entlockt dir ein Lächeln. Düstere Logik.

Du bist eine erfahrene Wanderin, einigermaßen. Bist nie mit Rucksack gewandert. Hast nur als Kind gezeltet, im Ferienlager. Eine richtig lange, herausfordernde Wanderung hast du noch nie gemacht – sieben Meilen waren das

Äußerste, vor langer Zeit in den Adirondacks. Neun, zwölf Meilen auf labyrinthischen Pfaden in den San Mateo Mountains würdest du unmöglich schaffen.

Gerard ist in seiner Jugend mit Rucksack im Yosemite, im Yellowstone, im Bryce Canyon gewandert. Aber nicht in den letzten Jahren. Nicht seit ihr verheiratet seid.

Du fühlst dich sehr fit! Bevor die aufdringliche Fremde dich aus deinem Tagtraum aufgescheucht hat, schwebte im Toilettenspiegel ein fiebrig strahlendes Gesicht, ein überraschend jugendliches Gesicht, das Gesicht einer Frau, nicht (offensichtlich) erfüllt von Gram, wenn auch irgendwie dünn, unterernährt.

Ein Gesicht, strahlend vor Hoffnung. Ein Gesicht, hungrig nach Hoffnung.

Würde Gerard dich nach so vielen Wochen wiedererkennen?, fragst du dich fast schüchtern.

Du merkst, du hast etwas von einer Braut an dir. Einer jungfräulichen Braut. So viele Wochen, Monate, seit du in den Armen deines Mannes gelegen hast. So viele Wochen, Monate, seit dein Mann voller Liebe in deinen Körper eingedrungen ist, deine Seele berührt hat.

Das bedeutet Ehe: Berührung der Seele durch die Seele eines anderen, bei dem die Körper nur das Mittel sind. An den Liebesakt erinnerst du dich inzwischen nur noch schwach, als hätte er in einem früheren Leben stattgefunden.

Du wanderst in gleichmäßigem Tempo weiter. Überholst langsamere Wanderer, solange der Weg breit genug ist. (Es ist immer eine Freude, langsamere Wanderer zu überholen!)

Kwer-vo ist dir immer voraus, ihn kannst du nicht einholen, niemand kann *Kwer-vo* einholen, der dich und die anderen (weißen, hellhäutigen?) Wanderer immer tiefer in den Canyon hineinführt. *Kwer-vo* mit seinem breiten muskulösen Rücken, mit Beinen, so mit Muskeln bepackt, dass sie fast verformt aussehen, dem grellroten Haarband inmitten der welken, matten Farben des Canyons.

Beim Überholen nicht zu den Wanderern hinsehen. Für dich sind ihre Gesichter verschwommen, unscharf wie Gesichter, die man durch gewelltes Glas sieht. Wenn sie mit dir sprechen, sind ihre Worte verschwommen. Ignorier sie.

Behalte den Führer im Auge. Er bringt dich zu Gerard, nur das zählt.

Heiße Windböen in deinem Rücken.

Nach einer Wegstunde in den Canyon hinein wird die erste Pause gemacht: bei der Pueblo-Wohnstätte der Toten.

Mittlerweile ist der Pfad in ein Labyrinth aus Geröllbrocken, verkrüppelten Mesquitesträuchern übergegangen. Steile Canyonwände sperren das Sonnenlicht aus. Ein herber mineralischer Geruch. Schwächere Wanderer sind umgekehrt, nur noch ein paar robuste sind übrig.

Überraschend, dass der Weg plötzlich an einen Abhang führt, der etwa fünfzehn Meter tief zu einem offenen amphitheaterähnlichen Gelände abfällt. Laut *Kwer-vo* handelt es sich um einen alten »Opferaltar« und um »Grabkammern« der Pueblos, noch vor der spanischen

Invasion 1540 angelegt und längst verlassen, als englische Siedler im späten neunzehnten Jahrhundert in die Gegend kamen.

Versuchst dir vorzustellen, wie es ist, wenn man diese außergewöhnliche Stätte zum ersten Mal sieht. Als Pueblos in dieser Zeit auf verschlungenen Wegen den Canyon durchquerten, um eine Biegung kamen und etwas vor sich hatten, das aussieht wie eine riesige Delle in der Erde – mit welchem Zweck?

Es muss einen Zweck geben.

Im Denken eines Naturvolks gibt es keine Zufälle.

»Um Ihnen eine Vorstellung von der zeitlichen Einordnung zu geben«, sagt *Kwer-vo*, »machen Sie sich klar, dass New Mexico erst 1912 der Union beitreten durfte. Diese Begräbnisstätte der Pueblos stammt von 1512.«

Gemurmel, Ausrufe. Nervöses (weißes) Gelächter. Dir sträuben sich die Nackenhaare.

Die heutigen in Taos (und anderswo) lebenden Pueblo-Indianer stammen nicht von denen ab, die früher in dieser Gegend gelebt haben, sagt *Kwer-vo*. In New Mexico gibt es mehr als ein Dutzend Pueblo-Stämme, und jeder spricht eine Sprache, die sich deutlich von den anderen unterscheidet, auch wenn all diese Sprachen eine (ausgestorbene) gemeinsame Wurzel haben.

»Ja, ich bin Pueblo – aber vom Stamm der Kawa.«

Kiwaanisch. Die »bedrohte« Sprache, für die Gerard sich interessiert hat.

Du fragst dich, ob *Kwer-vo* sich von den alten Pueblos, die Menschen geopfert haben, abgrenzen will. Ob er den *gringos* sagen möchte, dass sie nicht seine Vorfahren sind und er nicht ihre Sprache spricht.

Vieles teilt er seinen Zuhörern lachend mit. Aber schaust du ihn an, stellst du fest, dass sein Gesicht wenig Fröhlichkeit ausstrahlt.

Er ist verwundet worden, ist vielleicht ein Veteran der amerikanischen Armee. Sein wie gemeißelt wirkendes Gesicht ist vernarbt, sein (haarloses) Kinn wirkt ramponiert. An seinem linken Ohr fehlt ein Stück, unfachmännisch geflickt und durch ein synthetisches fleischfarbenes Material ersetzt, das nicht so recht zu seiner eigenen Haut passt.

Du lässt anderen Wanderern, die zur Begräbnisstätte hinabsteigen, den Vortritt, bevor du ihnen vorsichtig folgst. Unter solchen Umständen würde Gerard zur Vorsicht mahnen. Die Sonne brennt dir auf den Kopf, auf dem losen Geröll kann man leicht ausrutschen. Du hast letzte Nacht nicht gut geschlafen, deine Sicht ist an den Rändern unscharf. Mit dem Fuß umknicken, stürzen und sich das Handgelenk verstauchen, Schädelbruch – *Nein*.

Erleichtert bemerkst du, dass der größte Teil der Pueblo-Stätte für Wanderer gesperrt und durch Zäune geschützt ist. Aber wie ärgerlich, dass wagemutige Wanderer dicht an die Ruinen herantreten und sie mit Kameras und Handys fotografieren.

Selfies! Eine Pueblo-Opferstätte hinter einem töricht grinsenden Gesicht.

Mit Unbehagen registrierst du, dass *Kwer-vo* dich beobachtet. Wenn er nicht mit der Gruppe spricht, nimmt sein vernarbtes Gesicht einen Ausdruck freundlicher Distanziertheit, Geringschätzung an.

Einer der Wanderer will wissen, ob es sich bei den Flecken auf dem Altar um menschliches Blut handelt, und *Kwer-vo* erwidert: »Nein. Die letzte Opferung fand vor Hunderten von Jahren statt.«

Doch es sind Flecken zu sehen. Fotos werden gemacht.

Wieder behält *Kwer-vo* dich im Blick. Nimmt dich wahr.

Weil du die einzige einzelne Frau bist, die noch mit unterwegs ist? Oder – weil er dich kennt?

Du willst nicht annehmen, dass der Führer ein spezielles Interesse an dir hat, ein sexuelles Interesse. Dass er auf *dich* neugierig ist.

Eine schwache Regung in deiner Magengrube, weniger sexuelles Begehren als die Sehnsucht danach, nach dem Verlorenen.

Aber ich bin keine Frau mehr. Ich bin Witwe.

Du fürchtest, dich lächerlich zu machen, eine Frau ohne Ehemann, eine verlassene Frau. Eine Frau, die sich überall um männliche Aufmerksamkeit bemüht.

Auf von dicken Sandschichten verkrusteten Felsen sind hie und da Totems von Toten erkennbar. Manche sind abstrakt, andere ähneln menschlichen Gestalten. Oder die abstrakten, verwitterten Formen sind alles, was davon nach Jahrhunderten noch übrig ist.

Auf dem Hügel dahinter schwache Umrisse von Mulden im Felsen, deren Form Zellen ähnelt, wie bei einem riesigen Bienenstock. Hunderte, Tausende. Handelt es sich um eine primitive Pueblo-Siedlung oder um einen Anbau der Katakombe?

Die Lebenden, die Toten. Am *Übergang* lassen sich die einen von den anderen nicht unterscheiden.

Die grausige Erkenntnis überkommt dich wie schmutziges Wasser, das dir bis über den Mund steigt: Die ganze Erde ist eine Begräbnisstätte, Tod, wohin du trittst.

Wetterleuchten am Himmel. Anscheinend von niemandem bemerkt, hat der Himmel sich mit Regenwolken gesprenkelt.

Trotzdem scheint weiter die Sonne. Sonnenstrahlen, die den beschädigten Altar stellenweise beleuchten.

Ein Wanderer wirft dem Führer vor, die Route durch den Cold Spring Canyon sei »verdammt anstrengend«, viel schlimmer als im Reiseführer angekündigt. Er ist sich nicht sicher, ob er die fünf Meilen schafft, muss vielleicht bald umkehren … Nur gut, dass alle Frauen und Kinder schon umgekehrt sind.

Alle Frauen? Du wartest darauf, dass *Kwer-vo* auf dich hinweist, die Ausnahme.

Ein anderer scherzt, es sei nur gut, dass die Kinder umgekehrt sind, wo hier doch Kinder geopfert würden.

In *Kwer-vos* Gesicht zeigt sich ein Anflug von Unwillen, denn solches Gerede verärgert ihn (natürlich), aber als angestellter Führer ist er (natürlich) verpflichtet, dumme Bemerkungen ernst zu nehmen.

Er erwidert, wer genau an dieser Stätte geopfert wurde, sei nicht »zu hundert Prozent klar«. Vermutlich waren es überwiegend Tiere. Und »Gefangene« – »Feinde«.

Stimmt das?, fragst du dich. Im Arriba County Museum hast du erfahren, dass Kinder von Pueblos gelegentlich Ishtikini und anderen Göttern geopfert wurden, sogar Säuglinge. Denn was läge näher, als dem Gott, der einem das Liebste ist, gerade diejenigen zu opfern, die einem das Liebste sind? Würde ein Gott sich mit anderem zufriedengeben?

Aber du wirst *Kwer-vo*, der mit großer Autorität redet, nicht widersprechen.

Außerdem, betont *Kwer-vo*, fanden hier auch Hochzeitszeremonien statt. Begräbnisse. Taufen. Nicht nur *Opferungen*.

Hochzeit! Das weckt dein Interesse.

Du trinkst aus der Evian-Flasche, die in deiner Hand zittert. Wasser, das nicht mehr kühl ist, sondern unangenehm lau, Wasser, in dem es doch nur so wimmeln muss von Mikroben und Bakterien. Das Innere deines Munds ist mit einem dünnen Film aus Staub bedeckt, der sich in deine Kehle, deine Lunge ausbreitet.

Ist das der Plan? Hochzeit. Dann – der Übergang …

Denn du hast Gerard gesehen. Willst es dir aber nicht eingestehen.

Wie hat Gerard das noch genannt – *Blindsehen*. Das Gehirn sieht, was die Augen registrieren. Obwohl das Gehirn nicht immer benennen kann, was die Augen (blind) registrieren.

Du hast deine Mitwanderer nicht genau betrachten wollen. Seitenblicke, nicht mehr. Auch im Arriba Museum ist es dir aufgefallen – die Gesichter der Leute um dich herum waren verschwommen, unscharf geworden. Und jetzt, bei der Begräbnisstätte, hast du eine Art Tunnelblick, kannst nur starr geradeaus sehen; dein Gesichtsfeld ist eingeschränkt.

Starrst auf einen Wanderer, dessen Gesicht du nur im Profil siehst, es ist klar und eindeutig: Gerard.

In dem Moment vor Verblüffung unfähig zu einer Bewegung. Dich durchströmt ein sengendes Gefühl, danach Schwäche. Der Wanderer, der sich seit Beginn der Wanderung am nächsten bei *Kwer-vo* gehalten hat und den du nicht überholen wolltest, ist Gerard – bis jetzt hast du nur seinen Rücken gesehen.

Aber natürlich, jetzt ist es eindeutig: *Gerard.*

Du hattest halb damit gerechnet, dass dein Mann dich auf der Route weiter vorn erwarten würde. Oder an der Begräbnisstätte.

Und nun bist du bei der Begräbnisstätte. Aber Gerard ist die ganze Zeit Teil der Gruppe gewesen, und du hast ihn übersehen.

Natürlich hat er sich seit seinem langen Krankenhausaufenthalt verändert. Er ist nicht mehr so groß wie früher – aber immer noch *groß* –, und obwohl er beim Gehen ein gleichmäßiges Tempo beibehalten hat, scheint er leicht zu humpeln; dir fällt ein, wie er im Krankenhaus im Flur des siebten Stocks, als er noch gehen konnte, leicht humpelnd lief und du verblüfft gelacht hast, denn in jenen (frühen) Tagen warst du oft erstaunt, überrascht, ungläubig; solche Begleiterscheinungen provozieren oft Lachen, schrilles, erschrockenes, ängstliches Lachen, und du hörst dich deinen

Mann fragen, warum um Gottes willen er *humpelt*, seit wann denn, oh Gott – was war dieses *Humpeln* bloß –, und Gerard sagt gekränkt, als hätte deine achtlose Bemerkung ihn wirklich getroffen, dass er immer leicht gehumpelt hat, vor Jahrzehnten eine Verletzung am rechten Knie hatte, was du aber nie bemerkt hast, weil er es kaschieren wollte, und dass du auf sein Humpeln nicht »vorbereitet« gewesen seist.

Doch jetzt auf dem Wanderweg durch den Canyon humpelt Gerard, unverkennbar. Er ist einer der Älteren, aber immer noch »fit« – beeindruckend.

Er trägt ein kurzärmliges weißes Hemd, das du zu kennen meinst, Wandershorts und auf dem Kopf eine vertraute beige Kappe … Du hast diese Kleidungsstücke eingepackt, glaubst du, vielleicht aber auch nicht. Oder sie sind, was wahrscheinlicher ist, im Krebszentrum geblieben, als er in eine Rehabilitationsklinik verlegt wurde, wo seine Akte (wie du dich dunkel erinnerst) bei einem Computerabsturz verloren ging …

Dein Herz krampft sich zusammen: Warum sieht Gerard *dich* nicht?

Warum wendet er sich stur von dir ab und weigert sich, *dich* zu grüßen.

(Obwohl er dich bestimmt wahrnimmt. Er hat dir wiederholt Blicke zugeworfen, du hast es nur nicht beachtet. Zwischen ihm und *Kwer-vo* gibt es irgendeine Abmachung.)

Gerard wird hier dein Bräutigam sein, ist es das? Und du bist hergebracht worden, um seine Braut zu sein?

Im Gegensatz zu der von einem Beamten vollzogenen standesamtlichen Trauung in Cambridge, Mass., mit nur wenigen Verwandten als Zeugen wird diese Zeremonie ein heiliges Ritual an einem Ort von überirdischer Schönheit und Fremdartigkeit sein.

Doch du zögerst, zu Gerard zu gehen, der noch immer allein dasteht, den Rücken dir zugekehrt. Er wartet auf dich, das ist unverkennbar. Wartet auf irgendetwas. Er ist der Einzige in der Gruppe, der nicht fotografierend zwischen den Ruinen umhergestreift ist; er hat (anscheinend) keine Kamera bei sich. (Aber du hast seine Kamera eingepackt! Wie die Asche sorgfältig in Kleidung eingewickelt.)

Seltsam, diese plötzliche Schüchternheit. Vielleicht auch Angst. Wie angewurzelt stehst du zehn Meter von Gerard entfernt, während die anderen wie Ameisen auf der Stätte umherwuseln und dir gelegentlich die Sicht auf deinen Mann nehmen …

Oben, auf einem Felsvorsprung mit Blick auf die Stätte, aber ein paar Schritte abseits vom Rand, sodass die Wanderer ihn nicht so gut sehen können, hockt *Kwer-vo* auf den Fersen und raucht mit hektischen Zügen eine Zigarette. Er hält den Kopf schräg, wie vielleicht ein Tier, wenn es hastig frisst.

Schockierend, jemanden im Canyon rauchen zu sehen, erst recht den Führer; du bist dir sicher, irgendwo standen Verbotsschilder. Schon seit Wochen wird in Santa Tierra und Umgebung vor Brandgefahr gewarnt.

Ishtikini kann in vielerlei Gestalt auftreten. Ishtikini ist nicht, was er scheint.

Wenn du an Ishtikini denkst, denk noch einmal nach.

Die Wanderer klettern zum Weg zurück. Ein anstrengender Anstieg, viel länger, als es beim Abstieg den Anschein hatte.

Kwer-vo winkt ihnen, dir. Beeilung!

Er will offenbar umkehren. Doch nicht weiterlaufen. Denn wahrscheinlich wird es Regen geben, möglicherweise Starkregen. Eine Überflutung des Canyons.

Kwer-vo gibt es zu: Der Wetterbericht war falsch. Er ist zwar betrübt, aber trotzdem gut gelaunt: »Wie wir in meiner Sprache sagen: *Thsussa pia*. Sorry-sorry.«

Ist das authentisch? Kiwaanisch? Oder macht sich der (indianische) Führer mit dem auffälligen roten Haarband über seine ängstlichen (weißen) Zuhörer lustig?

Die ersten Regentropfen fallen – schwer, träge. Eifrig machen sich die Wanderer auf den Rückweg.

Doch Gerard kehrt nicht mit den anderen um. Ohne einen Blick zurück folgt er eigensinnig weiter dem Weg.

Du bist bestürzt. Hast aber keine Wahl, du musst ihm im Abstand von ein paar Metern folgen.

Warnend ruft *Kwer-vo* hinter dir her: »Warten Sie! Ma'am! Es droht schwerer Regen, ich rate allen, zur Hütte zurückzukehren …«

Aber seine Warnung klingt nicht besonders ernst. Seine Entschuldigung für den fehlerhaften Wetterbericht klang ja auch eher matt, verwirrt.

Du verstehst: Der Führer erteilt dir und Gerard die Erlaubnis, ohne die anderen weiterzulaufen. *Ihr* seid für ein besonderes Schicksal auserwählt, du und Gerard.

Ihr habt *Kwer-vos* Segen, wenn ihr euch traut, euch von den anderen, unbedeutenden Wanderern abzusondern.

Daher ignorierst du *Kwer-vos* Rufe. Folgst Gerard, hoffst, ihn einzuholen. Wo der Weg zur Opferstätte abgeht, hat er sich auf etwa anderthalb Meter verbreitert, obwohl es so aussieht, als verengte er sich schon bald wieder zu einem Labyrinth aus Geröll und Mesquitesträuchern.

Schüchtern rufst du Gerard jetzt nach: »Hallo? Gerard? Ich bin's, Michaela. Ich bin hinter dir …«

Schüchtern, aufgeregt. Zitternd vor Liebe zu dem Mann und vor Angst vor ihm.

»Gerard? Ich – ich bin hinter dir … Lass mich dich einholen.«

Doch Gerard hört wohl nichts. Er muss aber doch hören, dass sein Name gerufen wird …

Er verlangsamt seinen Schritt trotzdem nicht, du kannst nicht zu ihm aufschließen. Du wirst ihn überholen müssen.

Weil er mich zum Ort des Übergangs führt.

Weil ich ihm folgen muss, bedingungslos.

Du erinnerst dich an Gerards Verärgerung, als du zu lange gebraucht hast, um den Wagen vors Krankenhaus zu fahren. An seine Wut, Ungläubigkeit, als du zum ersten Mal in seinem Krankenzimmer übernachtet hast und er sich den Katheter aus dem Penis reißen wollte und du gewagt hast, ihn daran zu hindern …

Doch jetzt wirkt Gerard viel ruhiger. Er geht aufrecht, wirkt zielstrebig. Muss gehört haben, dass du nach ihm gerufen hast, denn er grüßt dich, hebt die Hand zum Gruß, dreht den Kopf allerdings nur halb.

Du siehst ihn, erkennst ihn, im Profil. Er aber wendet sich nicht um, um deinem Blick zu begegnen.

Er würde gern. Kann aber nicht.

Du musst ihm vertrauen. Vertrauen ist Liebe.

Das Gebot lautet, sich nicht umzuwenden. Den geliebten Menschen nicht anzusprechen. Du darfst nicht erwarten, dass Gerard dich wie ein Kind behandelt. *Hab Vertrauen.*

Unheilvoller Donner. Viele Meilen entfernt Einsturzgeräusche. Aber noch (immer) sind nicht die dunkelsten Regenwolken am Himmel.

Einzelne Tropfen wie plumpe, purpurne Trauben. Obwohl *Regentropfen* fallen, *regnet* es (noch) nicht.

Als der Weg wieder schmal und beschwerlich wird, bleibt Gerards Tempo bemerkenswert gleichmäßig. Ist dein lieber Mann früher so zügig gewandert? Nicht dass du wüsstest. Du keuchst, willst mit ihm Schritt halten. Während ihr früher oft Seite an Seite gewandert seid, wenn der Weg breit genug war, stürmt Gerard jetzt voran.

Mit einem Hauch von Trauer erinnerst du dich, wie ihr oft Hand in Hand spazieren gegangen seid. Am Charles River. In Museen, in der Stadt. Meist hast du nach Gerards Hand gegriffen, und dann drückte er deine.

Von sich aus nahm er zwar selten deine Hand, reagierte aber liebevoll, wenn du seine nahmst.

Mein lieber Mann. Mein Liebling.

Warum wartest du nicht auf mich …

Die Augen, die dir vorher bloß wehtaten, tränen dir noch von der Sonne. Doch das harte, helle Sonnenlicht wird jetzt weicher, weil Wolken hergeweht werden, bald wird eine Art Gazeschleier oder Nebel die Sonne verdecken.

»Gerard? Bitte warte auf mich …«

Du bettelst nicht. Bittest vielleicht, wirbst, wie eine Frau bei ihrem Mann etwas geltend macht, nicht unbillig. Aber Gerard läuft/humpelt zügig weiter. Er hält sich gerade, ist eisern. Das Haupt erhoben. Man würde meinen, dieser Wanderer ist mit dem irgendwie tückischen Weg vertraut, ist ihn wohl früher schon gegangen.

Du schlitterst bergab. Stark abschüssige Wege sind besonders tückisch.

Neben dir Canyonwände mit Einritzungen in der Farbe verbrannten Blutes.

Ein Geruch nach steiniger Erde, Mesquitesträuchern. Auf den Canyonwänden merkwürdige Riefen wie alte Hieroglyphen, Kritzeleien wie von der Hand eines Verrückten.

Allmählich fallen die traubendicken Regentropfen nicht mehr einzeln. Keine Regentropfen mehr, einfach Regen.

Ströme von Regen. Platzregen.

Verzweifelt rufst du Gerard zu, er solle auf dich warten. Hast panische Angst, du könntest auf den nassen Felsen ausrutschen, stürzen und dich verletzen. Aber du siehst ihn nicht mehr, der weiße Schimmer, sein Hemd, ist verschwunden …

Biete dich Ishtikini an. Dann wird Gerard dir vergeben.

Du weißt: Wenn der Regen weiter so heftig fällt, wird sich der steile, enge Canyon binnen Minuten mit tosendem Wasser füllen.

Du bist gewarnt. Etliche Male. Schilder auf dem Weg, Schilder in der Hütte am Canyon. Du hast sie gesehen und doch nicht gesehen.

Deine Schuhe sind bereits durchnässt. Deine Kleidung ist durchnässt, dein Hut, dein Haar.

Du willst protestieren, Gerard war noch nie im Leben so grausam zu dir. Hat dich nie auf einem Wanderweg zurückgelassen. Hat dein Rufen, Bitten nie ignoriert.

Trotzdem stolperst du weiter, immer bergab. Überlegst beinahe, ob du, vom Regen durcheinandergebracht, falsch abgebogen bist.

Ob du Gerard für immer verloren hast.

Du sehnst dich schon so lange nach deinem Mann, jetzt kommst du wieder mit ihm zusammen. Es sei denn, er entzieht sich dir, sogar jetzt noch.

Liebling, lieb dich so sehr.

Folge mir, vertrau mir.

Gib mir deine Hand, Liebling. Beeilung!

Doch du hast dich anscheinend verlaufen. Kannst Gerard nicht erreichen, nicht nach seiner Hand greifen, er ist irgendwo vor dir, du keuchst, bist erschöpft. Du, die meinte, für ihr Alter fit zu sein, in ausgezeichneter Form, eine Läuferin, eine passionierte Wanderin, wie eitel!

Unmöglich, Felsbrocken zu umgehen, die den Weg versperren, du musst hinüberklettern.

Die Beine übersät mit blutigen Kratzern. Schmerzende Lunge, das Gesicht nass von Tränen, die sich mit Regentropfen vermischen.

Du hast es hinter dir gehört, willst es aber nicht wahrhaben: tosendes Wasser.

Kannst nicht glauben, dass Gerard dich in dem Canyon dir selbst überlassen würde. Dem Aasfressergott. Besteht nicht ein heiliges Band zwischen euch, Ehefrau und Ehemann, die ihr am *Übergang* gemeinsam ausgelöscht werdet?

In der Ferne etwas Weißes. Gerards weißes Hemd so weit weg, du verzweifelst.

Rufst: »Gerard! Gerard! Warte auf mich …«

Musst einsehen, auf direktem Wege kannst du ihm nicht folgen. Du musst zurück zur letzten Weggabelung und an dem Punkt, wo du den (fast tödlichen) Fehler begangen hast, den anderen Weg nehmen. Wenn es nicht schon zu spät ist, lässt sich der Fehler noch korrigieren.

Eine bittere Tatsache: Obwohl du deinen Mann durch Ströme von Regen hindurch vor dir siehst, kannst du nicht auf direktem Weg zu ihm gehen, um deinen Anspruch geltend zu machen. Das ist die bittere Tatsache.

Es verblüfft dich, dass Gerard weiter so vorwärtsdrängt, sogar im Regen. Sogar, obwohl er weiß (wissen muss), dass du ihm folgst. Sein Humpeln beeinträchtigt ihn anscheinend nicht, sondern treibt ihn sogar an. Zum Ausgleich bewegt er sich gewandter. Er hält sich eisern gerade, starr. Erinnere dich daran, wie er in der Nacht im Januar, vielleicht der Nacht, in der alles anfing – der Zerfall, das Stammeln, das verzweifelte Bitten: *Atme!* –, vorgab zu schlafen, als du ihn unbedingt halten wolltest, denn in dem Moment eures Lebens sehnte er sich mehr nach der Besinnungslosigkeit des Schlafs als nach der Liebe einer Ehefrau.

Willst protestieren: *Aber ich liebe dich doch so sehr.*

Kein Leben ohne dich.

Glaubst noch immer, dass Gerard, wenn du ihn nur einholen und dazu zwingen kannst, dir voll ins Gesicht zu sehen, dich erkennen wird, worum du ihn doch anflehst. Sich genötigt sehen wird zu sagen: *Michaela! Natürlich liebe ich dich auch.*

Du musst ihm begreiflich machen, dass du für ihn die Welt hinter dir gelassen hast. Du hast ihm kostbares Knochenmark spenden wollen, das fast schon der Seele gleichkommt. Und jetzt die *Zeit des Übergangs*. Du bist bereit, dich zu ergeben.

Aber Ströme von Regen rauben dir die Sicht. Dein Haar, deine Kleider sind durchnässt. Du bibberst, du klapperst mit den Zähnen, so ein Wahnsinn. Und wo ist Gerard?

Du rennst, stolperst durch den Regen. Auf einem felsigen Weg zu rennen ist immer ein Fehler, aber du rennst weiter und stürzt, im Regen, stürzt schwer. Bist umgeknickt, wimmerst vor Schmerz.

Entsetzt hörst du hinter dir tosendes Wasser. Nicht den Pulsschlag in deinem Kopf, sondern dunkles Wasser, das albtraumhafte Canyonwände hinabrauscht.

»Gerard! Warte! Ich bin's – deine Frau ...«

Deine geschrienen Worte sind Pfeile, du hast den Mann getroffen.

Pfeile in seinem (fliehenden) Rücken.

Es ist nicht klar, wird nicht klar sein, ob Gerard dich in diesem Moment der Not wahrgenommen oder einfach nur deine Stimme gehört hat, eine Stimme so voller Qual und Sehnsucht, dass er sie nicht länger ignorieren kann, und so senkt sich in diesem Augenblick Schwäche über ihn wie ein Fangnetz, abrupt hält er in seiner Flucht inne, wendet sich um, um zu dir, sieht *dich* endlich und hat eindeutig das Gesicht deines Mannes, genau so, wie du es in Erinnerung hast, mit einem Ausdruck der Verzweiflung und zugleich Liebe, der dir in dem Moment den Atem wegsaugt, in dem das tosende Wasser über dir zusammenschlägt und du weg bist.

Aber da ist kein Gerard, da ist kein Führer. Da ist niemand.

Allein würgst, keuchst, schluckst du Wasser. Schmutziges Wasser, das dir bis zu Oberschenkeln, Bauch, Brust steigt. Wogendes Wasser, das dich aus dem Gleichgewicht bringt. Du rutschst, greifst ins Leere, du fällst. Versuchst dich mit letzter Kraft aus dem wie rasend tosenden Wasser zu ziehen. Im Nu ist es um anderthalb Meter gestiegen, du hast gespielt und verloren. Bist eine törichte gringa, *wirst in dieser Einöde sterben. Der Rio de Piedras, ganz in der Nähe, steigt auch, zentimeter-, halbmeterweise. Vom Himmel herabstürzender Starkregen. Du bist inzwischen schwach, erschöpft. Deine Glieder sind bleischwer. Du verlierst das Bewusstsein. Der helle, funkelnde Faden deiner selbst entgleitet dir. Das Leben, das seit deiner Geburt* du *war, du verlierst es, dieses Leben ermattet, flackert, erstickt, geht unter. Du versuchst dich mit herkulischer Kraft emporzustemmen, jede Faser deines Seins müht sich zu leben, aber – deine Kraft reicht nicht aus.*

Und dann, unglaublich, kommst du auf die Beine – noch einmal –, obwohl es dir die Füße wegreißt; obwohl du dich an einen Felsen klammerst, um in der Senkrechten zu bleiben. Denn nichts zählt, außer dass du atmen kannst – Atme! *Selbst als ein niederträchtiger Schwall Wasser auf dich ein-*

schlägt wie ein prügelnder Liebhaber, dich gegen die Felsen wirft. Dein Schädel ist gerissen wie eine Eierschale. Dein Gehirn überflutet vom schwarzen Blut geplatzter Arterien. Dein letzter Schrei ist erstickt, unhörbar – Hilfe! Hilf mir, Gerard! –, *aber da ist niemand.*

In diesem Moment ausgelöscht. Weg.

60

Die Abreise

Beim Warten auf das Taxi, das sie zu ihrem Elf-Uhr-Flug von Albuquerque nach Boston bringen soll, liest Michaela mehr als einmal eine kurze Zeitungsspalte auf der Titelseite der *Santa Tierra Post*.

Die Koffer (gepackt, verschlossen, etikettiert) stehen abfahrtbereit auf der Zufahrt. Michaela wartet auf der Vordertreppe des Hauses am Vista Drive.

Plus sieben Pfund Asche, in eine Urne gefüllt. Gerards Manuskript, Notizen. In einer Reißverschlusstasche der (noch ungelesene) Brief von Simon Khraw.

Schwach vor Erleichterung. Lachend vor Erleichterung. Mit tiefen Zügen atmend, wie sie es sich in Santa Tierra nur selten erlaubt hat, jetzt ist der Schraubstock anscheinend ganz weg.

Die Prellungen auf ihrem Brustkorb werden mit der Zeit verheilen. Jene (unerklärlichen) Kratzer auf den Innenseiten ihrer Unterarme, schmale Schorfstreifen werden bald austrocknen, abfallen.

Michaela ist dankbar, dass sie das Haus am Vista Drive verlassen wird, diese Laborschale fiebriger albtraumhafter Erinnerungen. Sehr dankbar!

Der Himmel ist klar wie frisch gespültes Glas, durchsichtig, und dahinter ist – nichts. Lavendelgeruch hüllt sie ein, ekelhaft süßlich wie Äther. Aus der Schlucht hinter dem Haus dringen die Schreie wilder Papageien, die ihr zu Hause in Cambridge (vermutlich) fehlen werden.

Dumme Koffer. Warum überhaupt mitnehmen.

Das gemietete Haus, Eigentum des Instituts für Spitzenforschung in Santa Tierra, ist abgeschlossen, die Jalousien heruntergelassen! Nie wieder wird Michaela einen Fuß hineinsetzen. Eine Wohltat, endlich hinauszutreten, die Schlüssel in einen Umschlag zu legen, den Iris Esdras im Briefkasten vorfinden wird.

(Sie hat Iris Esdras in aller Unschuld getäuscht. Hat ihr mitgeteilt, dass sie, Michaela, nicht vor elf Uhr zum Flughafen aufbricht und Iris, falls sie vorbeischauen will wie mehrfach erwähnt, um halb elf kommen kann, Michaela würde sie sehr gern sehen und sich von ihr verabschieden …)

Im Haus bleiben die Dämonengötter, einer kurzerhand in ein Handtuch gehüllt, in ihren »Verstecken« zurück.

Nicht mehr. Nie wieder.

Weg!

Michaela nippt an ihrem Becher mit Kaffee. Schwarzer Kaffee, belebend. Sie hat die *Santa Tierra Post* überflogen, die täglich ins Haus geliefert wurde, in die sie jedoch all die Monate nicht hineingesehen hat.

Entdeckt erschrocken in der unteren linken Ecke der Titelseite einen kurzen Artikel mit der Überschrift:

UNBEKANNTE BEI STURZFLUT IM COLD SPRING CANYON ZU TODE GEKOMMEN

Im Cold Spring Canyon entdeckten gestern Nachmittag Rettungskräfte des County Arriba die Leiche einer unbekannten Wanderin, die Opfer der Überflutung infolge des gestrigen Rekordplatzregens wurde.

Laut dem Gerichtsmediziner des County Arriba ist die Unbekannte hellhäutig, hat mittelbraunes Haar, ist etwa Mitte dreißig, wiegt rund fünfzig Kilogramm und ist eins vierundsiebzig groß. Man fand weder Geldbörse noch Pass bei ihr. Durch die Sturzflut wurde ihr der Großteil ihrer Kleidung vom Leib gerissen; die Kleidung konnte nicht geborgen werden.

In der Lunge der Frau befand sich Wasser, aber vorrangige Todesursache waren wahrscheinlich ein schweres Schädeltrauma und Blutverlust infolge zahlreicher Platzwunden.

Parkangestellte informierten die Rettungskräfte, die Frau habe ihre Wanderung fortgesetzt, nachdem die Gruppe zum Umkehren aufgefordert worden war. Kurze Zeit später wurde der Weg gesperrt. Parkangestellte suchten erfolglos nach der Frau, bis die Überschwemmung sie zur Rückkehr zwang.

Bislang konnte der Unbekannten kein Fahrzeug bei der Canyonhütte zugeordnet werden.

Die Wassermassen haben Abschnitte mehrerer Landstraßen im County Arriba unterspült, und mehrere Meilen der I-25 waren für einen großen Teil des gestrigen Tages abgeschnitten. Infolge wetterbedingter Unfälle sind neun Personen in Krankenhäuser eingeliefert worden, die unbekannte Frau im Cold Spring Canyon ist der einzige bisher bekannte Todesfall.

Der Sheriff des County Arriba bittet die Bevölkerung um Hinweise auf die Identität des Unwetteropfers unter der Telefonnummer 505-493-2201.

Michaela liest den Artikel, liest ihn noch einmal. Ist entsetzt, fröstelt.

Besonders traurig findet sie, dass man nicht weiß, wer die Frau ist. Kein Pass, keine Geldbörse. Die Kleidung vom Leibe gerissen.

Ihre Familie muss sie doch vermissen. Irgendjemand muss sie doch vermissen.

Ein schrecklicher Tod, in tosendem Wasser zwischen erbarmungslosen Canyonwänden.

Rasch faltet Michaela die *Santa Tierra Post* zusammen, legt sie beiseite. Sie wird nie wieder eine *Santa Tierra Post* lesen.

Ihre Hände zittern. Ein Frösteln überkommt sie. Aber es ist sinnlos, sich über eine Fremde zu grämen, die jetzt, einen Tag später, vielleicht schon identifiziert ist …

Das Taxi ist da! Michaela springt auf, überglücklich.

Die Kofferraumklappe des Taxis hat sich geöffnet. Michaela hilft dem Fahrer, die Koffer hineinzuheben, ihre Kraft überrascht den jungen Hispano. Zwei Koffer werden neben Michaela auf den Rücksitz gestellt.

»Flughafen Albuquerque, Ma'am? Ja?«

Ja! Der erste Morgen von Michaelas neuem Leben.

61

Eine Stimme aus einem Fiebernebel

Eine Hand greift nach deiner. Eine warme trockene Hand greift nach deiner glatten feuchten Hand.

Wer immer da auf dich einredet – *Atme!*

Über dich gebeugt bittet – *Atme!*

Blinzel, wenn du hörst. Blinzel, wenn du (noch) lebst.

Blinzel kneif die Augen zu versuch zu erkennen, wer sich über dich beugt und dich anfleht: *Atme!*

Liebling, lieb dich so hab deine Hand

Lass dich nicht